GUIDE ÉLÉMENTAIRE

DU

MÉDECIN PRATICIEN

PAR

Le Dr Frédéric BUCHHOLTZ

DE WISSEMBOURG

PARIS

V. ADRIEN DELAHAYE et Cie, LIBRAIRES-ÉDITEURS

PLACE DE L'ÉCOLE-DE-MÉDECINE

1879

GUIDE ÉLÉMENTAIRE

DU

MÉDECIN PRATICIEN

PRÉFACE

———

> L'ignorance est le plus grand ennemi de l'humanité, mais s'il s'agit du médecin, on peut hardiment dire que c'est un ennemi dangereux pour ses semblables, un fléau public et plus qu'un malhonnête homme, car c'est un assassin privilégié par son diplôme.

Depuis la publication du *Manuel de médecine pratique*, par l'immortel Hufeland, dont l'infatigable traducteur, Jourdan, membre de l'Académie de médecine, a enrichi les modestes bibliothèques des praticiens et qu'aujourd'hui encore on consulte avec fruit, je ne connais aucun ouvrage qui résume d'une manière concise les connaissances indispensables aux jeunes praticiens. C'est donc une lacune que je crois devoir chercher à combler, en réunissant dans un petit volume cinquante années d'études, de recherches, d'investigations, de méditations, d'expériences et d'observations au lit du malade.

Mettre entre les mains du jeune praticien et des médecins de campagne, qui n'ont souvent ni le temps pour lire, ni les moyens pour se procurer les ouvrages scientifiques indispensables, pour leur rappeler à chaque instant ce qu'ils ont vu pendant leurs études médicales dans les grands centres d'instruction; exposer aussi fidèlement que brièvement les notions indispensables de la plupart des affections morbides qu'ils peuvent être appelés à soigner; remercier mes vénérés maîtres qui, hélas, ne sont déjà pour la grande majorité plus parmi nous, pour leur amicale bienveillance; car c'est sous leurs yeux et en quelque sorte, pourquoi ne le dirais-je pas, sous leur-dictée, que j'ai pris presque toutes mes notes pendant près de trente ans, en les suivant dans leurs services nosocomiaux; enfin être utile à l'humanité souffrante, ma seule ambition, voilà le but de ce travail.

L'ai-je atteint? je l'espère, c'est pourquoi je le soumets à l'appréciation de juges compétents, à messieurs les membres de l'Académie de médecine et à tous ceux qui cherchent à soulager leurs prochains.

Quant au cadre nosologique, je n'ai pas la prétention qu'il soit plus correct que ceux des grands maîtres de toutes les époques; mais, dessinant d'après nature chaque trouble fonctionnel, état anormal ou lésion organique appréciable que ce trouble occasionne dans l'organe affecté ou ce qui en est la conséquence, ce qui constitue véritablement ce que nous appelons maladies, j'ai cru devoir exposer les phénomènes pathologiques dans l'ordre suivant :

Livre I. — Des affections de l'appareil vital et sensitif ou des maladies du système nerveux; subdivisé en quatre chapitres.

Livre II. — Des affections de l'appareil circulatoire, et des maladies dues à un vice de circulation ou état anormal du sang; subdivisé en quatre chapitres.

Livre III. — Des affections de l'appareil respiratoire; subdivisé en six chapitres.

Livre IV. — Des affections des voies digestives; subdivisé en cinq chapitres.

Livre V. — Des affections des organes sécréteurs du bas-ventre; subdivisé en cinq chapitres.

Livre VI. — Des affections des organes de la génération; subdivisé en deux chapitres.

Livre VII. — Des affections des membranes séreuses et des infiltrations du tissu cellulaire de la peau; subdivisé en deux chapitres.

Livre VIII. — Des affections produites par un trouble fonctionnel, occasionnant soit un vice d'assimilation, soit des sécrétions plus ou moins abondantes et anormales, ou dues à une cause encore inconnue, contagieuse; subdivisé en deux chapitres.

Livre IX. — Des fièvres en général; subdivisé en trois chapitres.

Livre X. — Des maladies communiquées à l'homme par les animaux; subdivisé en deux chapitres.

Livre XI. — Des affections occasionnées par intoxication lente d'un principe délétère, minéral, végétal, animal ou engendré par l'inoculation ou l'infection d'un virus spécifique; subdivisé en quatre chapitres.

Livre XII. — Des dermatoses; subdivisé en huit chapitres.

Dans chacun de ces cadres, je laisse volontiers les portes ouvertes à deux battants; c'est à l'anatomie pathologique, à la chimie et aux recherches microscopiques à les mieux classer ; c'est, éclairée par ces trois moyens d'investigation, que, dorénavant, la science de traiter l'homme souffrant doit surtout progresser.

Je n'ai pas non plus besoin de m'étendre sur le mode d'exposition de chaque maladie. Après avoir fait mention de la synonymie et défini la maladie, j'ai cherché à indiquer les causes, mais sans vouloir toujours déterminer leur mode d'action ou le mode de production de la maladie ; énuméré les symptômes ; parlé de la marche, durée, terminaison ; décrit les lésions anatomiques ; fixé le diagnostic ; fait entrevoir le pronostic et connaître les moyens curatifs, en un mot le traitement que j'ai vu le plus souvent suivi de résultats satisfaisants, en exceptant, bien entendu, trois à quatre maladies, telles que la fièvre jaune, la peste, maladies que je n'ai jamais été à même d'observer personnellement.

En y joignant un formulaire pharmaceutique et quelquefois une prescription, sous forme de consultation écrite d'une maladie donnée, j'ai cru rendre quelque service aux jeunes praticiens. Le motif qui m'a engagé à donner chaque formule aussi dans la langue latine, c'est que je crois que dans la pratique ordinaire, il serait à désirer qu'on donnât la préférence à ce mode de prescriptions, non-seulement parce que cela relèvera aux yeux d'un certain public l'homme de l'art, mais aussi parce que cela empêcherait de trop initier les malades dans la manière d'envisager leurs affections, ne serait-ce qu'à cause de leurs préventions contre certains médicaments.

J'aurais pu multiplier à l'infini les médications et le nombre des médicaments conseillés et prônés, mais j'ai préféré ne mentionner que ceux qu'il me paraissait indispensable de connaître et qui, maniés à propos, suffisent le plus souvent pour enrayer quelquefois une maladie, la guérir, si on possède ce qu'on est convenu de désigner sous les noms de tact, coup d'œil, génie médical, et si cela n'est pas possible, pour soulager, prolonger l'existence et rendre la vie supportable, but de la médecine et suprême mission du médecin, du véritable ami de l'humanité.

A vous donc, qui m'avez appris à lire dans le grand livre de la nature, permettez, comme témoignage public, quoique tardif, de ma gratitude et de ma reconnaissance sans bornes, de vous rappeler aux générations à venir, non dans l'ordre de votre mérite, à d'autres et à la postérité de vous juger, mais dans l'ordre où j'ai suivi, à peu de variantes près, vos leçons de clinique à l'Hôtel-Dieu, à la Pitié, à la Charité, à Saint-Louis, aux Enfants malades, aux hospices de Beaujon et Lariboisière, à l'hôpital du Midi, etc., sans compter les cliniques de mes premiers maîtres à l'hôpital de Strasbourg.

Aux Lobstein, Ehrmann, Flamant, Stoltz, Chomel, Dupuytren, Louis, Lisfranc, Récamier, Brechet, Rostan, Cruveilher, Martin-Solon, Boyer, Piorry, Gerdy, Andral, Fouquier, Marjolin, Rayer, Bouillaud, Jules Guérin, Biett, Ricord,

Trousseau, Velpeau, Alibert, Nélaton, Blache, Guersent, Chassaignac, Valleix, etc.

A ceux qui trouveront étrange de me voir citer tant de chirurgiens, je répondrai que selon moi on peut être très-bon médecin sans être opérateur ; mais jamais un éminent chirurgien sans être un bon médecin. C'est de ces grands observateurs auxquels je reconnaissais le génie que j'appellerais volontiers hippocratique, que j'ai appris que le véritable progrès en thérapeutique ne consiste pas tant à faire appel à de nouveaux remèdes qu'à tirer tout le profit possible des médicaments déjà connus. Savoir les manier et les appliquer au moment opportun, c'est par là que se distingue le véritable praticien. La plupart des médicaments nouveaux se recommandent par des côtés séduisants, mais souvent, pour le praticien consciencieux, en présence de revers répétés, le zèle se refroidit. Dans les premiers temps on ne voit que les avantages et ce n'est que plus tard que se révèlent les inconvénients. Il faut donc se méfier souvent des médicaments à la vogue, que dis-je ! à la mode, et au lit du malade n'en user qu'avec circonspection. N'oublions donc jamais que la nature, cette force médicatrice, est souvent le seul bon remède, et qui fréquemment ne demande qu'à être secondée pour guérir une foule de maladies ; elle est le premier médecin ; aussi n'est-ce qu'en favorisant ses efforts, en recherchant les causes pour y soustraire le patient, que nous obtenons souvent ces guérisons merveilleuses.

N'oublions donc jamais en présence d'un homme malade cet adage de nos prédécesseurs :

Medicus naturæ, minister et interpres, quidquid meditetur et faciat, si naturæ non obtemperat, naturæ non imperat.

FRÉDÉRIC BUCHHOLTZ.

GUIDE ÉLÉMENTAIRE

DU

MÉDECIN PRATICIEN

LIVRE PREMIER

DES AFFECTIONS DE L'APPAREIL VITAL ET SENSITIF OU DES MALADIES DU SYSTÈME NERVEUX

CHAPITRE PREMIER

DES AFFECTIONS DE L'ENCÉPHALE ET DE SES ENVELOPPES

ART. 1er. — De la congestion cérébrale.

Synonymie. — Congestion cérébrale. Coup de sang. Congestion apoplectique. Hyperémie cérébrale.

Définition. — On entend par congestion cérébrale, une accumulation d'une plus grande quantité de sang qu'à l'état normal dans l'encéphale, sans rompre les parois vasculaires; produisant des symptômes subits ou progressifs qui portent principalement sur l'intelligence, la sensibilité et la motilité.

Etiologie. — Une constitution et le tempérament sanguin, l'âge adulte et surtout la vieillesse. Les positions déclives du corps, la brièveté du cou, les efforts pour soulever des fardeaux ou pendant l'acte de la défécation, etc.; les obstacles mécaniques ou organiques à la circulation. L'insolation, une température élevée ou très-froide. L'abus des boissons spiritueuses, la bonne chère, les repas très-copieux, les digestions pénibles, laborieuses; une constipation habituelle. Le manque d'exercice ou un travail trop soutenu, un mouvement de colère ou une autre affection morale, vive ; une disparition ou la suppression d'un flux habituel ; une métastase d'un principe morbifique, comme rétrocession de la goutte, etc.

Symptômes. — Un peu d'embarras dans la tête, une pression, une pesanteur, de légers étourdissements, de la tendance au sommeil, de la céphalalgie. Des éblouissements, des bleuettes, des étincelles dans les yeux ou la vue troublée ; des tintements, des bourdonnements d'oreilles ; des fourmillements, de l'engourdissement dans les membres. Un facies bouffi, avec yeux injectés ; un état bilieux, saburral des voies digestives. A un degré de plus, le malade dit qu'il lui semble que le sol se dérobe sous lui ; il a des vertiges, un sentiment de faiblesse, surtout dans les membres inférieurs ; la face est colorée, animée ; le pouls est d'une ampleur inaccoutumée. L'intelligence est encore intacte, mais il y a difficulté de s'occuper de choses qui exigent une attention soutenue, de l'application ; la parole est lente, voilée, embarrassée. A ce degré il survient quelquefois tout à coup une perte de connaissance ; le malade tombe à la renverse ou sur le dos de son siége et on constate par l'examen une hémiplégie partielle ou complète, qui peut ne durer que peu de temps, mais aussi quelquefois quelques jours, même, mais rarement, se terminer par la mort. Cependant, le plus souvent, le malade revient après un laps de temps plus ou moins long et on voit disparaître en même temps avec rapidité la paralysie, de manière qu'il ne reste plus qu'un peu de fatigue et une espèce de courbature.

Marche. Durée. Terminaison. — Généralement lente, quelquefois brusque, ne durant, sous forme de coup de sang, souvent que quelques heures, même encore moins ; mais souvent aussi des mois, même des années, avec plus ou moins d'intensité, sans se terminer d'une manière fâcheuse, à moins d'une attaque d'apoplexie véritable.

Lésions anatomiques. — Turgescence des vaisseaux sanguins cérébraux et injection considérable avec coloration rosée, rouge, violette, noirâtre de la substance cérébrale qui, coupée par tranches, est piquetée, pointillée.

Diagnostic. — Facile si les symptômes ci-dessus se dissipent rapidement ; dans le cas contraire, surtout s'il y a paralysie, une hémiplégie, il y a une hémorrhagie cérébrale ou un ramollissement à redouter.

Pronostic. — Peu grave, tant qu'il ne s'agit que d'une simple congestion, mais on doit toujours craindre une hémorrhagie et souvent un ramollissement de l'organe affecté.

Traitement. — Émissions sanguines, surtout les saignées du bras, et si la congestion est le résultat d'une suppression d'un flux habituel, comme hémorrhoïdes, menstrues, etc., les sangsues à l'anus, à la vulve et les autres révulsifs sur les extrémités. On conseillera de n'user que modérément des plaisirs vénériens, on évitera les émotions morales, la contention d'esprit, les exercices violents, le froid des pieds, la trop grande chaleur ; on suivra un régime doux, peu succulent et on s'abstiendra de boissons stimulantes, échauffantes ; on entretiendra le ventre libre et de loin en loin on aura recours à des purgatifs salins, drastiques ; on administrera le nitrate de potasse comme sédatif n° 1 ou associé à la crème de tartre soluble n° 2 en tisane, ou les paquets de poudre n° 3, en même temps qu'on fera prendre la teinture d'arnica à la dose de douze à quinze gouttes dans un verre d'eau sucrée, matin et soir, en augmentant graduellement jusqu'à soixante gouttes dans les vingt-quatre heures.

Prescriptions. — Au moment d'être appelé près d'un malade atteint d'une congestion cérébrale :

1° Placer le malade dans un local bien aéré et peu chauffé ; le coucher la tête bien élevée, le dégager de tout lien, surtout autour du cou, en même temps qu'on lui asperge la figure avec de l'eau froide.

2° Pratiquer une saignée du bras en cas d'indications urgentes ou recommander les autres révulsifs, des sangsues, des bains de pieds sinapisés, etc.

3° Faire prendre des boissons tempérantes et légèrement purgatives n° 2. Des lavements purgatifs avec quarante grammes de sulfate de magnésie, etc.

4° Diète absolue les premiers jours, puis un régime sévère, point de spiritueux.

ART. 2. — De l'hémorrhagie cérébrale.

Synonymie. — Hémorrhagie cérébrale. Apoplexie du cerveau. Hémiplégie.

Définition. — On entend par hémorrhagie cérébrale un

épanchement sanguin produit par une lésion dans la substance
nerveuse d'un des trois organes qui composent l'encéphale,
c'est-à-dire du cerveau, du cervelet et de la protubérance
annulaire ou mésocéphale, caractérisée par une diminution de
la sensibilité et des mouvements volontaire et souvent par la
rareté, la lenteur des inspirations et la vitesse des expirations,
ainsi que par la largeur et la rareté du pouls.

Étiologie. — Nul âge ne met à l'abri de l'hémorrhagie cérébrale, cependant l'âge mûr et surtout la vieillesse y prédisposent, ainsi qu'une constitution apoplectique et toutes les
causes de congestion simple, comme excès de table, une indigestion, l'ivresse, le sommeil après le repas, le séjour dans un
lieu où la température est très-élevée, un bain trop chaud.
Les grands efforts musculaires, les douloureux efforts pendant
l'accouchement, le vomissement, la défécation difficile, le coït,
les émotions vives. La suppression des flux sanguins, des
exutoires, des exanthèmes, la rétrocession de la goutte. Des
causes traumatiques, comme coups, chutes, obstacles à la circulation; causes organiques, déchirures, ramollissements.

Symptômes. — Les mêmes que dans la congestion cérébrale,
seulement quelquefois plus intenses, quelquefois un simple
vertige ou un étourdissement, un air effaré, étonné, yeux saillants, étincelants, rouges, injectés, larmoyants; la parole
altérée, même abolie complétement, la langue déviée lorsque le
malade la veut sortir de sa bouche, laquelle est remplie d'écume,
de mucosités visqueuses, sanguinolentes; perte de connaissance
plus ou moins complète; facies rouge, violet, quelquefois pâle;
pouls dur et fort mais lent, et on constate une paralysie partielle plus ou moins complète, caractérisée par une difficulté
de mouvoir l'organe atteint, même une impossibilité; en même
temps que la sensibilité se trouve plus ou moins complétement
abolie. Dans l'apoplexie foudroyante, le malade tombe ou, s'il
est assis, il se renverse sur son siége et reste sans aucun mouvement, ou ses membres sont agités de mouvements convulsifs
qui cessent plus ou moins promptement pour faire place à une
résolution complète. La respiration est très-embarrassée, ster-
coreuse, du sang est rendu par la bouche, le nez, et le malade
expire après un laps de temps plus ou moins long.

Marche. Durée. Terminaison. — Quelquefois extrêmement
rapide, souvent variable et parfois très-lente, durant de quelques minutes à trois et quatre heures, d'autres fois plusieurs

jours, mais se terminant le plus souvent d'une manière funeste, en peu de temps ou à la longue, soit par ramollissement ou d'autres lésions de la substance encéphalique, soit en récidivant à des intervalles plus ou moins éloignés, jusqu'à trois, même dix et plus d'attaques.

Lésions anatomiques. — Accumulation d'une plus ou moins grande quantité de sang liquide ou en caillots dans une excavation formée aux dépens de la substance encéphalique, et dans l'apoplexie capillaire, simple infiltration sanguine. Le plus souvent on ne trouve qu'un foyer apoplectique, mais quelquefois aussi plusieurs, remontant à différentes époques, et on peut constater un travail de cicatrisation plus ou moins avancé. Ramollissement blanc ou jaune sur une étendue plus ou moins grande de la pulpe ; adhérences des membranes au niveau des foyers sanguins et toujours du côté opposé où s'est manifestée la paralysie, du moins à de rares exceptions près.

Diagnostic. — Perte de connaissance avec résolution des membres, déjections involontaires ; paralysie, surtout hémiplégie plus ou moins complète et persistante, quelquefois contractures.

Pronostic. — Toujours grave et d'autant plus redoutable que les symptômes sont plus intenses, la stupeur plus profonde, la paralysie plus complète ; car l'apoplexie avec paralysie est presque toujours promptement mortelle, surtout si le sujet est âgé et s'il a déjà eu d'autres attaques. Dans le cas où l'on constate des convulsions, de la contracture, de la roideur, ce qui indique la rupture de la substance cérébrale et le passage du sang dans la cavité de l'arachnoïde, et si le pouls devient faible, petit, misérable, on doit craindre que la mort ne survienne promptement.

Traitement. — Combattre les accidents d'hyperémie et de compression par les émissions sanguines générales répétées, suivant les forces du malade et la gravité de l'attaque, et en cas de suppression d'un flux quelconque, sangsues à l'anus, à la vulve, etc. Dérivatifs sur les extrémités et purgatifs salins, même drastiques. Lavement excitant n° 4. Combattre les causes occasionnelles, comme goutte rentrée, etc., et en cas de surcharge de l'estomac, un vomitif avec l'émétique n° 5 si la saignée ne produit pas déjà une évacuation des matières contenues dans l'estomac. Pour favoriser la résorption du caillot et la cicatrisation du foyer, une infusion de fleurs d'arnica n° 6, le calomélas à l'intérieur n° 7 et d'autres purgatifs drastiques pour entretenir une dérivation sur le canal intestinal, et pour boisson le petit lait tamariné nº 8. La paralysie sera combattue par dix ou vingt gouttes de teinture d'arnica dans un verre d'eau, trois fois par jour ; par l'extrait de la noix vomique en pilules nº 9 à la dose de deux centigrammes, deux fois par jour, en augmentant graduellement jusqu'à vingt à trente centigrammes dans les vingt-quatre heures ; par les pilules de strychnine nº 10. Les frictions excitantes nº 11. L'électricité. Les bains minéraux, les douches, l'hydrothérapie.

Prescriptions. — 1º Porter le malade dans un endroit où la température est peu élevée et le débarrasser de tous les vêtements qui peuvent gêner la circulation. Le placer sur un lit dont les oreillers soient fermes et frais et de manière qu'il ait la tête très-élevée ; éviter les plus légers mouvements et recommander un grand silence.

2º Pratiquer une forte saignée au bras, même aux deux à la fois, si les symptômes sont très-alarmants, et pendant que le sang coule, plonger les extrémités inférieures dans un bain de pieds sinapisé, et dès qu'il reviendra, faire des frictions sèches et chaudes sur les membres et l'épigastre, et appliquer des sinapismes aux jambes et aux pieds.

3º Lavements purgatifs nº 4, et s'il y a surcharge de l'estomac, l'émétique à dose vomitive nº 5 ; plus tard le calomel nº 7, à l'intérieur, à doses fractionnées.

4º Boissons acidulées, tempérantes, laxatives avec le tamarin nº 8. La teinture d'arnica nº 6, et régime sévère.

Art. 3. — De la cérébrite aiguë.

Synonymie. — Cérébrite aiguë, inflammation du cerveau. Encéphalite.

Définition. — On entend par cérébrite aiguë, une inflammation du cerveau, soit étendue à une partie plus ou moins considérable, mal limitée, soit circonscrite dans une partie, et qui, si elle est intense ou se répète à des intervalles plus ou moins longs, a pour conséquence le ramollissement de cette substance.

Étiologie. — La vieillesse, les affections organiques qui occasionnent de la gêne dans la circulation, des congestions momentanées ; l'ardeur du soleil, une trop forte chaleur ou un froid intense ; une transition subite d'une température très-élevée, la tête étant découverte, à un froid subit ; l'abus des alcooliques ;

les passions violentes, les chagrins ; les violences externes comme
chutes, coups sur la tête, la fracture du crâne ; une inflammation
de l'oreille interne, surtout si elle produit la carie du rocher et
par suite un épanchement de pus, qui ne trouve pas toujours
une sortie facile.

Symptômes. —Elancements, fourmillements, assoupissements ;
affaiblissement de la mémoire, perte graduelle des facultés intellectuelles ; agitation, insomnie, irritabilité, susceptibilité,
attendrissement pour les choses les plus futiles ; roideur des
membres ou simplement affaiblissement d'un ou plusieurs membres ; paralysie s'établissant insensiblement et progressivement,
le plus souvent d'un côté, quelquefois des deux, rarement avec
contracture à demi-flexion et plus rarement encore avec convulsions véritables. Pouls petit et fréquent. Quant à la sensibilité,
elle est conservée, quelquefois même exagérée. Dans la plupart
des cas, céphalalgie plus ou moins intense ; souvent délire continuel, calme ou furieux ; ou bien état soporeux, fièvre, face
rouge, vultueuse, et le malade porte fréquemment sa main à sa
tête. La vue est trouble d'un côté, rarement des deux ; quelquefois l'ouïe, l'odorat, le goût peuvent être affectés ; la langue est
embarrassée, mais à un degré beaucoup moins considérable qu'à
l'époque où survient une véritable paralysie avec absence de
motilité et même de sentiment. Inappétence, envies de vomir,
vomissements bilieux, quelquefois déglutition difficile, même paralysie complète du pharynx, de l'œsophage ; constipation ou
évacuations involontaires, rétention d'urine.

Marche. Durée. Terminaison. — Inégale, intermittente, souvent rapide, croissante, quelquefois alternant avec une amélioration passagère ; durant seulement un ou deux septénaires et se
terminant rarement par une résolution complète, sans nulle suite
fâcheuse ; mais le plus souvent par une paralysie du sentiment
et du mouvement et plus tard par la mort.

Lésions anatomiques. — Ramollissement dans les circonvolutions cérébrales et principalement dans la substance grise,
d'une couleur rouge plus ou moins foncée, brune, lie de vin et
plus tard jaune, verdâtre, grisâtre. Quant à la consistance, dans
les premiers temps on rencontre une induration rouge, qui dégénère bientôt en une matière grumeuse, pulpeuse, même un
liquide blanc grisâtre, jaunâtre, purulent, et les foyers vidés
adhèrent aux membranes cérébrales. La cérébrite est donc pour
l'encéphale ce que la pneumonie est pour le poumon.

Diagnostic. — Toujours plus ou moins facile à confondre avec la méningite, à moins que certains symptômes ci-dessus ne se réunissent chez un sujet avancé en âge.

Pronostic. — Toujours d'une gravité extrême, surtout si le pouls devient petit, faible; s'il survient de la fièvre, du délire, le coma et si les selles sont involontaires.

Traitement. — Emission sanguine au début; boissons rafraîchissantes, nᵒˢ 1 et 2. Des purgatifs salins nᵒ 12; le calomel à l'intérieur et des frictions mercurielles; les dérivatifs sous toutes les formes, des lavements rafraîchissants avec une décoction de graines de lin ou purgatifs nᵒ 4, et remédier aux congestions par les moyens indiqués à l'article Congestion cérébrale. Des bains, etc.

ART. 4. — De la cérébrite chronique.

Synonymie. — Cérébrite chronique. Ramollissement de la substance cérébrale.

Définition. — On entend par cérébrite chronique une affection de l'encéphale, caractérisée par un ramollissement d'une portion plus ou moins notable du cerveau, entraînant des désordres variés du mouvement, du sentiment, de l'intelligence et de la parole.

Etiologie. — Les mêmes causes que dans la cérébrite aiguë, surtout si elles se perpétuent à cause de leur peu d'intensité. Les congestions répétées de l'encéphale, une cérébrite légère; des maladies antérieures, surtout celles dans lesquelles on observe le délire; des céphalées intenses et souvent renouvelées, la trop forte contention d'esprit, les veilles prolongées. Les applications de glace trop prolongées.

Symptômes. — Vertiges, éblouissement. Céphalalgie habituelle, irritabilité, morosité du caractère, tendance au sommeil, lourdeur des membres; troubles de la vue et de l'ouïe. L'intelligence s'altère insensiblement et une partie plus ou moins étendue du corps, le plus souvent d'un côté, se paralyse peu à peu. Il y a des alternatives de contractures, de convulsions, de résolution, coma, puis survient la mort.

Marche. Durée. Terminaison. — Continue, lente, graduelle, progressive, durant de six semaines à deux ans et plus et se terminant le plus souvent d'une manière funeste, quelquefois par des contractures, des paralysies partielles et divers troubles intellectuels, comme folie, idiotisme, perte de quelques sens, ou des exsudations; l'hydrocéphale, des désorganisations, indurations, suppurations, cancer, etc.

Lésions anatomiques. — Diminution de consistance plus ou moins considérable, ramollissement ressemblant quelquefois à une bouillie épaisse; décoloration marquée, plaques jaunâtres consistantes dans les circonvolutions, ulcérations, destruction de la substance médullaire; adhérences anciennes, épanchements séreux ou séro-purulents dans les ventricules.

Diagnostic. — Intelligence s'affaiblissant de plus en plus. La paralysie, qui s'est établie plus ou moins lentement, est permanente; il y a céphalalgie plus ou moins intense, douleurs des membres avec contractures.

Pronostic. — Toujours très-grave.

Traitement. — Bains tièdes, dérivatifs intestinaux et cutanés. Les amers, les toniques, les stimulants. Cautère à la nuque.

N. B. — Quant aux abcès, cancer, tubercules, hydatides, cysticerques, hypertrophie, atrophie, productions graisseuses, calculeuses, etc., du cerveau, il suffit de les mentionner pour noter la possibilité de leur existence; mais comme ils ne se révèlent que rarement d'une manière certaine au praticien pendant la vie, c'est aux moyens palliatifs, suivant les différents symptômes, qu'il faut avoir recours, car l'insuffisance de nos moyens pour les combattre est trop manifeste pour vouloir en faire une description et indiquer un traitement.

Art. 5. — De l'hydrocéphale.

Synonymie. — Hydrocéphale. Hydropisie de la tête. Epanchement de sérosité dans le crâne.

Définition. — On entend par hydrocéphale une affection caractérisée par une accumulation plus ou moins considérable de sérosité dans la cavité du crâne, le plus souvent avec accroissement de la tête, quelquefois énorme; résultant d'une irritation plus ou moins longue et intense du cerveau et des méninges, soit chez le fœtus ou chez les jeunes enfants, soit chez l'adulte, mais toujours occasionné par une inflammation de l'encéphale et consécutive à des affections encéphaliques antérieures, comme une cérébrite, une méningite ou une hémorrhagie méningée.

Etiologie. — Les inflammations répétées de l'encéphale, les

1.

hémorrhagies des méninges, les lésions organiques du cerveau; des tumeurs, kystes sanguins, tubercules, qui compriment des vaisseaux volumineux à la base du crâne. Des exanthèmes répercutés ou à la suite de maladies éruptives; la dentition, qui est souvent accompagnée de convulsions. Une espèce d'hérédité dans certaines familles.

Symptômes. — Céphalalgie, convulsions. Amincissement des os du crâne, qui s'écartent et augmentent le volume de la tête. Affaiblissement de la vue, douleurs dans les yeux, et enfin paralysie, cécité. Odorat perverti, affaibli ou perdu. L'ouïe sensible d'abord, puis, avec les progrès de la maladie, surdité. Ecoulement constant de la salive, difficulté de mouvoir la langue et plus tard mutisme. Marche vacillante, puis impossibilité de se soutenir, même la tête. Constipation, et vers la fin évacuations alvines involontaires; émaciation.

Marche. Durée. Terminaison. — Progressivement croissante, quelquefois avec des temps d'arrêt. Indéterminée quant à sa durée, car on a vu des sujets vivre jusqu'à soixante et plus d'années; mais, sauf quelques rares exemples de guérison, presque toujours mortelle.

Lésions anatomiques. — Présence d'un liquide blanc et limpide ou une espèce d'infiltration de la substance cérébrale, mais le plus souvent un épanchement notable dans les ventricules en même temps que dans la grande cavité arachnoïdienne et sous l'arachnoïde. L'hydrocéphale est donc pour l'encéphale ce que l'épanchement pleurétique est pour la plèvre.

Diagnostic. — Très-facile si la tête présente un certain volume en même temps que l'intelligence est peu développée ou est en partie abolie.

Pronostic. — Toujours très-grave, surtout s'il y a déjà des symptômes de paralysie ou si des maladies intercurrentes surviennent.

Traitement. — Les diurétiques et les purgatifs surtout avec le calomélas n° 13, et en général la même médication que dans la méningite tuberculeuse.

ART. 6. — De l'hémorrhagie des méninges cérébrales.

Synonymie. — Hémorrhagie des méninges cérébrales. Apoplexie méningée. Hémorrhagie arachnoïdienne.

Définition. — On entend par hémorrhagie des méninges cérébrales, tout épanchement de sang qui a son siége, soit dans l'intérieur de la cavité arachnoïdienne, soit sous l'arachnoïde et dans les mailles de la pie-mère.

Étiologie. — L'enfance et la vieillesse, l'aliénation mentale, le printemps. Les affections morales. De fréquentes congestions.

Symptômes. — Céphalalgie, congestion, vertiges, malaises, agitation, faiblesse, assoupissement, engourdissement, vomissements et constipation, et dans le cas de rupture d'un vaisseau avec épanchement abondant, paralysie du mouvement et du sentiment, perté de la parole, état comateux et mort, précédée de tremblements convulsifs, d'une fièvre plus ou moins forte, de convulsions, de contractures.

Marche. Durée. Terminaison. — Toujours continue, avec des exacerbations plus ou moins notables, durant quatre à douze jours et plus; quelquefois elle débute brusquement et se termine en peu de minutes par la mort, bien rarement par résolution.

Lésions anatomiques. — Le plus souvent des épanchements sanguins, soit par rupture artérielle, d'une veine, d'un sinus; soit par exhalation sous-arachnoïdienne, ou intra-arachnoïdienne, quelquefois encore fluide si la mort a été prompte, et souvent en caillots circonscrits par une fausse membrane, si le malade a vécu encore quelques jours.

Diagnostic. — S'il y a somnolence ou coma après un ou plusieurs des symptômes précurseurs, l'épanchement sanguin est à redouter. Du reste, si l'hémorrhagie siége sous l'arachnoïde, la paralysie est rare et il n'y a pas perte subite de connaissance; la somnolence et le coma ne sont accompagnés ni de céphalalgie, ni de fièvre, ni de sécheresse de la langue, ni de délire, ni de contractures, roideur ou convulsions, tandis que dans l'hémorrhagie interarachnoïdienne il y a presque toujours convulsions, contractures, roideur; la paralysie est assez fréquente, dans plusieurs on constate la perte subite de connaissance; la somnolence et le coma sont ordinairement accompagnés de céphalalgie, de fièvre, de sécheresse de la langue et de délire.

Pronostic. — Toujours d'une grande gravité.

Traitement. — Émissions sanguines générales et locales, des révulsifs sur les extrémités inférieures et les dérivatifs sur le tube intestinal; le calomel et les autres moyens indiqués à l'art. Hémorrhagie cérébrale.

Art. 7. — De la méningite.

Synonymie. — Méningite. Fièvre cérébrale. Transport au cerveau. Délire. Arachnoïtis. Arachnoïdite.

Définition. — On entend par méningite une inflammation plus ou moins intense des membranes qui enveloppent l'encéphale et tapissent les différentes parties de l'intérieur du crâne.

Étiologie. — L'âge de la puberté jusqu'à quarante ans. Un tempérament sanguin. L'abus des boissons alcooliques. Les intempéries de la saison. Les travaux intellectuels, les veilles prolongées, les passions tristes et toutes les congestions permanentes ou répétées. Les violences extérieures, les coups, chutes, plaies à la tête. L'insolation, la disparition d'un exanthème, d'un érysipèle, d'hémorrhoïdes, de menstrues, des lochies; la répercussion de la goutte ou d'un principe rhumatismale.

Symptômes. — Céphalalgie plus ou moins intense. Dilatation de la pupille, fixité du regard, strabisme. Pâleur de la face. Agitation, délire le plus souvent furieux et continu, insomnie ou coma. Vomissements bilieux, langue sèche, constipation opiniâtre. Chaleur de la peau et fièvre, pouls fréquent et irrégulier, intermittent; convulsions, roideur dans les extrémités, paralysie partielle, évacuations involontaires, rétention d'urine.

Marche. Durée. Terminaison. — Rapide, continue, de quelques jours seulement et presque toujours funeste.

Lésions anatomiques. — Sur la surface de l'arachnoïde et dans les mailles de la pie-mère on trouve un liquide purulent, blanc ou jaunâtre. L'arachnoïde elle-même est parfois épaissie, opaque, friable, et la pie-mère injectée adhère fréquemment à la substance cérébrale. Quelquefois on trouve une grande quantité de sérosité dans la grande cavité de l'arachnoïde, dans les ventricules ou même une infiltration du cerveau, un véritable hydrocéphale.

Diagnostic. — S'il y a céphalalgie intense, chaleur à la tête, injection de la face, photophobie, dilatation de la pupille, vomissements bilieux fréquents, persistants, délire et fièvre continue, une méningite aiguë est à craindre et sa marche rapide vient bientôt confirmer le diagnostic.

Pronostic. — Toujours très-grave, surtout si le délire est violent et compliqué de convulsions et qu'un coma permanent suit la période d'excitation.

Traitement. — Moyens antiphlogistiques, saignées, sangsues, application de glace sur la tête et mieux des sinapismes sur les cuisses, les jambes, les pieds. Les purgatifs drastiques n° 14, et le calomel comme dérivatif sur le canal intestinal n° 13.

Prescriptions. — 1° Coucher le malade de manière que la tête soit bien élevée, dans une chambre bien aérée et peu chauffée.

2° Le placer dans une demi-obscurité et éviter le bruit autour de lui.

3° Lui promener des sinapismes sur la partie interne des cuisses, des jambes et sur les pieds, et si les symptômes sont violents avoir recours de suite aux émissions sanguines suivant les indications.

4° Pour boisson une légère limonade au citron avec addition de 20 grammes de crème de tartre soluble par pinte, et en cas de constipation, des lavements réitérés avec une décoction de graines de lin et quelques cuillerées de gros miel, ou 20 grammes de feuilles de séné.

5° Si on n'obtient pas d'abondantes évacuations on aura recours aux purgatifs drastiques n° 14, et on donnera toutes les deux heures 10 centigrammes de calomel n° 13.

6° Diète absolue.

ART. 8. — De la méningite tuberculeuse.

Synonymie. — Méningite tuberculeuse. Méningite granuleuse. Tuberculisation des méninges. Méningo-encéphalite tuberculeuse. Affection tuberculeuse aiguë de la pie-mère. Arachnoïtis de la base. Fièvre cérébrale. Apoplexie séreuse.

Définition. — On entend par méningite tuberculeuse une affection de la pie-mère caractérisée par des symptômes cérébraux intenses, produite par des inflammations réitérées, sous l'influence desquelles se forment des granulations tuberculeuses sur cette membrane.

Étiologie. — Le tempérament lymphatique, les constitutions débiles, irritables, l'enfance et surtout le jeune âge; une surexcitation continuelle de l'intelligence; le printemps. Les affections fébriles, la suppression d'une rougeole, scarlatine ou d'autres exanthèmes et surtout la constitution phthisique ou une tuberculisation dans d'autres organes, et comme causes occasionnelles, les phlegmasies de ces membranes par l'insolation, des refroidissements, la frayeur, des accès de colère; chutes, coups sur la tête et autres causes de congestions cérébrales.

Symptômes. — Céphalalgie intense et opiniâtre avec répugnance pour la moindre lumière. Malaise, agitation, tristesse. Vomissements, le plus souvent bilieux ; constipation opiniâtre, fièvre. Cris aigus, poussés par les petits enfants et que les adultes disent provoqués par des élancements intolérables. Figure pâle, alternant avec une rougeur subite. Regard étonné. Grande faiblesse, rarement de légères convulsions. Les facultés intellectuelles au commencement sont souvent intactes, plus tard assoupissement léger, somnolence, puis délire alternant avec la somnolence, stupeur, coma ; les convulsions deviennent fréquentes, violentes, on peut constater des paralysies partielles ; il y a des déjections alvines involontaires ; soif, langue sèche, pouls irrégulier et accéléré, et enfin tous les phénomènes de l'agonie.

Marche Durée. Terminaison. — Continue, avec sept à soixante jours de durée et constamment funeste.

Lésions anatomiques. — Petits tubercules ou granulations de la grosseur d'un grain de semoule à un petit pois, ramollissement de la substance cervicale, collection purulente dans les mailles, même une certaine quantité de sérosité, tantôt limpide, tantôt trouble dans les ventricules, ce qui a fait penser à un hydrocéphale aigu.

Diagnostic. — Facile s'il y a, ce qui arrive le plus souvent, des symptômes de tubercules dans d'autres organes, autrement toujours très-incertain et sujet à contestation, surtout en cas de guérison.

Pronostic. — De la plus grande gravité et presque toujours funeste.

Traitement. — Le calomel en frictions n° 15 et à l'intérieur à la dose purgative n° 13, associé à la digitale, la scille. Les dérivatifs sur les extrémités inférieures, comme sinapismes, vésicatoires, sangsues à l'anus.

ART. 9. — De la méningite cérébro-spinale épidémique.

Synonymes. — Méningite cérébro-spinale épidémique. Typhus cérébro-spinal. Encéphalo-méningite épidémique. Cérébro-spinal arachnoïtis.

Définition. — On entend par méningite cérébro-spinale épidémique, une affection caractérisée par une inflammation violente et généralement très-aiguë des méninges cérébrales et rachidiennes, attaquant un nombre considérable d'individus à la fois.

Étiologie. — Les habitations malsaines, l'humidité, les grandes fatigues, les privations; les intempéries des saisons, les refroidissements; les excès alcooliques.

Symptômes. — Céphalalgie d'une persistance remarquable, vertiges, malaise; frissons, tremblement, rachialgie; mouvements convulsifs; douleurs s'étendant jusqu'aux membres, mais n'augmentant nullement par la pression, tandis que le moindre mouvement est intolérable. Bourdonnements d'oreilles, quelquefois surdité. Délire, perte complète de connaissance, coma. Abolition des mouvements, roideur tétanique, rachis fortement recourbé, tête renversée en arrière; crampes, rarement véritable paralysie. Appétit nul, soif peu vive, nausées, vomissements, constipation les premiers jours, suivie d'une diarrhée souvent opiniâtre, même selles involontaires; dysurie, rétention d'urine ou incontinence; amaigrissement rapide. Sensibilité de la peau souvent exaltée; sueur visqueuse; éruptions diverses, surtout l'herpès labialis, ou de nature rubéolique, scarlatineuse, des pétéchies.

Marche. Durée. Terminaison. — Quelquefois brusque, en quelque sorte foudroyante, le plus souvent continue, ne durant souvent que quelques heures à quelques jours, mais aussi deux à trois mois, et ne se terminant que rarement par la guérison, après une longue convalescence.

Lésions anatomiques. — Le plus souvent hyperémie générale du cerveau, injection plus ou moins vive dans les membranes cérébro-spinales et un peu de sérosité limpide; quelquefois, au contraire, une sécheresse très-manifeste, sans injection; dans d'autres cas, on trouve dans les mailles de la pie-mère soit un liquide jaunâtre ou jaune et trouble, soit du pus bien lié ou une substance plus épaisse, d'apparence pseudo-membraneuse, opaque, jaunâtre, dense. La surface de la moelle épinière tout entière porte des traces d'inflammation; cependant à la région cervicale elle est ordinairement plus manifeste qu'aux régions dorsale et lombaire.

Diagnostic. — Si les symptômes ci-dessus débutent brusquement, si la céphalalgie est violente, atroce, le pouls lent, le ventre indolent, les vomissements abondants avec constipation, et si la rachialgie avec courbure du tronc existent, nul doute qu'on a affaire à une méningite cérébro-spinale.

Pronostic. — Toujours des plus graves, surtout si le pouls se ralentit, que les convulsions avec renversement et courbure du

tronc se manifestent, que les carotides s'enflamment, et qu'après
le délire le coma survienne.

Traitement. — Émissions sanguines générales et locales.
Boissons rafraîchissantes en abondance pour produire une abondante transpiration. Une infusion de tilleul et de feuilles d'oranger, de racine de valériane bien chaude. Le calomel en frictions
le long du rachis n° 15, et à l'intérieur à doses fractionnées
n° 16, associé à des antispasmodiques. L'opium à la dose de
10 à 60 centigrammes dans les vingt-quatre heures. Bains des
jambes sinapisés, promener des sinapismes sur les extrémités,
des bains entiers d'une à deux heures à la température de 25 à
30° centigrades. Des lavements à l'eau de graines de lin en cas
de constipation ou avec une décoction de racine de guimauve et
une tête de pavot s'il existe de la diarrhée. Diète absolue.

CHAPITRE II

DES AFFECTIONS DE LA MOELLE ÉPINIÈRE ET DE SES MEMBRANES.

Art. 1er. —De la congestion sanguine de la moelle épinière.

Synonymie. — Congestion sanguine de la moelle épinière.
Congestion du rachis.

Définition. — On entend par congestion sanguine de la moelle
épinière une affluence de sang avec accumulation d'une plus
grande quantité qu'à l'état normal, dans le rachis.

Étiologie. — Les suppressions d'un flux hémorrhoïdal, des
menstrues ou leur irrégularité; des lochies; la suppression de
la transpiration habituelle des pieds; toutes les maladies inflammatoires graves, surtout la fièvre typhoïde; un principe
rhumatismal, goutteux, vénérien; les refroidissements, surtout
des pieds; l'abus des plaisirs vénériens; le coït dans la position
verticale, la masturbation.

Symptômes. — Lourdeur des membres inférieurs, difficulté
des mouvements et plus tard impotence, même légère paralysie,
avec douleurs plus ou moins intenses dans les extrémités. Si la
congestion occupe le bulbe rachidien supérieur, la respiration
est gênée et l'espèce de paralysie gagne les membres supérieurs.

Marche. Durée. Terminaison. — Quelquefois brusque, plus souvent lente ; durant quelques semaines à quelques mois, mais se terminant rarement d'une manière funeste.

Lésions anatomiques. — Les mêmes que dans la congestion cérébrale.

Diagnostic. — Très-difficile, à moins qu'une des causes occasionnelles ci-dessus n'autorise des présomptions, mais non des certitudes.

Pronostic. — Peu grave, à moins que la paralysie n'occupe une grande étendue du corps, et si la respiration est gênée, et surtout si les convulsions, de la roideur surviennent, ce qui peut faire craindre un hémato-rachis.

Traitement. — Sangsues ou ventouses scarifiées sur la région vertébrale en cas de douleurs ; autrement vésicatoires volants, fréquemment répétés le long du rachis. Frictions avec le liniment calmant n° 17, en alternant avec la pommade n° 15. Des purgatifs salins. Des bains tièdes.

ART. 2. — De l'hémorrhagie de la moelle épinière.

Synonymie. — Hémorrhagie de la moelle épinière. Apoplexie de la moelle épinière. Hémato-myélite.

Définition. — On entend par hémorrhagie de la moelle épinière, une extravasation du sang dans la substance médullaire.

Étiologie. — Les fortes secousses, les cahots longtemps prolongés ; une contusion à la colonne vertébrale, les efforts pour porter, soulever de lourds fardeaux.

Symptômes. — Douleur locale, vive ; quelquefois paralysie instantanée, si la lésion est dans le bulbe supérieur ; dyspnée de plus en plus notable et la mort survient subitement. Souvent la paralysie vient progressivement et existe ordinairement aux deux côtés du corps. Jamais perte des facultés intellectuelles.

Marche. Durée. Terminaison. — Brusque ou lente avec paralysie croissante, ne durant souvent que peu de jours, et si elle se termine par une guérison, il reste le plus souvent quelques parties plus ou moins paralysées.

Lésions anatomiques. — Foyers apoplectiques sur un ou plusieurs points de la substance médullaire.

Diagnostic. — Si la paralysie est brusque et persiste, le diagnostic est facile, dans le cas contraire, très-incertain.

Pronostic. — Moins grave si l'hémorrhagie a lieu dans la

partie inférieure du rachis, mais à mesure qu'elle se rapproche du bulbe rachidien, si la respiration est gênée, on peut craindre que le malade ne succombe en peu de temps à une espèce d'asphyxie.

Traitement. — Saignées générales et locales. Application d'eau glacée ou de la glace pillée, dans une vessie; des compresses trempées dans un mélange d'eau froide et de teinture d'arnica. Boissons rafraîchissantes, lavements laxatifs, diète et repos absolu.

Art. 3. — De la myélite aiguë.

Synonymie. — Myélite aiguë. Rachialgie. Spinite.

Définition. — On entend par myélite aiguë une inflammation qui est bornée à la substance nerveuse de la moelle et qui parcourt rapidement ses périodes.

Étiologie. — Les congestions sanguines et les causes de congestions rachidiennes, les variations de la température, les transitions brusques et répétées du chaud au froid; les chutes, les coups, le déplacement ou les fractures des vertèbres; l'altération de ces os ou de leurs téguments par carie scrofuleuse, la répercussion des maladies cutanées.

Symptômes. — Fourmillements et engourdissement dans les doigts des mains et des pieds, quelquefois des crampes, des convulsions partielles; douleurs augmentant par les mouvements, quelquefois atroces, dans la région dorsale, le long du rachis ou sur un point déterminé, avec des rémissions, puis une simple faiblesse qui est suivie de la paralysie, principalement du mouvement et seulement quelquefois, plus tard, de la sensibilité. Une éponge imbibée d'eau très-froide ou très-chaude, promenée lentement le long du rachis, produit une sensation de brûlure sur l'endroit affecté. Dans le cas où l'inflammation se borne à la partie inférieure, il y a paralysie plus ou moins complète des membres inférieurs, le plus souvent avec une douleur aux lombes ou à la région sacrée; dans le cas où elle remonte jusqu'au bulbe rachidien supérieur, la paralysie s'empare des membres supérieurs et on constate en même temps une gêne plus ou moins grande de la respiration; dans les deux cas, il survient le plus souvent d'abord des difficultés et plus tard une véritable paralysie de la vessie et du rectum.

Marche. Durée. Terminaison. — Le plus souvent continue et gagnant insensiblement du terrain, très-fréquemment de bas en haut; durant quelquefois quelques heures à vingt, même trente jours, et se terminant le plus souvent par la mort.

Lésions anatomiques. — Ramollissement plus ou moins avancé de la substance médullaire, surtout la grise, quelquefois jusqu'à onsistance sirupeuse, d'une couleur blanche ou grisâtre, quelquefois rouge, même foncée ou blanche, jaunâtre et puriforme.

Diagnostic. — Toujours très-difficile et incertain. Fièvre plus ou moins intense avec douleur fixe dans un point du rachis, contractures, roideur tétanique, puis paralysie.

Pronostic. — Toujours funeste, surtout si l'altération gagne la région cervicale.

Traitement. — Saignées générales, sangsues, ventouses scarifiées le long de la colonne vertébrale, lavements laxatifs; boissons délayantes, bains tièdes prolongés, repos absolu, diète sévère. En cas de constipation, des pilules purgatives n° 18, et on soignera l'appareil urinaire s'il y a paralysie de la vessie, ce qui arrive très-souvent. Plus tard, douches d'eau salée tiède, même froide; vésicatoires volants, cautères sur les côtés des apophyses épineuses, au voisinage du point douloureux; et si on soupçonne une diathèse scrofuleuse, vénérienne, etc., on aura recours à un traitement approprié.

ART. 4. — De la myélite chronique.

Synonymie. — Myélite chronique. Marasme dorsal. Paraplégie. Spinite chronique.

Définition. — On entend par myélite chronique une affection de la substance médullaire caractérisée par un amaigrissement notable, même excessif; une sorte de vacillation, de titubation des jambes, même une paralysie plus ou moins complète.

Étiologie. — Les congestions rachidiennes habituelles, des myélites légères, la suppression d'une transpiration habituelle, surtout des pieds. L'abus des plaisirs vénériens, l'onanisme. Une métastase rhumatismale, arthritique, un vice syphilitique, dartreux, scrofuleux. Le voisinage d'une tumeur anévrismale ou tuberculeuse, d'une carie vertébrale.

Symptômes. — Douleurs antérieures dans un point limité de la colonne vertébrale, chaleur incommode dans les extrémités inférieures, fourmillements et autres symptômes de la myélite aiguë. Amaigrissement rapide, élancements, puis paralysie imparfaite; roideur, contractions involontaires, semblables à des secousses, ce qui donne à la démarche des malades quelque chose de remarquable, soit quant aux mouvements qu'ils exécutent avec les pieds, soit quant au renversement du tronc en arrière. La paralysie de la vessie et du rectum ne surviennent que graduellement et beaucoup plus tardivement.

Marche. Durée. Terminaison. — Toujours progressive, quoique avec des moments d'amélioration apparente d'assez longue durée quelquefois; durant le plus souvent un à deux, même quelquefois vingt ans et plus, avant de se terminer d'une manière funeste, et presque toujours par une maladie intercurrente, comme tuberculisation, etc.

Lésions anatomiques. — Ramollissement plus ou moins notable du tissu de la moelle épinière et surtout de la substance grise ressemblant à une bouillie crémeuse et souvent rosée, parfois ardoisée et d'autres fois purulente.

Diagnostic. — La bizarrerie de la marche des malades et quelques-uns des symptômes ci-dessus mentionnés suffisent.

Pronostic. — Toujours fâcheux.

Traitement. — Les révulsifs sous toutes les formes : frictions stimulantes n° 19 ou n° 11. Les purgatifs drastiques n° 18. La noix vomique n° 9. La strychnine n° 10. Les douches, les bains tièdes, les bains de mer. Le repos absolu et combattre les causes connues ou supposées.

N. B. —Quant à la paralysie nerveuse, l'hypertrophie, l'induration, l'atrophie, l'hydrorachis, le pneumato-rachis, les tubercules, le cancer, les hydatides, les kystes de la moelle épinière, il suffit de les mentionner et avouer l'impuissance quant à leur curabilité.

ART. 5. — De la méningite rachidienne.

Synonymie. — Méningite rachidienne, vertébrale, spinale.

Définition. — On entend par méningite rachidienne une affection inflammatoire des membranes qui tapissent le rachis, caractérisée par une douleur rachidienne, une roideur tétanique et une exaltation de la sensibilité en général.

Étiologie. — Les refroidissements. Les affections rhumatismales et arthritiques, la suppression des menstrues et des hémorrhoïdes fluentes. Les contusions violentes, les piqûres ou déchirures des enveloppes de la moelle épinière, les altérations des vertèbres et en général les causes de la méningite.

Symptômes. — Douleurs vagues dans le dos et les membres, picotements, fourmillements, roideur, tremblements, mouvements convulsifs; stupeur, paralysie; phénomènes épileptiformes et tétaniques, disparaissant et reparaissant alternativement et s'exaspérant par le moindre mouvement, avec exaltation de la sensibilité générale. Respiration pénible, pouls vers la fin petit, concentré, sueurs abondantes.

Marche. Durée. Terminaison, — Continue, avec des rémissions de peu de durée; ne durant que quelques jours et par exception trois à quatre septénaires, et se terminant le plus souvent par la mort.

Lésions anatomiques. — Epanchement séreux plus ou moins notable dons la moelle médullaire.

Diagnostic. — Si l'invasion est graduelle avec quelques-uns des symptômes ci-dessus, on ne peut guère douter que l'affection ait son siége dans les méninges rachidiennes.

Pronostic. — Toujours très-grave.

Traitement. — Saignées générales et locales, bains tièdes prolongés, l'opium à haute dose. Frictions mercurielles et les autres moyens indiqués à l'article Méningite cérébrale.

N. B.—Quant à l'hémorrhagie méningée rachidienne et autres altérations chroniques diverses des méninges rachidiennes, épaississement considérable des membranes, etc.; ce sont des affections sur lesquelles on est encore peu avancé et dans lesquelles à l'état aigu on emploie à peu près les mêmes moyens que dans la méningite et la myélite; à l'état chronique on aura recours aux frictions résolutives, calmantes n° 17, aux eaux minérales sulfureuses, ferrugineuses, etc.

CHAPITRE III

DES AFFECTIONS DES NERFS

Art. 1er. — De la névrite.

Synonymie. — Névrite. Neurilite. Neuvrilite. Neuvrilémite.

Définition. — On entend par névrite, l'inflammation d'un

nerf ou du névrilème, caractérisée par une rougeur de la tuméfaction et plus tard le ramollissement d'un ou plusieurs points du tissu nerveux ou de sa gaîne.

Étiologie. — Une lésion dans le voisinage, telle qu'un phlegmon, ulcère, foyer purulent; une violence extérieure, une piqûre, une blessure; l'impression du froid et de l'humidité.

Symptômes. — A l'extérieur quelquefois rougeur et gonflement le long du nerf affecté. Douleurs, déchirements, élancements, engourdissement, fourmillements, sentiment de cuisson, de brûlure, pesanteur et plus tard paralysie plus ou moins complète, précédée quelquefois de convulsions ou au moins de mouvements involontaires. Plus ou moins de fièvre, de la céphalalgie et des troubles dans les fonctions digestives.

Marche. Durée. Terminaison. — Le plus souvent continue avec des exacerbations par moments, durant de quelques jours à plusieurs mois, pour guérir ou se terminer par une paralysie.

Lésions anatomiques. — Rougeur, épaississement, quelquefois comme carnifiée.

Diagnostic. — Facile si on rencontre la réunion des symptômes ci-dessus énoncés, cependant on peut confondre la névrite avec la névralgie proprement dite.

Pronostic. — Peu grave à moins de complications, mais s'il y a paralysie, elle persiste longtemps, même indéfiniment.

Traitement. — Repos, diète, cataplasmes, fomentations émollientes, narcotiques. Bains locaux et généraux. Émissions sanguines locales et générales. Frictions avec la pommade n° 15, à laquelle on peut associer trente grammes d'huile de jusquiame, le liniment calmant n° 17, et s'il y a paralysie, chronicité, les révulsifs, vésicatoires, moxas, l'électricité.

ART. 2. — Des névralgies en général.

Synonymie. — Névralgie. Tic douloureux, etc.

Définition. — On entend par névralgie une affection caractérisée par une douleur plus ou moins violente, avec paroxysmes et des intervalles d'apyrexie; ayant son siége sur le trajet d'un nerf, dont le tronc ou une partie, ou seulement quelques rameaux peuvent être envahis.

Étiologie. — Les saisons froides et humides, surtout l'exposition au froid après qu'on a eu très-chaud, ou un courant d'air. Des logements insalubres. La suppression des règles ou pertes habituelles. Une contusion. La carie dentaire. Une affection inflammatoire d'un organe voisin d'un nerf, comme dans la coxalgie le nerf crural, sciatique, etc., ou dans une affection hémorrhoïdale; l'inflammation du plexus nerveux qui se rend au col de la vessie et à la partie inférieure du rectum et qu'on a décrite sous le nom de névralgie ano-vésicale.

Symptômes. — D'abord un ou plusieurs points envahis par une douleur sourde, continue, augmentant par la pression, par accès aigus, irréguliers ou intermittents, sous forme d'élancements, piqûres, brûlures. Affaiblissement, tremblements, contractions involontaires des muscles; des crampes, des secousses comme électriques. Difficulté même impossibilité de mouvoir le membre. Quelquefois il y a comme une paralysie de la peau sur une étendue plus ou moins grande, ou seulement la sensibilité cutanée est viciée, même exagérée — dermalgie. Lorsque la maladie est ancienne, les muscles sont flasques, relâchés ou contractés, atrophiés et le membre amaigri.

Marche. Durée. Terminaison. — Les attaques de douleurs névralgiques ont lieu par paroxysmes et disparaissent quelquefois au bout de très-peu de temps, ou par accès périodiques très-réguliers; quelquefois elles sont très-rebelles, persistent des années, mais ont rarement des terminaisons funestes, malgré et quoiqu'elles récidivent très-facilement.

Lésions anatomiques. — Rarement on peut constater du gonflement, par contre souvent l'atrophie, le ramollissement, le racornissement des nerfs, quelquefois un amaigrissement de l'organe avoisinant; mais il est probable que les différents points douloureux qu'on constate pendant la vie consistent dans des foyers d'inflammation du nerf ou au moins du névrilème, interceptant plus ou moins le fluide nerveux, de là le dépérissement.

Diagnostic. — Facile, si la douleur ne peut être attribuée à une autre cause morbide, mais il s'agit de spécifier les différentes variétés selon les différents nerfs. Savoir :

A. Névralgie trifaciale, tic douloureux, névralgie faciale, prosopalgie : siégeant sur le nerf de la cinquième paire ou seulement une de ses branches.

B. Névralgie cervico-occipitale : siégeant sur les nerfs occipitaux et cervicaux superficiels, c'est-à-dire dans la branche postérieure des quatre premiers nerfs cervicaux.

C. Névralgie cervico-brachiale, cubitale : siégeant dans les racines postérieures des dernières paires cervicales, dans le plexus brachial et les nerfs qui en émanent.

D. Névralgie dorso-intercostale : siégeant dans les nerfs inter-costaux.

E. Névralgie lombo-abdominale : siégeant dans les branches antérieures et postérieures des nerfs lombaires, spécialement celles de la première paire.

F. Névralgie iléo-scrotale ou du testicule et du pénis, de la grande lèvre, de la vulve.

G. Névralgie crurale ou fémoro-prétibiale : siégeant surtout aux divisions mombreuses de la branche tibio-cutanée.

H. Névralgie sciatique, goutte sciatique ou fémoro-poplitée.

J. Névralgies erratiques, lesquelles peuvent se fixer sur quel-ques organes profonds, tels que l'estomac, les intestins, le foie, la rate, les poumons, les plèvres, le cœur, le cerveau, les reins, la vessie, l'utérus et ses dépendances, décrites par les auteurs sous les dénominations de viscéralgies et qui ne sont autre chose que des affections des nerfs spinaux, ganglionnaires, des plexus nerveux, qui troublent le plus souvent les fonctions de ces organes et occasionnent à la longue des dégénérescences, la cachexie, etc

Pronostic. — Fâcheux seulement si la maladie est ancienne, le sujet avancé en âge ou miné par d'autres maladies.

Traitement. — Quelquefois des sangsues, des ventouses sca-rifiées ou sèches. Les frictions avec le chloroforme, et même à la dose de vingt gouttes dans un demi-lavement émollient. Les narcotiques, le liniment calmant n° 17, le liniment belladoné n° 20, le liniment ammoniacal n° 19 ou d'autres rubéfiants, les sinapismes, les vésicatoires volants multiples avec la morphine par la méthode endermique, un à dix centigrammes par jour ; on pansera les plaies ou on frictionnera les endroits irrités, en-flammés avec la pommade au calomel n° 15. Les injections mor-phinées, les vésicatoires à demeure, le cautère actuel ou mieux les cautérisations transcurrentes. Les bains et douches de va-peur, aux eaux sulfureuses naturelles ou artificielles, les bains de mer. L'hydrothérapie peut également être employée et est surtout utile pour consolider la guérison. L'extraction des dents cariées ou d'autres causes mécaniques ne doivent pas être né-gligée. A l'intérieur. Une tisane rafraîchissante n° 1 ou n° 2. Les antipasmodiques et les narcotiques, l'opium à haute dose. L'huile essentielle de térébenthine n° 21 sous forme de looch, auquel on associera des prises d'opium en cas que l'estomac se montre rebelle. La poudre de Dower avec le gaïac; le gaïac en tisane, poudre, pilules n° 22, les ferrugineux, surtout le carbonate de fer, le valérianate de zinc n° 24, les pilules de Méglin, l'iodure de potassium, et en cas de périodicité, la quinine à la dose de soixante centigrammes à un gramme et plus dans les vingt-quatre heures, prise de la même manière que dans la fièvre intermittente. Les antisyphilitiques si on soupçonne une infection. vénérienne, et dans les névralgies viscérales, les indications appropriées aux affections de chaque organe en même temps que les frictions calmantes, etc.; même les vésicatoires à demeure, les cautères.

Prescriptions. — 1° Régime doux et rafraîchissant, point de boissons excitantes.

2° Éviter les mouvements et contractions musculaires des organes ou de la partie qui est le siége de la névralgie, surtout toute espèce de fatigue, principalement le coït.

3° Se couvrir le corps de flanelle et en outre envelopper la partie affectée avec une péau de chat ou du taffetas gommé, et se tenir autant que possible dans un appartement bien sec et chaud, et se garantir contre les refroidissements et l'humidité ou les courants d'air, le corps étant en sueur.

4° Faire trois à quatre fois par jour des frictions avec le liniment calmant n° 17 ou belladoné n° 20, et si les douleurs ne diminuent pas, on appliquera un ou plusieurs vésicatoires volants sur les points douloureux, qu'on saupoudrera de deux à dix centigrammes de morphine en cas de souffrances intolérables, ou avec une légère couche d'extrait thébaïque, et en cas de nécessité on aura recours aux injections morphinées.

5° Entretenir le ventre libre et boire pour tisane une décoction de chiendent, avec addition de vingt grammes de crème de tartre soluble ou du bois de gaïac râpé.

ART. 3. — De la névralgie générale.

Synonymie. — Névralgie générale. Douleurs nerveuses universelles.

Définition. — On entend par névralgie générale une affection caractérisée par de nombreux points douloureux à la pression, sur différentes régions du corps; par les autres phénomènes de la névralgie le long de plusieurs nerfs et par des symptômes cérébraux comme étourdissements, vertiges, tremblements et abattement général des forces.

Étiologie. — Le séjour dans des logements bas, humides, froids, mal aérés ; une nourriture malsaine, insuffisante ; l'abus des boissons alcooliques, un état anémique ou chlorotique.

Symptômes. — Malaise, douleurs vagues avec des points douloureux, augmentant par la pression et exagérées par les mouvements ; tristesse et brisement des forces, quelquefois insensibilité plus ou moins notable de la peau, affaiblissement des membres, surtout dans les supérieurs, tremblement, étourdissements, éblouissements, vertiges.

Marche. Durée. Terminaison. — Lente, graduelle, durant plus ou moins longtemps et ne guérissant que fort rarement, du moins si elles sont anciennes, et récidivant très-facilement.

Lésions anatomiques. — Aucune lésion matérielle appréciable.

Diagnostic. — Affaiblissement des membres, et principalement le long des trajets nerveux ; il y a certains points très-douloureux, surtout à la pression.

Pronostic. — Peu grave, mais par son opiniâtreté et sa persistance, elle rend quelquefois l'existence insupportable.

Traitement. — Les révulsifs, comme sinapismes, vésicatoires, la vésication par l'eau bouillante, la cautérisation transcurrente le long des nerfs affectés. Les frictions stimulantes n° 19, calmantes n° 17 ou 23. A l'intérieur les sudorifiques, le gaïac, la valériane et surtout le valérianate de zinc n° 24, les pilules de Méglin, l'opium, le sulfate de quinine en cas de périodicité. Les bains tièdes ou de vapeur, sulfureux, salins ; l'hydrothérapie. Les injections morphinées. Les ferrugineux, les mercuriaux, suivant les indications.

ART. 4. — De la névralgie musculaire.

Synonymie. — Névralgie musculaire, rhumatisme musculaire ; myodinie et improprement aussi nommée myositis.

Définition. — On entend par névralgie musculaire une affection occasionnée par une irritation ou une véritable inflammation de quelques filets nerveux qui rampent et pénètrent dans les parties fibreuses et musculaires, et qui y est caractérisée par des douleurs plus ou moins vives qui se manifestent principalement par l'action de la contraction pour imprimer un mouvement, sans qu'on puisse constater une altération apparente dans l'organe qui est le siége de la douleur.

Étiologie. — L'impression prolongée du froid et surtout du froid humide, le corps étant en sueur, ou en se couchant sur la terre humide ou en restant pendant quelque temps exposé à un courant d'air froid. L'hérédité. Voyez : Des névralgies en général.

Symptômes. — A l'état aigu, douleurs plus ou moins vives, augmentant au moindre mouvement et surtout si le malade veut contracter un muscle, ce qui ne se fait que sous l'influence du nerf, pour changer de position. Par la pression on ne constate plus ces points douloureux de la névralgie proprement dite, mais une sensibilité s'irradiant sur une plus ou moins grande étendue, occasionnée par les nombreuses ramifications qui sont le siége de l'inflammation. Insomnie, occasionnée par la nécessité de changer à chaque instant de position. A l'état chronique, douleurs le plus souvent beaucoup moins intenses, et après quelques instants de mouvements, la douleur disparaît souvent complétement. Mobilité extraordinaire, en quelque sorte instantanée, quelquefois aussi la douleur se fixe, la contracture devient permanente et occasionne des rétractions musculaires ou une atrophie plus ou moins considérable.

Marche. Durée. Terminaison. — A l'état aigu, continue et avec des exacerbations; à l'état chronique, intermittente, avec des intervalles souvent très-longs; ne durant, dans l'aigu, souvent que quelques jours, deux septénaires au plus; mais à l'état chronique très-souvent plusieurs mois, des années, même toute la vie, et se terminant souvent par des rétractions musculaires, l'atrophie des membres, la paralysie partielle.

Lésions anatomiques. — Aucune, comme pour toutes les névralgies, mais souvent, lorsque la maladie a duré longtemps, comme effets consécutifs des rétractions musculaires : une atrophie plus ou moins notable des muscles affectés.

Diagnostic. — Si quelques-uns des symptômes ci-dessus existent, on n'a plus qu'à énoncer les dénominations quant à leur siége, savoir :

A. Névralgie ou rhumatisme musculaire épicranien : céphalodynie, occupant le muscle occipito-frontal et se faisant sentir principalement vers l'occiput, le front et le sommet de la tête.

B. Névralgie ou rhumatisme des autres muscles de la tête, comme ceux des yeux, des oreilles, le temporal et le masséter, qui empêche la mastication; les névralgies dentaires.

C. Névralgie ou rhumatisme musculaire du cou : torticolis, occupant principalement le sterno-mastoïdien.

D. Névralgie rhumatismale musculaire de la région dorsale : dorsodynie.

E. Névralgie ou rhumatisme musculaire de la région lombaire : lumbago ou lombodynie.

F. Névralgie ou rhumatisme musculaire des parois thoraciques, intercostale et spinale : pleurodynie.

G. Névralgie ou rhumatisme musculaire de l'épaule : scapulodynie.

H. Névralgie ou rhumatisme musculaire des membres, principalement plantaire externe et interne.

J. Névralgie ou rhumatisme musculaire des parois antérieure et latérale de l'abdomen.

K. Enfin, les névralgies ou rhumatismes musculaires qui affectent la langue, l'œsophage, le larynx, le pharynx, le diaphragme, le rectum et le sphincter de l'anus.

Pronostic. — Rarement grave, mais quelquefois très-douloureux; et à l'état chronique toujours très-rebelle.

Traitement. — Mêmes moyens hygiéniques et thérapeutiques que dans la névralgie générale, et attaquant autant que possible le mal soit directement ou dans le voisinage, soit par les organes avec lesquels ils communiquent par sympathie. Quant aux douleurs et spasmes des organes de la génération, de la vessie et de son col, du rectum et du sphincter de l'anus, les meilleures médications sont : les bains et les bains de siége prolongés, des quarts de lavement simples, l'introduction d'un suppositoire belladoné n° 25, qu'on répétera toutes les huit heures, en même temps qu'on boira une légère décoction de graines de lin sucrée avec du sirop de guimauve, et qu'on prendra d'heure en heure une cuillerée à bouche de l'émulsion n° 26 avec de la poudre de lycopode, qu'on aura soin d'agiter préalablement.

ART. 5. — De la dermalgie.

Synonymie. — Dermalgie. Douleur ou sensibilité anormale de la peau.

Définition. — On entend par dermalgie une affection caractérisée par une douleur de forme névralgique, ayant son siége dans la peau exclusivement.

Étiologie. — Le principe rhumatismal, surtout chez les sujets affectés de névralgie. L'impression du froid, surtout si le corps est en sueur, une pluie froide. Les variations thermométriques brusques. L'hystérie.

Symptômes. — Exaltation plus ou moins notable de la sensibilité de la peau avec des douleurs intermittentes, lancinantes de demi en demi-minutes quelquefois, qui privent les malades de leur sommeil et dont le siége de prédilection est la tête, les membres inférieurs et les parties couvertes de poils.

Marche. Durée. Terminaison. — Augmentant d'une manière insensible, ne durant que quelques jours, mais souvent quelques semaines, et se terminant le plus souvent heureusement, même spontanément, mais récidivant facilement et fréquemment.

Lésions anatomiques. — Aucune appréciable.

Diagnostic. — Douleurs vives par points, sur le trajet des nerfs, exagérées par le toucher ou une simple friction de la peau, dans une étendue plus ou moins notable.

Pronostic. — Peu grave, mais récidivant à la moindre cause occasionnelle.

Traitement. — Couvrir le corps de flanelle et entretenir autour de la partie endolorie une bonne chaleur. Vésicatoires volants, et provoquer une abondante transpiration par des boissons chaudes, une infusion de valériane, etc.

CHAPITRE IV

DES NÉVROSES

ART. 1er. — De la paralysie des nerfs de la septième paire.

Synonymie. — Paralysie des nerfs de la septième paire. Hémiplégie faciale. Paralysie de la face.

Définition. — On entend par paralysie du nerf de la septième paire, une affection caractérisée par une paralysie essentielle, due à une lésion du nerf, qui occasionne l'abolition du mouvement des muscles de la face.

Étiologie. — Une affection rhumatismale, la syphilis, l'anémie. L'impression du froid, la suppression de la transpiration, des menstrues ou d'autres flux habituels; la rétrocession d'un principe dartreux, ou la cessation d'un écoulement, d'un coryza chronique; une cause traumatique, le voisinage d'un abcès, la carie du rocher. Une affection morale violente, la colère, un saisissement.

Symptômes. — Malaise, céphalalgie, douleurs sourdes, quelquefois vives, dans le côté de la face et la région parotidienne. Abolition des mouvements musculaires; conjonctivite, larmoiement. Perte involontaire de la salive, difficulté de la mastication, impossibilité de siffler ou de gonfler les joues en soufflant. Physionomie particulière quand le malade veut parler ou rire.

Marche. Durée. Terminaison. — Quelquefois début brusque, plus souvent lente, progressive, suivant les causes occasionnelles, durant de quelques semaines à plusieurs mois, et même pendant toute la vie, excepté chez les enfants où souvent elle ne dure que quelques heures, pour se terminer presque toujours favorablement. Chez les adultes elle persiste souvent pendant toute la vie, surtout si elle tient à une lésion organique; mais ne se termine que rarement par la mort, à moins de complications.

Lésions anatomiques. — Souvent nulles, quelquefois le nerf est comprimé, contus, ramolli, détruit.

Diagnostic. — Facile, si les symptômes ci-dessus ont été précédés d'une des causes mentionnées.

Pronostic. — Peu grave quant à son issue; mais souvent incurable s'il y a une lésion organique.

Traitement. — Émissions sanguines suivant les indications, entretenir une douce chaleur à l'aide de flanelle. Purgatifs salins, même drastiques. Frictions stimulantes, irritantes n° 11 ou 19, vésicatoires volants multiples, même moxas, la cautérisation transcurrente. L'hydropathie. La noix vomique à l'intérieur en pilules n° 9 et la strychnine par la méthode endermique. L'électricité, l'électro-puncture et les moyens appropriés aux maladies connues ou supposées, comme le fer, le mercure, etc.

N. B. — Quant aux autres paralysies : hémiplégie, paralysie progressive, paralysie essentielle des enfants et les paralysies partielles, il est inutile de les traiter dans des articles spéciaux; c'est dans les trois chapitres précédents, où il est question des affections de l'encéphale et des méninges, de celles de la moelle et de ses membranes et des maladies des nerfs, qu'il faut étudier ces phénomènes pathologiques et qu'on trouvera indiqués les moyens curatifs.

Prescription. — 1° Couvrir le corps entier de flanelle et surtout la partie qui est le siége de la paralysie, principalement la nuque, et y faire des frictions sèches ou avec le liniment ammoniacal n° 19.

2° Faire boire pour tisane une infusion de fleurs d'arnica ou trois fois par jour un verre d'eau sucrée, dans lequel on ajoutera chaque fois vingt gouttes de teinture d'arnica.

3° Entretenir le ventre libre par des purgatifs salins, même drastiques, en cas de constipation.

4° Des pilules n° 9 on prendra matin et soir une, en augmentant tous les cinq à huit jours d'une pilule jusqu'à dix, même douze, selon l'effet qu'on ressentira.

5° Tous les deux à trois jours on prendra un bain salé et deux fois par jour une douche sur la partie paralysée et le long du rachis.

Art. 2. — Des convulsions idiopathiques de la face.

Synonymie. — Convulsions idiopathiques de la face. Tic convulsif. Tic non douloureux. Spasme cynique. Rire sardonique.

Définition. — On entend par convulsions idiopathiques de la face, une affection caractérisée par des mouvements involontaires des muscles qui reçoivent l'influx nerveux de la septième paire, mouvements qui font grimacer la face sans être accompagnés d'aucune douleur.

Étiologie. — Le refroidissement, un rhumatisme musculaire et le plus souvent aucune cause appréciable, peut-être un coup, même un soufflet reçu dans l'enfance.

Symptômes. — Mouvements involontaires intermittents et irréguliers, survenus lentement, d'une manière insensible, principalement dans l'orbiculaire des paupières et les muscles de la joue; quelquefois envahissant à la longue tout un côté de la face et du cou, revenant par moments, toutes les deux à trois minutes, même plus souvent, et quelquefois à des intervalles beaucoup plus longs; parfois convulsions continues, survenant rapidement, avec mouvements spasmodiques par moments, qui rendent la déformation plus apparente.

Marche. Durée. Terminaison. — Intermittente ou continue, durant presque toujours indéfiniment et se terminant très-rarement par une guérison.

Lésions anatomiques. — Nulles.

Diagnostic. — Mouvements involontaires sans douleur, gri-
maçants.

Pronostic. — Jamais grave, mais fâcheux eu égard à la persistance de cette incommodité, qui résiste le plus souvent à tous
les moyens.

Traitement. — Tous les calmants et antispasmodiques à l'intérieur, et en frictions le liniment calmant n° 17, sur la colonne
vertébrale; des douches froides sur la région cervicale. La téno-
tomie.

ART. 3. — De l'éclampsie.

Synonymie. — Éclampsie. Convulsions des enfants. Mouvements convulsifs. Spasme de la glotte. Asthme thymique ou éclampsie avec suffocation ou asphyxie. Convulsions localisées.

Définition. — On entend par éclampsie, une affection caractérisée par des mouvements convulsifs qui ne se lient à aucune
altération matérielle saisissable des centres nerveux.

Etiologie. — Une espèce d'hérédité ou disposition organique
spéciale, qui fait que quelquefois tous les enfants d'une famille
sont emportés par la même maladie. Une constitution débile,
nerveuse, la dentition, une frayeur, une douleur violente; le lait
d'une nourrice fortement émotionnée; une indigestion, des acides
dans l'estomac; une diarrhée épuisante, une accumulation de
gaz, la constipation, les vers intestinaux, le refroidissement,
une congestion cérébrale, la répercussion d'un exanthème.

Symptômes. — Regard fixe, vif, hagard, exprimant la terreur;
pupilles dilatées, quelquefois contractées, paupières entr'ouvertes
avec agitation du globe de l'œil; insomnie ou sommeil avec rêvasseries, lesquelles les font pousser des cris plaintifs ou d'effroi;
grincements des dents, face grimaçante, violette, vultueuse, quelquefois extrêmement pâle, respiration inégale, suspirieuse; roideur des bras ou mouvements brusques, involontaires, tête fortement portée en arrière; serrement convulsif des pouces et rire
sardonique; pouls fréquent et petit; vomissements, salivation,
bouche écumante, ballonnement du ventre; chaleur brûlante,
peau moite et pieds froids; émissions d'urine et selles involontaires, perte de connaissance.

Marche. Durée. Terminaison. — Par attaques ou accès répétés à de courts intervalles; ne durant quelquefois que quelques

minutes, mais fréquemment plusieurs heures, et se terminant souvent favorablement, d'autres fois par une paralysie partielle, une contracture, mais aussi souvent par la mort.

Lésions anatomiques. — Nulles, si ce n'est quelquefois une légère injection des méninges, de la substance cérébrale, etc.

Diagnostic. — Si quelques-uns des symptômes ci-dessus se présentent, surtout pas trop brusquement, on peut diagnostiquer une éclampsie, laquelle du reste ne peut être confondue qu'avec une attaque d'épilepsie.

Pronostic. — Quelquefois peu grave, mais si elles ont pour cause des complications du côté de l'appareil digestif, elles peuvent se terminer d'une manière funeste, même promptement par la mort par suffocation ou asphyxie. (Spasme de la glotte ou asthme thymique.)

Traitement. — Émissions sanguines suivant les indications. Vomitifs en cas d'indigestion; en cas d'acides dans les premières voies, la magnésie calcinée, et en cas de constipation, le calomel à dose purgative. L'oxyde de zinc avec l'ipécacuanha n° 27 ou unis au calomel n° 28, et auxquelles on pourra encore ajouter l'opium, la jusquiame. Le chloroforme en inhalation. Les injections hypodermiques morphinées. Les lavements purgatifs ou avec la valériane et, en cas de diarrhée, avec une décoction de racine de guimauve et de pavot, d'amidon; des cataplasmes sur le bas-ventre, des sinapismes aux jambes, aux pieds; des bains tièdes prolongés.

Prescription. — 1° Déshabiller le petit malade et lui faire, avec de la flanelle bien chaude, des frictions sur les extrémités, en attendant qu'on fera préparer des cataplasmes sinapisés qu'on lui appliquera aux mollets et sur les pieds.

2° Lui couvrir le bas-ventre d'un large cataplasme de farine de lin qu'on renouvellera à mesure qu'il se refroidira.

3° Lui faire donner un lavement purgatif, et quand on aura obtenu une abondante évacuation, un second avec une décoction de valériane, et en cas qu'on suppose une surcharge de l'estomac, on fera vomir l'enfant.

4° Dans le cas qu'on constate une congestion sanguine, on fera mettre une à deux sangsues, suivant l'âge, la constitution et l'imminence du danger, derrière chaque oreille, et si les convulsions persistent quand elles sont tombées, plonger l'enfant dans un bain tiède.

5° Dès que l'enfant pourra prendre quelque chose, on aura

recours, suivant les indications, à la magnésie ou au calomel, ou
à une des poudres n° 27 ou 28.

ART. 4. — Des convulsions en général.

Synonymie. — Convulsions. Attaques de nerfs.

Définition. — On entend par convulsions, une perversion des
mouvements, caractérisée par la contraction et le relâchement
alternatifs et involontaires des muscles qui dans l'ordre naturel
sont soumis à l'influence de la volonté.

Étiologie. — Une constitution débile, délicate; un tempérament nerveux, l'enfance surtout pendant la dentition, une frayeur,
une contrariété, une douleur violente. Toutes les causes de débilité, d'affaiblissement, une diarrhée, les longues maladies, les
affections de l'encéphale, de la moelle épinière et toutes les maladies dites névroses, comme chorée, hystérie, épilepsie, etc.

Symptômes. — Invasion presque toujours subite; dès le principe, perte ordinairement incomplète des sens, de l'entendement;
syncope plus ou moins prononcée, rarement complète, resserrement considérable de l'abdomen, palpitations violentes; gonflement extraordinaire de la poitrine, du cou et de la face qui
devient d'un rouge violet ou reste très-pâle; serrement des mâchoires, déglutition impossible, salivation ou bouche écumeuse,
constriction au larynx, respiration difficile, entrecoupée, même
menace de suffocation. Mouvements variés de la tête, des membres, courbure du corps en avant, en arrière avec roideur tétanique par moments; dans d'autres moments les malades se frap-
pent la tête, s'arrachent la poitrine, tordent les bras, se mordent
la langue, les mains, cherchent même à blesser ceux qui les
entourent; ils sifflent, chantent, jettent des cris de joie, de frayeur,
rendent des sons plaintifs, font claquer leur langue, aboient ou
imitent d'autres animaux avec leur voix, éclatent en rires ou
pleurent sans motif; leur figure exprime la joie ou la tristesse,
le calme ou l'effroi, la terreur; un hoquet fatigant les tourmente;
ils ne paraissent ni voir ni entendre, et cependant après l'accès
ils se souviennent quelquefois de tout ce qui s'est dit ou passé;
quelquefois ils déraisonnent, voient des fantômes, méconnaissent
et tour à tour reconnaissent leurs parents et amis, qu'ils injurient
ou leur témoignent une profonde affection. Quelquefois l'attaque
est tellement violente que la respiration et la circulation devien-

ment imperceptibles, les fonctions du cœur et du poumon paraissent suspendues, on peut constater des symptômes de congestion cérébrale, une espèce d'apoplexie, une sorte de collapsus; le pouls devient quelquefois insensible, la chaleur animale semble éteinte, le sujet est froid, pâle, comme inanimé, il reste dans un état plus ou moins prolongé de mort apparente, qui peut même se terminer par l'extinction totale de la vie. Si l'accès est arrivé à son summum d'intensité, tous les symptômes s'amendent insensiblement et les malades sont pris de bâillements, ont des borborygmes, rendent une grande quantité d'urine décolorée, limpide; ils demandent à boire, se plaignent de céphalalgie, d'une grande fatigue, de lassitude et d'un malaise général, qui se prolonge souvent pendant quelques jours.

Marche. Durée. Terminaison. — Invasion presque toujours subite, se manifestant par accès, attaques, revenant à des époques le plus souvent indéterminées, souvent à l'approche des menstrues, à la suite d'affections morales vives ou produite par des odeurs ou le parfum de certaines fleurs; durant quelques minutes, mais aussi plusieurs heures, et se terminant rarement par une guérison durable, mais encore plus rarement par la mort.

Lésions anatomiques. — Nulles à moins de complications.

Diagnostic. — Phénomènes nerveux, revenant par attaques, par accès, à des intervalles indéterminés.

Pronostic. — Très-rarement fâcheux, à moins de signes de congestion cérébrale, etc.

Traitément. — Le même que dans l'éclampsie. Aspersions avec de l'eau froide dans la figure; frictions sèches sur les quatre membres et la région du cœur. Combattre les causes et faire de la médecine des symptômes.

ART. 5. — De l'hystérie.

Synonymie. — Hystérie. Attaques hystériques. Maux de nerfs. Vapeurs.

Définition. — On entend par hystérie, une névrose de l'appareil générateur de la femme, du moins le plus souvent, revenant par attaques ou accès, et offrant pour symptômes principaux un sentiment pénible de strangulation, la sensation d'une boule qui remonte de l'hypo- ou épigastre à la gorge et d'autres phénomènes convulsifs accompagnés ou non de troubles sensoriaux ou intellectuels.

Étiologie. — Un tempérament nerveux, le séjour des grandes villes et la manière d'y vivre ; l'oisiveté, les passions tristes, les affections pénibles de l'âme, un amour contrarié, la jalousie, une frayeur, une grande excitabilité des organes de la génération, l'approche de la puberté, l'éruption tardive, difficile ou le dérangement des menstrues ; la continence, l'onanisme, les abus des plaisirs vénériens. Une imagination ardente, surexcitée par la lecture de certains livres. L'hérédité, une affection vermineuse ; la leucorrhée, les altérations de l'utérus, un fibrome ; la grossesse qui l'enraye ou la rend plus fréquente et souvent plus violente.

Symptômes. — Une grande irritabilité, tristesse, pâleur du visage, bouffées de chaleur, bâillements ; tintements d'oreilles ; éblouissements ; céphalalgie particulière aux hystériques (clou hystérique), des cris, rires, pleurs, sans motifs ; éructations, battements du cœur et des artères ; sueurs abondantes, fugaces ; grincements des dents, mouvements spasmodiques ou convulsifs ; étranglement, boule hystérique ; respiration laborieuse, accélérée, suspirieuse, bruyante. Tympanite, météorisme, gargouillements, quelquefois vomissements, coliques, diarrhée ; sécrétion abondante d'un mucus qui lubrifie la vulve, urine abondante et claire, quelquefois émission involontaire. Voix rauque, imitant parfois l'aboiement du chien. Perte de connaissance plus ou moins complète ; quelquefois les malades entendent tout ce qui se dit autour d'eux, le plus souvent ils ne se souviennent de rien de ce qui s'est passé depuis le moment où elles sont tombées ; quelquefois il y a délire gai ou furieux, même extase, somnambulisme, syncope, mort apparente.

Marche. Durée. Terminaison. — Variable, par accès, attaques ; ne durant qu'une heure, mais se prolongeant aussi plusieurs jours et se terminant par la disparition des causes, comme l'éruption des règles, le rétablissement de la menstruation supprimée et fréquemment d'une manière insensible à l'époque de l'âge critique, par la guérison ; quelquefois elle dure pendant toute la vie et dégénère même en catalepsie, épilepsie, affection mentale.

Lésions anatomiques. — Quelquefois aucune, souvent des affections de l'utérus ou de ses annexes, exceptionnellement des lésions encéphaliques ou de l'appareil respiratoire.

Diagnostic. — Facile, surtout si on constate la boule hystérique et si les symptômes se produisent chez des jeunes filles, à l'approche de la puberté ou après un dérangement menstruel.

Pronostic. — Peu grave en ce sens qu'elle n'occasionne pas la mort, mais souvent fâcheux par sa persistance malgré tous les traitements, surtout si l'affection est ancienne.

Traitement. — Éloigner les causes occasionnelles, surtout celles qui peuvent produire une excitation des organes génitaux ; conseiller les promenades en plein air, la gymnastique et des occupations agréables, multipliées ; conseiller de dormir sur un lit dur et de se lever immédiatement après le réveil ; s'abstenir de boissons échauffantes, excitantes. Quelquefois le mariage. Pendant l'attaque : écarter tout ce qui peut gêner la circulation ; placer la malade sur son côté droit, la tête bien élevée et la faire respirer l'air frais, asperger violemment avec de l'eau froide la figure et faire respirer du vinaigre, de l'eau de Cologne ; pratiquer des frictions sèches sur l'hypogastre et l'épigastre ainsi que sur les extrémités. Administrer des lavements avec de l'eau froide et, dès qu'il sera possible, faire boire de l'eau froide et administrer une potion avec une décoction de racine de valériane avec 2 à 3 grammes d'éther, et en attendant dix à vingt gouttes de liqueur d'Hoffmann dans un peu d'eau sucrée. La valériane, le castoréum, l'asa fœtida n° 29, les pilules de Méglin n° 30, l'oxyde de zinc avec le stramonium n° 31, le valérianate de zinc à la dose de six à trente gouttes, ou les pilules camphrées n° 32, et dans le cas de congestion, les dérivatifs, comme la saignée, mais surtout les sinapismes et après les attaques les bains tièdes, de rivière, l'hydrothérapie et les moyens indiqués par les complications, comme affection utérine, etc.

ART. 6. — De la chorée.

Synonymie. — Chorée. Danse de Saint-Guy. Danse de Witt ou Veit. Dansomanie.

Définition. — On entend par chorée, une maladie caractérisée par des mouvements convulsifs, involontaires, saccadés, irréguliers, revenant à des intervalles variables et qui ont pour siége de prédilection les membres et la face.

Étiologie. — Le jeune âge, surtout de six à seize ans, et principalement chez les jeunes filles, où on l'observe souvent à l'approche de la puberté ; la constitution nerveuse, le refroidissement et le séjour dans des lieux bas et humides. La frayeur, les accès violents de colère, les fortes contrariétés, la jalousie, la suppression des règles, l'abus des plaisirs vénériens, l'onanisme, et en général les causes débilitantes, un principe rhumatismal, une irritation vermineuse.

Symptômes. — Lassitude et en même temps des mouvements spasmodiques légers, semblables à de faibles secousses électriques, suivis bientôt par des mouvements brusques, convulsifs, dans un bras, une jambe, le plus souvent que d'un côté, quelquefois dans les quatre membres alternativement ; grimaces passagères, clignements des yeux, qui se ferment pendant les contractions involontaires de la face ; contorsions du cou, qui font que la tête vient brusquement s'abaisser sur l'épaule du malade ; difficulté de la parole, quelquefois bégayement, remplacé même par une espèce d'aboiement de chien ; si le tronc participe à l'agitation, les mouvements de tout le corps sont presque continuels, sauf pendant le sommeil, et toujours augmentés par les émotions morales.

Marche. Durée. Terminaison. — Quelquefois périodique, le plus souvent continue, lente, progressive ; durant quelques semaines à plusieurs mois, même exceptionnellement des années, et se terminant rarement d'une manière funeste, mais récidivant facilement et fréquemment.

Lésions anatomiques. — Quelquefois aucune lésion appréciable, quelquefois des lésions des séreuses dans le péricarde, à l'arachnoïde, des synoviales, qu'on peut rapporter au rhumatisme ; d'autres fois une hypertrophie, un ramollissement de la moelle ou de la couche corticale du cerveau, une concrétion crétacée.

Diagnostic. — Très-facile, à cause des mouvements désordonnés, involontaires, qui sont encore augmentés par la moindre émotion morale, en même temps qu'on constate l'absence de fièvre, du coma ou du délire, de la roideur tétanique.

Pronostic. — Peu grave le plus souvent, à moins de complications du côté du cerveau, etc.; mais souvent très-opiniâtre, récidivant facilement.

Traitement. — En cas d'indications, comme troubles menstruels, etc., émissions sanguines, cependant avec beaucoup de circonspection, car elles empirent souvent l'état des malades. Frictions antispasmodiques n° 33. A l'intérieur, la valériane en infusion, l'extrait alcoolique de noix vomique, nouvellement préparé, à la dose de dix centigrammes et progressivement jusqu'à cinquante et plus ; les narcotiques, les pilules de Méglin n° 30 ou n° 34, les poudres n° 35. Le bromure de potassium à la dose d'un à quatre grammes, la liqueur de la fève de Calabar, avec de l'eau et de la glycérine, partie égale, à prendre trois fois par jour une cuillerée à café; l'ésérine pure en injections sous-cutanées à la dose de deux à trois milligrammes, répétée trois à six fois par jour; les toniques et, en cas de périodicité, le sulfate de quinine; des bains tièdes, simples, sulfureux, froids, de rivière, les bains de mer; les douches sur le rachis et les membres convulsionnés. L'hydrothérapie.

Prescriptions. — 1° Suivre un régime doux et rafraîchissant, c'est-à-dire ne manger que des mets de facile digestion et en petite quantité, rien d'épicé, salé; point de légumes secs, et s'abstenir de vin, bière, café, liqueurs, etc.

2° Pour boisson habituelle, de l'eau sucrée aux repas et dans les intervalles, toujours une heure avant les repas ou au moins deux heures après avoir mangé, une forte tasse d'une infusion de tilleul et de feuilles d'oranger vertes, ou mieux encore une infusion de racine de valériane, sucrée à volonté.

3° Se couvrir le corps de flanelle et éviter le moindre refroidissement et surtout les courants d'air ou l'humidité.

Si le temps le permet, prendre autant que possible journellement un peu d'exercice en plein air, mais sans se fatiguer.

4° Eviter autant que possible d'éveiller les passions et toute espèce d'émotion vive.

5° Tous les jours ou tous les deux jours, suivant les forces du malade ou l'intensité de la maladie, on fera placer le malade dans une baignoire et on lui fera des affusions avec de l'eau à la température de vingt-quatre degrés centigrades, en diminuant graduellement tous les jours le degré de chaleur et qu'on fera suivre par des douches sur l'épine dorsale et les membres qui sont le siége des mouvements choréiques. Après la douche on laissera séjourner le malade dans son bain pendant une demi-heure et même plus, s'il s'y trouve bien. Une augmentation dans les symptômes nerveux, dans les premiers jours, pourra bien influer sur la question de durée, de manière à né laisser le malade, après les affusions sur la tête et les douches sur le rachis, que vingt, même seulement dix minutes, mais sans renoncer à la médication. En le sortant on aura soin de l'envelopper dans des couvertures de laine bien chauffées et de le porter dans son lit, pour le laisser dormir, si c'est possible.

6° Deux à trois heures après chaque bain, on fera sur toute la colonne vertébrale et les membres qui sont affectés de mouvements convulsifs des frictions avec la pommade n° 33, qu'on couvrira de taffetas gommé et qu'on enveloppera avec de la flanelle bien chaude.

7° Des pilules n° 34, on fera prendre trois fois par jour, deux heures avant ou trois heures au moins après les repas, deux pilules, en augmentant graduellement tous les cinq jours d'une pilule jusqu'à dix-huit, ou trois fois six, dans les vingt-quatre heures.

8° Pendant tout le temps de cette médication, le malade prendra chaque soir un lavement en guise de bain intérieur, pour avoir une bonne et facile garde-robe, et s'il souffrait malgré cela de constipations, il ajoutera tous les deux jours douze à quinze grammes de feuilles de séné en infusion. Dans ce cas on fera bien de prendre tous les douze à quinze jours un léger purgatif n° 36.

9° En cas que, malgré cette médication, le malade ne trouve pas le sommeil, on lui administrera quelques centigrammes d'extrait thébaïque ou quelques cuillerées à café de sirop de morphine à l'entrée de la nuit, et si l'affection se manifeste d'une manière périodique, on aura recours au sulfate de quinine.

ART. 7. — Du tétanos.

Synonymie. — Tétanos. Trismus. Tétanos faciale. Tétanos cervical. Opisthotonos, Emphrosthotonos, Pleuro-thotonos, suivant les régions et la forme des convulsions.

Définition. — On entend par tétanos une affection caractérisée par une convulsion, une contracture permanente et involontaire d'un plus ou moins grand nombre de muscles du corps et par des douleurs plus ou moins violentes dans les parties convulsées.

Étiologie. — Les grandes chaleurs alternant avec l'exposition subite à un froid intense; les climats chauds, les contrées marécageuses avec de grandes variations de température, ou à la suite de journées excessivement chaudes, suivies de nuits fraîches. Les causes traumatiques, telles que piqûres, déchirures des nerfs, même après une extraction d'une dent; les plaies en général et notamment celles qui intéressent le cerveau, la moelle épinière, les muscles, les tendons, les aponévroses; les applications caustiques et, chez les enfants nouveau-nés, très-souvent l'inflammation de l'ombilic.

Symptômes. — Abattement, courbature, frissons; quelquefois insomnie, vertiges. Roideur du cou et des muscles des mâchoires; déglutition difficile, même impossible; constriction épigastrique; constipation opiniâtre, quelquefois selles involontaires; rétention ou excrétion difficile, douloureuse, souvent involontaire de l'urine. Tension le long de la colonne vertébrale, contraction involontaire plus ou moins générale et continue, quelquefois secousses convulsives; crampes et même des douleurs le plus souvent très-intenses — des élancements, des déchirements, — quelquefois permanentes dans les membres. Pouls petit, fréquent, intermittent, respiration gênée, laborieuse, ronflante, suspirieuse ,quelquefois asphyxie imminente. Intelligence le plus souvent intacte.

Marche. Durée. Terminaison. — Invasion le plus souvent brusque; marche continue avec paroxysmes assez marqués; durant vingt-quatre heures, même dix à douze jours au plus, à de rares exceptions près, et se terminant le plus souvent par la mort.

Lésions anatomiques. — Quelquefois nulles et quelquefois les mêmes que dans les affections de la moelle, etc.; souvent des lésions consécutives à l'asphyxie.

Diagnostic. — Facile, surtout si, malgré les symptômes ci-dessus, l'intelligence reste intacte.

Pronostic. — Toujours très-grave, surtout si la respiration s'embarrasse.

Traitement. — Quelquefois saignées abondantes, répétées, plus souvent des applications de sangsues ou de ventouses scarifiées le long du rachis, à l'anus et à la partie interne des cuisses. L'opium à la dose de cinq à dix centigrammes toutes les heures, pur ou avec la poudre de Dower, et en cas de constipation avec le calomel et la résine de gaïac. Les poudres n° 37 ou les gouttes n° 38. Le chloral à la dose de huit à douze grammes dans une potion gommeuse dans les vingt-quatre heures; le bromure de potassium à la dose de un à quatre grammes. La teinture de fève de Calabar; l'ammoniaque à la dose de six à dix gouttes dans une infusion de violettes, de demi en demi-heure. Pour boisson, si le malade peut avaler, une infusion de fleurs d'arnica, alternant avec la valériane, ou une infusion de tilleul et de feuilles d'oranger vertes en abondance, et dans le cas d'impossibilité on administrera tous ces moyens en lavements, tout en remédiant en cas de constipation par une infusion de séné et du sulfate de soude, du gros miel, du savon, etc. L'extrait de belladone en frictions sur les parties contracturées et la colonne vertébrale, associé à la pommade au calomélas ou même à l'onguent mercuriel double. La morphine par les méthodes endermiques et sous-cutanées. Des bains prolongés, des bains de vapeur, l'enveloppement dans l'ouate, le taffetas gommé. En cas de lésions traumatiques on se hâtera de débrider les plaies, d'extraire les esquilles ou les corps étrangers et d'enlever les parties fracassées, par l'amputation.

ART. 8. — De l'épilepsie.

Synonymie. —Épilepsie. Haut mal. Mal caduc. Mal de Saint-Jean.

Définition. — On entend par épilepsie, une affection apyrétique chronique, caractérisée soit par des attaques brusques avec perte subite de connaissance, des convulsions et une gêne notable de la respiration, soit par des vertiges d'une plus ou moins longue durée.

Étiologie. — L'approche de la puberté, puis le sexe féminin. L'hérédité; surtout les affections des centres nerveux chez les parents, l'aliénation mentale. Une des causes les plus fréquentes est une grande frayeur ou d'autres émotions vives. L'abus des boissons alcooliques, les excès vénériens, l'onanisme, la présence du tænia ou d'autres vers; les excès de travail intellectuel; la disparition d'un exanthème; les chutes, coups sur la tête; les irritations mécaniques locales, les esquilles; suppression d'hémorrhagies, la dentition difficile, l'insolation, un refroidissement. L'imitation ou plutôt la conséquence de la frayeur, les affections chroniques du cerveau, de la moelle.

Symptômes. — Dans quelques cas, le malade éprouve des sensations tout à fait particulières; mais le plus souvent les malades poussent un cri et tombent privés de sensibilité et d'intelligence; les muscles sont dans un état de roideur tétanique et immobiles, par moments convulsionnés; la respiration est suspendue, les veines gonflées; la face congestionnée, le regard fixe, hagard et par moments les paupières fermées, serrées au point qu'il n'est pas possible de s'assurer de l'état de la pupille; le pouls est petit, faible, puis, après un laps de temps plus ou moins long, les convulsions cessent, et il ne reste bientôt plus de ces diverses lésions fonctionnelles qu'une fatigue musculaire excessive, de la céphalalgie et une certaine hébétude, sans que le patient ait la moindre conscience de ce qui s'est passé. Dans d'autres cas, le malade tombe comme foudroyé et reste un certain temps privé de sentiment et d'intelligence, sans désordre dans l'appareil musculaire, l'individu ne peut ni parler ni se mouvoir, quoique quelquefois l'intelligence soit à demi conservée; dans d'autres enfin il a le temps de s'asseoir, tombe ou fléchit; la face est pâle, immobile, les yeux fixes et hagards; le délire est sombre ou même furieux, puis l'intelligence reparaît; l'individu est fatigué, en sueur, honteux, et paraît avoir en partie la conscience de ce qui s'est passé, et bientôt l'intégrité des fonctions semble se rétablir. Si la maladie est ancienne, les accès fréquents, les facultés intellectuelles deviennent paresseuses et s'altèrent sensiblement, la mémoire se perd et beaucoup de sujets tombent dans une véritable idiotie.

Marche. Durée. Terminaison. — Le plus souvent très-lente, essentiellement chronique et avec des intermittences irrégulières; durant parfois beaucoup d'années, quoique généralement les épileptiques succombent souvent à un âge peu avancé, et se terminant très-souvent par la mort, soit par les progrès toujours croissants de l'affection, soit par une mort subite pendant une attaque ou par des accidents, quelquefois par l'aliénation mentale et exceptionnellement par la guérison.

Lésions anatomiques. — Quelquefois aucune altération appréciable, souvent des lésions de maladies consécutives, comme altérations des organes de la circulation, de la digestion, de la génération; des tubercules dans le cerveau et dans la moelle, des altérations chroniques de ces organes et du cervelet; des lésions diverses des membranes encéphaliques et rachidiennes.

Diagnostic. — Après plusieurs attaques très-facile, surtout si après les convulsions une pâleur subite remplace la turgescence violacée ou noirâtre de la face et si, pendant l'accès, la sensibilité est complétement perdue, les poignets et les pouces fortement serrés.

Pronostic. — Toujours grave et en tout cas une des maladies les plus terribles qui puissent frapper un homme.

Traitement. — 1° Soins à donner, et précautions à avoir pendant l'accès. Débarrasser le malade des vêtements ou liens qui peuvent gêner la respiration ou empêcher la circulation et le placer sur un lit ou un matelas pour éviter qu'il se fasse mal. Si la salive mousseuse est très-abondante, incliner la tête de côté pour favoriser sa sortie, et pour empêcher qu'il se morde la langue, on placera entre les arcades dentaires un petit rouleau de linge ou un morceau de liége. Si on craint une congestion cérébrale ou l'asphyxie, pratiquer une saignée ou appliquer des révulsifs et faire des frictions sur la région du cœur et les membres, et, dans les moments de rémission, administrer des calmants, les antispasmodiques.

2° Des accidents qui suivent les attaques et moyens curatifs. Repos, régime léger, et s'il existe un malaise général avec céphalalgie, excitation ; des bains entiers, prolongés, et après des pédiluves sinapisés ; en cas de pléthore, émissions sanguines, et après les antispasmodiques. L'oxyde de zinc n° 39, les pilules n° 40, les pilules de Méglin n° 30, le sulfate de zinc n° 41, le valérianate d'ammoniaque à la dose de six à trente gouttes dans une potion gommeuse, par cuillerée d'heure en heure ; le sulfate de cuivre n° 42, la belladone, la ciguë, le narcisse des prés, le bromure de potassium, etc., en éloignant autant que possible les causes occasionnelles et en cherchant à découvrir les causes éloignées, et les autres moyens conseillés contre l'hystérie.

Prescriptions. — 1° Suivre un régime sévère, user d'une alimentation douce, composée surtout de viandes blanches ; éviter les aliments échauffants, tous les mets épicés, et s'abstenir du vin pur, café à l'eau, thé, liqueurs.

2° Couvrir le corps de flanelle et faire journellement des frictions sèches sur tout le corps et principalement les extrémités, et prendre tous les deux jours un bain tiède d'au moins une bonne heure en évitant de s'y endormir.

3° Exercice journalier, mais sans se fatiguer, et éviter de courir, faire des efforts ou pousser des cris. S'abstenir de travaux pénibles, surtout de ceux qui exigent la contention d'esprit ; éviter les lieux trop chauds, comme théâtres, etc., et toutes les émotions vives, et si on appréhende une attaque, appliquer quelques sangsues à l'anus, qu'on répétera de loin en loin.

4° Combattre la congestion du cerveau par des dérivatifs sur les extrémités et des lavements purgatifs et quelques laxatifs de temps en temps.

5° A l'intérieur, une des médications ci-dessus, mais insister

des mois entiers avec la même, car ce n'est qu'à cette condition
qu'on peut obtenir des résultats favorables.

Art. 9. — De la catalepsie.

Synonymie. — Catalepsie. Extase. Coma vigil.

Définition. — On entend par catalepsie, une affection revenant
par accès, pendant lesquels il y a suspension de l'intelligence,
de l'exercice des sens, de la sensibilité, et dans lesquels les
muscles de la vie de relation sont dans un état particulier qui
fait que les membres conservent pendant tout le temps de l'attaque la position qu'ils avaient au début de l'accès ou bien celle
qu'on est parvenu à leur donner, quelque pénible ou quelque
incommode d'ailleurs qu'elle soit; en même temps que le pouls
et la respiration sont fort lents et presque imperceptibles.

Etiologie. — L'hérédité, les passions vives, surtout les plaisirs
de l'amour non satisfaits. Les émotions vives, la frayeur, les contrariétés, une concentration de l'esprit trop longtemps soutenue.

Symptômes. — 1° Précurseurs de l'accès. Céphalalgie, engourdissement de l'intelligence et des sens, rêves pénibles, loquacité, rires, chants; secousses convulsives, constriction de la
glotte, paupières spasmodiquement fermées, resserrées; crampes,
respiration ralentie; pouls traînant, peu sensible; quelquefois
palpitations avec coloration ou pâleur de la face; syncopes.

2° Pendant l'accès. Intelligence abolie, fonctions sensoriales
suspendues; œil insensible à la lumière ou au toucher, insensibilité complète et immobilité du corps, ressemblant à une statue
en cire, à laquelle on peut donner différentes poses qui ne se dé-
rangent que très-rarement. Pouls et respiration souvent presque
imperceptibles, simulant une léthargie.

3° Après l'accès. Abattement, chaleur à la tête, céphalalgie,
courbature.

Marche. Durée. Terminaison. — Intermittente, accès irréguliers, ne durant quelquefois que quelques minutes, souvent plusieurs heures, même plusieurs semaines et se terminant le plus
souvent d'une manière favorable ou dégénérant à la longue en une
hystérie, épilepsie, etc., quelquefois, après l'apparition du flux
menstruel ou la cessation d'une cause occasionnelle, par une guérison radicale.

Lésions anatomiques. — Nulles.

Diagnostic. — Quelques-uns des symptômes ci-dessus, mais

3

principalement cet état particulier des muscles qui gardent les positions les plus bizarres.

Pronostic. — Peu grave à moins de complications, ou si elle dégénère en une autre névrose.

Traitement. — Émissions sanguines en cas de pléthore, bains tièdes, bains et douches froids, affusions froides, projection d'eau très-froide sur la face, bains de mer, et les moyens indiqués contre les complications.

ART. 10. — Du delirium tremens.

Synonymie. — Delirium tremens. Délire tremblant. Délire des ivrognes. Folie des ivrognes. Délire crapuleux. Œnomanie. Dypsomanie.

Définition. — On entend par delirium tremens, une névrose causée par l'abus des boissons alcooliques, caractérisée par un tremblement des membres et des lèvres, même de toute la tête; l'aberration de l'intelligence, des hallucinations et l'insomnie.

Étiologie. — Les excès des boissons fermentées, l'ivresse habituelle, surtout celle due à l'abus des liqueurs alcooliques, comme eau-de-vie, rhum, et surtout l'absinthe.

Symptômes. — Agitation, affaiblissement plus ou moins marqué des membres ainsi que de l'intelligence. Sommeil fréquemment interrompu, parfois insomnie. Anorexie, soif vive. Délire tantôt violent, furieux, tantôt simple; loquacité ou paroles incohérentes; quelquefois gaieté bruyante; hallucinations. Yeux hagards, fixes et brillants. A un haut degré, tremblement général, même quelquefois convulsions. Pesanteur d'estomac avec répugnance pour les aliments; constipations opiniâtres, urines rares, rouges; pouls rare, lent, fort; sueurs abondantes, quelquefois froides, visqueuses.

Marche. Durée. Terminaison. — Continue avec paroxysmes ou accès de délire et d'hallucinations, durant huit à douze jours, même trois à quatre semaines, et se terminant souvent par la guérison, d'autres fois par une maladie cérébrale intercurrente ou par le suicide.

Lésions anatomiques. — Le plus souvent, que des lésions consécutives à une maladie intercurrente, comme injection des méninges et du cerveau, sérosité dans les ventricules, ramollissement du cœur.

Diagnostic. — Les renseignements, joints à un tremblement

nerveux des extrémités et de la lèvre inférieure, suffisent le plus souvent.

Pronostic. — Peu grave si la maladie ne récidive pas, mais après un certain nombre de rechutes, les malades peuvent devenir idiots, fous, ou ont une tendance au suicide, et souvent la mort est causée par des complications.

Traitement. — L'opium à la dose de cinq à trente centigrammes n° 43, quatre grammes d'hydrate de chloral en solution dans cent grammes d'eau, à prendre le quart, de quart d'heure en quart d'heure, à répéter plusieurs jours de suite ; les purgatifs et l'émétique en lavage et aussi à l'intérieur, dans la boisson dont le malade abuse pour l'en dégoûter. Le repos et l'expectation en administrant des boissons délayantes, des bains tièdes et des affusions froides, sur le rachis et les pieds.

N. B. — Je ne parlerai pas de l'ivresse proprement dite, que tout le monde connaît et qu'on combat souvent avec avantage par huit à douze gouttes d'ammoniaque et même davantage dans un verre d'eau sucrée, par le café à l'eau et les vomitifs ; et encore moins de l'abrutissement, de cette espèce d'idiotisme des ivrognes, de l'abus des alcooliques ; le praticien est rarement consulté et n'a qu'un conseil à donner, l'abstinence de toute boisson fermentée, mais qui est fort rarement suivi.

ART. 11. — De l'hypochondrie.

Synonymie. — Hypochondrie. Maladie imaginaire. Humeur noire. Affection vaporeuse.

Définition. — On entend par hypochondrie, une névrose, selon moi, du nerf trisplanchnique, nerf ganglionnaire, caractérisée par une préoccupation excessive et presque incessante de la santé et dans laquelle des individus, paraissant le plus souvent bien portants, se croient en proie à une maladie grave et quelquefois même voués à une mort imminente, pour laquelle ils fixent eux-mêmes souvent le terme fatal, quoiqu'on puisse la plupart du temps, du moins au commencement et dans les premiers temps de la maladie, à peine constater quelques troubles fonctionnels ou une légère affection d'un ou plusieurs viscères du bas-ventre ou de la poitrine, mais dont ils exagèrent le plus souvent la gravité. Pour le vulgaire et même pour certains médecins, ce sont des malades imaginaires, quoiqu'il soit constant que s'ils ne sont pas enlevés par une maladie intercurrente, on trouve au terme de leur carrière, le plus souvent, quelques affections profondes qui expliquent leurs longs tourments.

Étiologie. — L'âge adulte de vingt-cinq à cinquante ans et même au delà. Un tempérament nerveux, l'hérédité, l'oisiveté, les professions sédentaires et surtout les études qui demandent une attention soutenue. Les climats froids ou très-chauds, les excès vénériens, la spermatorrhée et surtout l'onanisme et la plupart des causes qui énervent, affaiblissent le système nerveux ou nuisent à la nutrition; la suppression des règles, leur cessation à l'âge critique, la suppression d'une perte de sang habituelle, comme hémorrhoïdes, etc. Des viscéralgies, des constipations habituelles, opiniâtres; des lésions de l'estomac, du foie, de la rate, de la veine porte; des palpitations nerveuses ou provenant d'une affection du cœur, d'autres affections graves. On a même prétendu que la lecture des livres de médecine était une des causes occasionnelles, tandis que c'est le plus souvent pour suppléer aux conseils qu'ils réclament vainement de leurs médecins, lesquels, ne connaissant pas leur maladie, les traitent, ne se rendant pas compte de leurs souffrances, de malades imaginaires, comme s'il était possible de trouver des hommes, jouissant pour tout le reste de leur intelligence, assez fous pour se plaindre s'ils ne souffraient pas.

Symptômes. — Sentiment de gêne, de plénitude, de pesanteur à l'épigastre, tension, gonflement notable du bas-ventre, borborygmes, flatuosités; rapports acide, nidoreux; bâillements; langue blanche, chargée; bouche pâteuse, parfois amère; hoquets fatigants; salivation, vomissements; diminution, variations ou manque d'appétit; des alternatives de faim très-vive et d'anorexie complète; digestions pénibles, quelquefois dégoût; douleurs d'estomac et dans les intestins, disparaissant le plus souvent par l'expulsion de gaz; constipations très-opiniâtres, urines le plus souvent abondantes, limpides. Quelquefois oppression, gêne de la respiration, palpitations, quelquefois teint altéré, blême, jaunâtre. Irritabilité extrême, susceptibilité, sauvagerie, défiance. Ils ont de la propension à la tristesse, du goût pour la solitude, sont sombres, ombrageux, inquiets, préoccupés, maussades, capricieux et inconstants dans leurs affections; d'un commerce difficile et profondément égoïstes; se plaignant sans cesse, ils sont indifférents aux maux des autres; ils redoutent tour à tour une foule de maladies; éprouvent tous les symptômes, même à un degré beaucoup plus fort, de celles dont ils entendent parler; disent avoir un extrême dégoût pour la vie ; quelques-uns appellent la mort, mais peu se suicident ; au contraire, ils s'occupent constamment de leur santé et paraissent redouter une issue funeste en s'exagérant la gravité de leur maladie ; aussi exigent-ils le plus souvent de leur médecin de longues explications sur la cause de chacun des symptômes qu'ils éprouvent, discutent volontiers avec lui, veulent imposer leurs théories, proposent des traitements ou exigent qu'on leur rende compte des motifs des prescriptions ; entrent dans les détails les plus minutieux sur la manière de préparer et de prendre les médicaments, sur l'effet que la médication doit produire, sur le choix des aliments qu'ils peuvent se permettre, des exercices auxquels ils doivent se livrer. Ils s'étudient avec attention, s'explorent à chaque instant, toussent pour savoir si leur poitrine est en bon état, crachent pour savoir s'ils n'ont pas de vaisseaux rompus ou si leur poitrine n'est pas attaquée, s'occupent constamment de l'exécution de leurs fonctions, regardent leur teint, examinent minutieusement leurs excréments et poussent leurs investigations jusqu'à goûter leur urine. Ils prétendent sentir des animaux dans leur corps, des tumeurs ; se croient affectés d'un anévrysme, de phthisie, avoir un cancer, même sentir le cadavre. Si par moments on réussit à les distraire, ils deviennent animés, gais, prévenants, mais retombent dans leur tristesse aussitôt qu'on revient ou qu'ils trouvent l'occasion de revenir sur le chapitre de leur santé.

Marche. Durée. Terminaison. — Lente, graduelle, essentiellement chronique, quelquefois avec des périodes d'amélioration, durant des mois, des années, même toute la vie, et se terminant rarement d'une manière funeste, si ce n'est par les progrès des altérations organiques et quelquefois par diverses espèces de folies.

Lésions anatomiques. — Nulles, dans les centres nerveux ; mais si la maladie a duré longtemps on rencontre le plus souvent des altérations organiques, quelquefois inflammatoires, dans les organes abdominaux ou thoraciques.

Diagnostic. — Facile si quelques-uns des symptômes ci-dessus existent, sans constituer véritablement une affection grave et surtout si le malade se préoccupe exclusivement de sa santé, craint de mourir, se médicamente, etc.

Pronostic. — Rarement fâcheux à moins de lésions organiques graves ; mais toujours grave en ce sens que le plus souvent elle empoisonne toute l'existence du sujet.

Traitement. — Éloigner, si c'est possible, les causes, faire la médecine des symptômes et conseiller les distractions, l'exercice à cheval, les voyages, des occupations attrayantes, etc., et avant tout chercher à gagner la confiance du malade. C'est dans cette circonstance que le médecin doit s'armer de patience, qu'il est à même de prouver qu'il connaît le cœur humain et qu'il sait partager les souffrances des malheureux; car l'hypochondriaque a besoin qu'on sente en quelque sorte pour lui, qu'on l'aide pour expliquer ce qu'il éprouve et qu'on lui cite des cures semblables, suivies de guérison. Si on constate des affections organiques, une gastralgie, une entéralgie, etc., des constipations opiniâtres, on les combattra par les moyens habituels (voyez ces différents articles). On conseillera des frictions sèches sur tout le corps et surtout le bas-ventre; des lavements rafraîchissants, même purgatifs en guise de bains intérieurs; des lavages et de grands bains prolongés; de légers purgatifs souvent répétés, les pilules antispasmodiques de Méglin n° 30, etc., et dans la saison favorable, l'hydrothérapie.

Art. 12. — De la folie.

Synonymie. — Folie. Manie. Démence. Aliénation mentale. Phrénalgie. Phrénopathie.

Définition. — On entend par folie, une aberration des facultés de l'entendement, caractérisée non-seulement par un trouble intellectuel, mais souvent aussi par divers symptômes physiques, lésions matérielles, comme paralysie, tremblements, convulsions, etc.

Étiologie. — L'hérédité, l'âge à partir de trente ans. Les premières chaleurs, si la température est brusquement très-élevée, ou l'exposition de la tête aux rayons du soleil; l'abus des boissons alcooliques. Les chutes, les coups sur la tête, les désordres menstruels, l'état puerpéral, la suppression d'un flux, une perte quelconque, les hémorrhoïdes ou une répercussion d'une maladie exanthématique; les inflammations encéphaliques, l'épilepsie. Les causes morales, comme l'ambition, un amour contrarié, la peur, la honte, les pertes au jeu ou en spéculations, etc., le chagrin, la misère, etc.

Symptômes. — Symptômes moraux : A. Désordres de l'intelligence. Idées incohérentes, bizarres; conceptions extravagantes, craintes imaginaires; opinions ridicules; propos décousus; mémoire rarément intacte et souvent complétement abolie. B. Désordres des perceptions sensoriales. Hallucinations, illusions. Ils entendent des voix qui les appellent, qui les injurient, qui leur commandent; ils voient des personnes absentes ou des choses effroyables; sentent des animaux qui les rongent, les dévorent; prennent leurs parents et amis en aversion, se croient entourés d'ennemis. C. Désordres des passions. Orgueil excessif; ils se croient des personnages importants, des rois, des empereurs; ils s'abandonnent à la haine, à l'amour, à la joie, à la tristesse avec excès; ils ont d'affreuses terreurs, ils sont irrésistiblement entraînés au vol, à l'homicide, au suicide, à l'incendie, etc. — Symptômes physiques : Immobilité ou agitation, tantôt passagère, tantôt continuelle; manie de détruire tout ce qu'ils rencontrent; mouvements bizarres, désordonnés; ils grimacent, rient, pleurent, chantent, crient, etc. Tremblement partiel ou général, contractures, convulsions, même paralysie. Rarement des troubles digestifs, quelquefois diarrhée, plus souvent constipation. Salivation plus ou moins abondante. Insomnie, marasme et quelquefois obésité énorme. Marche vacillante, mal assurée et enfin impossibilité de changer de place, par suite d'une paralysie progressive, tandis que les membres supérieurs sont le plus souvent intacts.

Marche. Durée. Terminaison. — Quelquefois subite, à la suite d'un excès alcoolique, une forte colère ou frayeur, etc., souvent lente, rémittente ou intermittente, continue, aiguë ou chronique; ne durant que quelques jours et souvent des mois, des années; guérissant quelquefois, mais récidivant souvent et facilement et se terminant très-souvent par des complications, comme entérite chronique, phthisie, pneumonie, etc., et fréquemment, en cas de paralysie, par la mort.

Lésions anatomiques. — Souvent rien, en apparence du moins, mais fréquemment différentes lésions de l'encéphale, comme hypertrophie et plus souvent atrophie des circonvolutions; ramollissements, suppurations, collections de sérosité; hydatides, indurations, fongus, callosités, exostoses, ossifications et plus souvent encore fréquemment des adhérences des membranes à la substance corticale; une induration de la substance blanche; des adhérences, épaississements, injections, infiltrations de sang, de sérosités des méninges, surtout chez les déments paralytiques.

Diagnostic. — A la fausseté des idées se joint une idée fixe, etc. Dans ces cas, on s'enquerra s'il y a des aliénés dans la famille et s'il y a des causes occasionnelles ; mais il faut toujours agir avec la plus grande circonspection, car déclarer un homme fou, c'est le frapper de mort morale ; il ne faut donc prononcer ce mot que lorsqu'on craint et pour la sûreté du malade et pour ceux qui l'entourent ou pour la sûreté de la société, et après l'avoir classé dans une de ces grandes divisions : 1° Monomanie. 2° Mélancolie ou lypomanie. 3° Manie. 4° Démence.

Pronostic. — Toujours très-grave, surtout s'il y a des fous dans la famille ou si la maladie est ancienne ; incurable en cas de paralysie.

Traitement. — Moyens moraux : comme exercice de la mémoire, la lecture, etc. Moyens physiques, suivant les indications : émissions sanguines générales et locales. Purgatifs, surtout drastiques ; les narcotiques à l'intérieur et des injections sous-cutanées avec le chlorhydrate de morphine à la dose de trois milligrammes à vingt-cinq centigrammes, même jusqu'à un gramme progressivement ; les révulsifs, même des moxas. Les bains tièdes prolongés, les bains de pieds, de siége ; les bains froids, les affusions, les douches d'eau froide, etc.

ART. 13. — De la migraine.

Synonymie. Migraine. Hémicranie.

Définition. — On entend par migraine, une affection essentiellement intermittente, revenant à des intervalles plus ou moins rapprochés et caractérisée par une douleur vive, occupant ordinairement un des côtés de la tête.

Etiologie. — Le tempérament nerveux, l'hérédité. Les troubles d'estomac, l'irritation du foie, un état bilieux ; les constipations, les dérangements menstruels, l'approche des règles, l'aménorrhée ou une menstruation trop abondante. Certaines odeurs, des émotions morales. Une atmosphère chargée d'électricité dans les temps orageux, l'exposition aux rayons du soleil ou les endroits où se trouve réuni beaucoup de monde, une chaleur enfermée, beaucoup de lumières, comme dans les théâtres.

Symptômes. — Douleur aiguë, augmentant graduellement dans l'œil à la région sourcilière, au front ; s'étendant sur un des côtés de la tête jusqu'à l'occiput, augmentant par le bruit, la lumière, même par de simples mouvements. Anorexie, envies de vomir et souvent vomissements quelquefois de glaires ou d'aliments; acides, le plus souvent amers, de véritable bile. Lassitude, fatigue générale, agacements des dents.

Marche. Durée. Terminaison. — Intermittente, par accès plus ou moins rapprochés, quelquefois que deux à trois par mois, même dans l'année, dans l'intervalle desquels la santé peut être parfaite à moins d'autres affections étrangères; durant six à douze heures, quelquefois vingt-quatre et plus et se terminant le plus souvent après un sommeil de quelques heures, même après avoir mangé, surtout si on boit une bonne tasse de café très-chaud immédiatement après le repas.

Lésions anatomiques. — Nulles.

Diagnostic. — Toujours très-facile à cause des accès périodiques indéterminés, après lesquels il ne reste qu'un peu de lassitude, de l'abattement pendant un ou deux jours ou même rien d'appréciable.

Pronostic. — Jamais inquiétant, mais fâcheux en ce sens qu'on ne guérit que très-rarement complétement, si ce n'est avec l'âge, c'est-à-dire en vieillissant.

Traitement. — Combattre les causes par des moyens appropriés, comme une poudre stomachique n° 14 en cas d'embarras gastrique. Le café cru en infusion très-concentrée ou du café noir très-chaud après les repas. La morphine en solution ou par la méthode endermique. La belladone à l'intérieur et en pommade sur la nuque et les tempes. Le castoréum en teinture à la dose de douze à vingt gouttes dans un verre d'eau sucrée le matin à jeun et le soir en se couchant, qu'on fait suivre, en cas qu'on appréhende un accès, d'un léger purgatif.

ART. 14. — De l'angine de poitrine.

Synonymie. — Angine de poitrine. Sternalgie. Sternocardie. Syncope angineuse arthritique, etc.

Définition. — On entend par angine de poitrine, une névrose ou névralgie des nerfs cardiaques, parfois aussi du pneumogastrique et des nerfs cervicaux et intercostaux, caractérisée par une douleur violente et subite, ayant son siége à la partie inférieure de la région sternale, s'étendant souvent au cou et au bras et occasionnant un tel sentiment d'angoisse que les malades sont obligés de s'arrêter et de rester complétement immobiles jusqu'à ce qu'elle se soit dissipée.

Etiologie. — Les climats froids, humides; un principe rhumatismal, goutteux. Une violence extérieure ou une accumulation de gaz; un accès de colère, un arrêt prolongé dans la respiration, dans le coït, dans l'acte de la défécation, en faisant de la musique, les efforts de la toux. Une affection du cœur, etc.

Symptômes. — Souvent douleur brusque, poignante, pongitive derrière le sternum, avec exacerbation paroxystique, la plupart du temps très-aiguë, principalement dans la région précordiale; s'irradiant vers le cou et les membres supérieurs, surtout du côté gauche, avec difficulté des mouvements d'inspiration ou plutôt une appréhension dans l'action respiratoire, avec sensation de constriction et angoisse inexprimable, horrible.

Marche. Durée. Terminaison. — Apparition subite, par accès dans les intervalles, souvent santé parfaite, durant quelquefois quelques mois, mais souvent aussi quelques années, et se terminant le plus souvent par la mort, quelquefois subite, mais ordinairement par des complications.

Lésions anatomiques. — Quelquefois aucune, mais souvent des lésions consécutives aux complications, comme hypertrophie du cœur, ossifications, cartilaginification, inflammation de cet organe et des artères; stase du sang dans le cœur, épanchement sanguinolent dans le péricarde, la plèvre.

Diagnostic. — Accès subit avec douleur poignante, constrictive, s'irradiant vers le bras gauche et disparaissant en quelque sorte après quelques minutes à une heure et plus, d'une manière insensible.

Pronostic. — Toujours très-grave, à cause des complications, qui manquent rarement à la longue, ou des affections organiques qui précèdent très-souvent la maladie.

Traitement. — Quelquefois des émissions sanguines, mais plutôt contre les complications. Des ventouses sèches ou scarifiées; de larges sinapismes sur la poitrine, aux extrémités; des vésicatoires, des cautères, moxas; les inhalations de chloroforme, la morphine par la méthode endermique ou en injections sous-cutanées. L'opium, la belladone, la jusquiame, la digitale; l'eau distillée de laurier-cerises, de menthe, de mélisse; l'éther, le chloral, les sudorifiques; les pilules de Méglin n° 30, le sulfate de zinc, la valériane en infusion en même temps que les gouttes n° 45 et les pilules n° 46. Des bains froids, bains de mer. L'hydrothérapie.

Prescriptions. — 1° Se couvrir de flanelle et éviter le froid et l'humidité et les transitions d'une température chaude à une plus froide.

2° Eviter toute espèce de fatigue et surtout une marche rapide contre le vent ou sur un terrain raboteux, ou de monter, ainsi que les émotions morales.

3° Se promener journellement au grand air, mais autant que possible en voiture.

4° Suivre un régime doux, sévère ; ne manger que peu à la fois et rien d'indigeste, et ne boire que de l'eau. Entretenir le ventre libre.

5° Faire matin et soir des frictions avec le liniment n° 17, sur la poitrine et le dos.

6° Prendre toutes les deux heures quinze gouttes du mélange n° 45 dans une cuillerée d'eau de mélisse ou les pilules n° 46. Même les deux médications à la fois de concert, avec une infusion de valériane.

7° Si la saison est favorable, des bains de rivière ; les bains de mer. L'hydrothérapie.

LIVRE II

DES AFFECTIONS DE L'APPAREIL CIRCULATOIRE ET DES MALADIES DUES A UN VICE DE CIRCULATION OU ÉTAT ANORMAL DU SANG.

CHAPITRE PREMIER

DES MALADIES DU CŒUR, DU PÉRICARDE ET DES ALTÉRATIONS CONSÉCUTIVES DE SES MEMBRANES, ORIFICES ET VALVULES.

ART. 1er. — De l'endocardite.

Synonymie. — Endocardite. Inflammation de la membrane interne du cœur.

Définition. — On entend par endocardite l'inflammation de la membrane interne du cœur, caractérisée par l'oppression, de l'étouffement et une fièvre le plus souvent médiocre.

Etiologie. — Un refroidissement brusque. Toutes les maladies fébriles, mais en première ligne le rhumatisme articulaire aigu, puis la pneumonie, la phlébite, la gangrène, les fièvres éruptives.

Symptômes. — Quelquefois une douleur, peu vive, avec matité dans la région précordiale et des palpitations ; pouls fort et dur et assez fréquent ; vers la fin, petit, misérable, intermittent ; s'élevant jusqu'à cent trente pulsations. La respiration est gênée, fréquente, il y a oppression, de l'étouffement et de la fièvre ; mais tous ces symptômes peuvent être rapportés à une maladie préexistante. Par la percussion on constate souvent une augmentation de volume du cœur, et par l'auscultation un bruit de souffle, de lime ou de râpe et une impulsion forte.

Marche. Durée. Terminaison. — La maladie va ordinairement en augmentant, surtout lorsqu'il s'est formé un obstacle au niveau d'un des orifices du cœur; elle ne dure que rarement plus de cinq à six jours si elle doit se terminer par la mort et de dix à vingt en cas de guérison; mais le plus souvent elle ne fait qu'aggraver une autre maladie dont les progrès déterminent une terminaison fatale.

Lésions anatomiques. — La membrane interne du cœur est d'une couleur vive, rosée, écarlate, violette, même brunâtre, surtout au niveau des valvules, qui ne disparaît pas par un simple lavage. Elle est épaisse, ramollie et présente des ulcérations plus ou moins nombreuses, des végétations; quelquefois on constate des pseudo-membranes grisâtres, lisses, grenues ou striées à leur surface, qui, lorsqu'elles sont situées à l'un des orifices, gênent le cours du sang; d'autres fois il se forme des adhérences contre les parois des ventricules et une partie plus ou moins étendue des valvules auriculo-ventriculaires ou des valvules de l'aorte.

Diagnostic. — Très-difficile et incertain, d'autant plus que tous les symptômes peuvent être rapportés à une maladie préexistante.

Pronostic. — Toujours grave, en ce sens que l'endocardite survient le plus souvent pendant une nouvelle maladie aiguë, et si elle ne détermine pas une issue funeste, elle produit des altérations organiques qui gênent le cours du sang, déterminent des maladies chroniques, dont le dernier terme est la mort.

Traitement. — Saignées générales abondantes, sangsues, ventouses scarifiées. Des topiques émollients, des boissons adoucissantes en abondance. Des sinapismes aux extrémités, et au déclin de la maladie des vésicatoires. Le nitre, la digitale, nº 47. Le calomel à l'intérieur et en frictions avec la pommade nº 15; entretenir le ventre libre et diète absolue.

Prescriptions. — 1º Diète absolue. Repos au lit et éviter les émotions vives.

2º Se garantir contre toute espèce de refroidissement et respirer un air chaud, mais humide.

3º Saignées abondantes; sangsues et ventouses sur la région du cœur et sinapismes aux extrémités inférieures.

4º Pour boisson une infusion de fleurs de mauve en abondance et des lavements à l'eau de graines de lin, la potion nº 47.

5º Toutes les deux heures cinq centigrammes de calomélas, et

matin et soir une friction sur le côté gauche de la poitrine avec
la pommade n° 15.

6° Plus tard des vésicatoires, etc.

ART. 2. — De la cardite.

Synonymie. — Cardite. Inflammation du tissu musculaire du
cœur.

Définition. — On entend par cardite, l'inflammation du tissu
musculaire du cœur, affection caractérisée par une impulsion
faible et une matité plus ou moins étendue à la région du
cœur.

Etiologie. — Les refroidissements et toutes les maladies
fébriles, mais surtout le rhumatisme articulaire aigu.

Symptômes. — Douleur sourde à la région précordiale, quelquefois vive ou consistant en une constriction difficile à supporter. Impulsion faible et matité plus ou moins étendue. Lipothymie par faiblesse de la circulation; pouls faible, irrégulier et
intermittent, peu fréquent; dyspnée très-intense et œdème des
jambes, quelquefois général.

Marche. Durée. Terminaison. — Aiguë, ne durant quelquefois que quelques jours et se terminant par abcès, ulcérations,
ramollissement ou rupture.

Lésions anatomiques. — Ramollissement dans une plus ou moins
grande étendue; quelquefois une infiltration purulente. Très-
souvent des abcès multiples dans les parois du ventricule gauche, quelquefois dans les oreillettes, et qui s'ouvrant soit dans le
cœur, soit dans le péricarde, produisent de véritables ulcérations.
S'il y a rupture, on trouve une perforation, soit d'une oreillette,
soit d'un ventricule, soit de la cloison interventriculaire; mais
toujours dans les parois des cavités gauches.

Diagnostic. — Anxiété, dyspnée, mais sans que l'inspiration
excite la toux, et si quelques-uns des symptômes énumérés ci-
dessus se présentent, on peut supposer une cardite; mais rien
avec certitude.

Pronostic. — Toujours très-grave, cependant quelquefois il
se peut qu'elle se termine par induration.

Traitement. — Saignées générales, sangsues, ventouses
scarifiées. Le calomel en frictions et à l'intérieur, comme
dans l'endocardite, les émollients, les cataplasmes, les vésicatoires.

Art. 3. — De la péricardite.

Synonymie. — Péricardite. Inflammation de l'enveloppe du cœur.

Définition. — On entend par péricardite, l'inflammation partielle ou générale de la membrane qui sert d'enveloppe au cœur et particulièrement de son feuillet séreux.

Étiologie. — Les maladies du cœur. Les excès alcooliques. Les refroidissements brusques ayant très-chaud. Le rhumatisme articulaire aigu. Les impressions morales vives, la suppression d'un flux, la répercussion des exanthèmes.

Symptômes. — Une gêne ou douleur à la région précordiale, quelquefois sourde, souvent lancinante, déchirante, augmentant par la respiration ou en toussant, soit en pressant sur les côtes ou les espaces intercostaux, soit en se couchant sur le côté gauche, qui présente souvent une voussure produite par l'épanchement. Les battements du cœur sont tumultueux, irréguliers, à moins qu'ils soient masqués par un épanchement notable, et en cas d'hypertrophie du cœur, ils sont très-violents; la dyspnée et les palpitations viennent par accès, jusqu'à douze dans les vingt-quatre heures et surtout la nuit. Par la percussion on constate de la matité sur une grande étendue du côté gauche, avec résistance sous le doigt, changeant de place en variant le décubitus et diminuant de bas en haut. Par l'auscultation on constate l'absence du bruit respiratoire et le bruit du cœur s'entend dans l'éloignement; mais tant qu'il n'y a pas d'épanchement appréciable on entend le bruit dit péricarditique, semblable au frottement du parchemin ou du cuir neuf, qui est ordinairement plus fort pendant le premier bruit et qui est probablement produit par la rugosité et la sécheresse des fausses membranes. Il y a de la céphalalgie, réveil en sursaut, quelquefois des troubles digestifs, parfois un peu de diarrhée, des sueurs. Le sang est couvert d'une couenne et le caillot est ferme.

Marche. Durée. Terminaison. — La marche est ordinairement plus ou moins vite, quelquefois d'une rapidité extrême; durant parfois moins de deux jours en cas d'issue funeste; une vingtaine pour se dissiper alors graduellement. En général, la terminaison est favorable, si elle est simple; mais compliquée d'une autre maladie, elle se termine souvent par la mort.

Lésions anatomiques. — Rougeur plus ou moins vive, quelquefois pointillée ou disposée par plaques à la surface séreuse, couverte d'une couche de fausses membranes, molles, jaunâtres ou d'un blanc grisâtre, ayant de l'analogie par son aspect avec le second estomac des ruminants ou avec un tissu velu. Rarement la pseudo-membrane est sèche; le plus souvent le péricarde, sous forme d'une poche, contient quelques cuillerées, mais parfois de 3 à 600 grammes d'un liquide floconneux, louche, séro-purulent, rarement une certaine quantité de sang, quelquefois du véritable pus, sanieux, d'une couleur grisâtre, verdâtre, mêlé dans de la sérosité, et quelquefois les fausses membranes sont tellement adhérentes qu'il n'y a plus de cavité.

Diagnostic. — Douleur et voussure à la région précordiale, matité de la paroi antérieure de la poitrine du côté gauche; absence du bruit respiratoire dans ce point et battements du cœur, éloigné de l'oreille, ne s'entendant que faiblement. Accès de dyspnée et des palpitations, parfois lipothymie.

Pronostic. — À l'état de simplicité, chez un sujet du reste bien portant, peu grave; cependant si la maladie récidive ou était très-intense, il peut en résulter des accidents consécutifs, comme adhérences des pseudo-membranes qui gênent les mouvements du cœur, une hypertrophie, etc., et alors, comme du reste dans toutes les complications, le malade succombe presque toujours.

Traitement. — Émissions sanguines générales et locales. Le nitrate de potasse, la digitale à hautes doses, associée à la jusquiame. Les purgatifs. Le calomel à doses purgatives et en frictions. Contre les épanchements, les vésicatoires souvent renouvelés. Des boissons émollientes et adoucissantes, des cataplasmes.

Prescriptions. — 1º Tenir le malade à l'abri des variations atmosphériques et éviter les émotions morales.

2º Une saignée de 3 à 400 grammes qu'on répétera en cas de nécessité, et appliquer en même temps vingt à trente sangsues sur le point douloureux, suivies d'une seconde application, si la douleur persiste.

3º Lavement purgatif.

4º Pour tisane, légère décoction de graines de lin, sucrée avec du sirop de guimauve, bue en abondance.

5º Potion calmante nº 48, avec trois à six grammes de sel de nitre.

6º Frictions avec le liniment calmant nº 17.

7º Le calomel à dose purgative et en pommade.

8° Plus tard des vésicatoires contre les épanchements, renouvelés tous les trois à quatre jours.

ART. 4. — Des palpitations nerveuses du cœur.

Synonymie. — Palpitations nerveuses du cœur. Mouvements désordonnés du cœur.

Définition. — On entend par palpitations nerveuses du cœur, des mouvements désordonnés, tumultueux, avec augmentation d'impulsion et fréquence des battements, qui prennent le nom de nerveuses, si on ne constate aucune lésion matérielle dans les organes circulatoires.

Etiologie. — Constitution nerveuse, irritable. L'anémie, la chlorose, les fleurs blanches, les excès vénériens, l'aménorrhée, l'hystérie, l'hypochondrie. Les boissons alcooliques, et en général les excitants. La nostalgie, les émotions vives, la peur.

Symptômes. — Battements exagérés du cœur, pour la plus légère cause, se montrant surtout au commencement de la nuit par une espèce de réveil en sursaut, ou à la suite d'une affection morale. Malaise indéfinissable à la région précordiale que le malade cherche à comprimer machinalement. Urines claires, d'un jaune paille. Par la percussion on constate l'absence de toute matité anormale, et par l'auscultation on n'entend les bruits, quoique clairs, que dans une petite étendue, et le choc a peu de force réelle, quoiqu'il paraisse énergique au premier abord, et donnant 80 à 100 pulsations par minute.

Marche. Durée. Terminaison. — Variable; quelquefois la moindre cause produit des accès; d'une durée très-longue, sans qu'on trouve la moindre maladie organique, et se terminant cependant quelquefois par une hypertrophie du cœur.

Lésions anatomiques. — Par elles-mêmes, aucune; c'est ce qui leur a valu le nom de palpitations nerveuses.

Diagnostic. — Absence de matité et du soulèvement de la paroi thoracique; intermittence dans les battements. Dans les intervalles on ne trouve rien d'anormal dans l'appareil circulatoire. Bruits du cœur clairs et forts.

Pronostic. — Rien de grave.

Traitement. — Les calmants et les antispasmodiques. Un gramme d'eau de laurier-cerise dans une potion; la digitale à l'intérieur à la dose de dix à vingt gouttes de teinture éthérée et en frictions avec l'huile de jusquiame n° 17. En cas d'indications, le quinquina, les ferrugineux; les bains tièdes prolongés. Un exercice modéré en plein air. Éviter les courses, les ascensions et autres grandes fatigues et toutes les causes d'émotions. Régime doux et sévère.

ART. 5. — De l'hypertrophie et de l'anévrysme général ou partiel du cœur.

Synonymie. — Hypertrophie du cœur. Anévrysme. Palpitations. Battements du cœur.

Définition. — On entend par hypertrophie du cœur, une augmentation de volume et d'épaisseur, et par anévrysme, une dilatation avec amincissement des parois du cœur, soit dans toute l'étendue, soit dans une seule de ses parties.

Étiologie. — Les affections des poumons; les altérations, surtout le rétrécissement des orifices et l'insuffisance des valvules, qui sont elles-mêmes occasionnées principalement par le rhumatisme articulaire aigu; l'étroitesse congénitale de l'aorte ou de l'artère pulmonaire; certaines déformations du thorax. L'asthme, l'emphysème pulmonaire, les bronchites. Les émotions vives, les passions violentes, les chagrins.

Symptômes. — Matité au côté gauche, sur une étendue de dix à douze centimètres, même plus, avec une résistance inaccoutumée pendant la percussion. L'auscultation constate une impulsion très-forte, avec battements de la pointe du cœur en dehors de la ligne verticale, abaissée du mamelon; donc, changement de position. Les bruits et principalement le premier sont sourds, obscurs, étouffés, prolongés; la douleur est peu intense; il y a plutôt un sentiment de pesanteur, de gêne à la région précordiale et de fortes palpitations qui soulèvent plus ou moins fortement les côtes. Le pouls est fort, plein, large, quelquefois, au contraire, petit et déprimé. La face est fortement colorée, même quelquefois violacée.

Marche. Durée. Terminaison. — Ordinairement lente, mais progressive, durant trois mois à douze ans et plus, et se terminant par la mort, si le malade n'est pas enlevé par une maladie intercurrente, ce qui n'est pas rare.

Lésions anatomiques. — Épaississement des parois, quelquefois doubles et triples, et s'il y a hypertrophie avec dilatation, le volume du cœur est plus ou moins augmenté, déformé; sa position est changée, et on constate des altérations de l'endocarde, des adhérences pseudo-membraneuses du péricarde.

Diagnostic. — Impulsion violente, étouffement des bruits du cœur, matité très-résistante et plus étendue qu'à l'état normal. Surcroît d'activité dans la circulation quand le ventricule gauche est hypertrophié. Palpitations constantes et œdème si la maladie a duré quelque temps.

Pronostic. — Toujours fâcheux, surtout si le sujet est jeune.

Traitement. — Saignées générales. Sangsues à la région précordiale, à l'anus, selon les indications. Les dérivatifs, surtout les sinapismes aux extrémités et les purgatifs drastiques. Le nitre, la digitale à l'intérieur, et les frictions n° 17.

Prescriptions. — 1° Garder le repos et éviter les émotions vives.

2° Ne manger que très-peu et rien d'indigeste ; s'abstenir de vins, liqueurs, café, etc.

3° Émissions sanguines générales et locales, selon les indications, des révulsifs sur les extrémités inférieures.

4° Faire matin et soir des frictions avec le liniment n° 17, sur la région du cœur et en cas d'œdème aussi sur les extrémités et les autres parties qui sont le siége d'infiltrations.

5° Prendre trois fois par jour six gouttes de teinture éthérée de digitale, en augmentant tous les cinq jours d'une goutte par dose.

N. B. — Quant aux autres affections du cœur et de son enveloppe, comme hydro-péricardite ; adhérences du péricarde au cœur ; les plaques cartilagineuses, ossiformes ; les granulations, tubercules ; le cancer, les kystes séreux, etc., ainsi que l'endurcissement, le ramollissement, la tuberculisation, l'ulcération, la suppuration, la gangrène, l'apoplexie, la rupture ; l'atrophie, les dégénérescences graisseuses, cartilagineuses, osseuses, cancéreuses ; les productions accidentelles, les concrétions, les végétations et athéromes, stéatomes, mélicères ; kystes, hydatides, les communications anormales entre les cavités ; les déplacements de l'organe : il suffit de les mentionner, pour avertir le praticien de la possibilité de leur existence ; la difficulté de les reconnaître pendant la vie, au moins quant à la plupart, fait qu'on n'a guère de moyens pour les combattre. Cependant, je crois devoir dire quelques mots des rétrécissements et insuffisances des orifices et des valvules, et surtout à quoi on peut les reconnaître.

1° Rétrécissement de l'orifice mitral (auriculo-ventriculaire gauche). On le reconnaît principalement par la faiblesse de l'impulsion du cœur et la faiblesse du pouls, qui est en même temps intermittent et irrégulier ; à un bruit de souffle, de râpe, de lime, qui se fait entendre un peu avant le premier bruit du cœur, au niveau de la troisième côte. On constate de plus, constamment, des palpitations, de la dyspnée avec oppression, quelquefois suffocation, accès d'asthme, anxiété; engorgement sanguin du foie, toux pénible et œdème plus ou moins général; mais absence complète des symptômes généraux de la chlorose et de l'anémie.

2° Induration simple de la valvule mitrale (auriculo-ventriculaire gauche). Elle peut consister en un simple épaississement ou dans une dégénérescence cartilagineuse ou osseuse des lames valvulaires; quelquefois il se forme des adhérences, ou elle occasionne des déformations qui donnent lieu à un rétrécissement ou à une insuffisance.

3° Le rétrécissement de l'orifice aortique tricuspide a les mêmes symptômes que l'orifice mitral, et l'induration simple de la valvule tricuspide, le même état pathologique.

4° Le rétrécissement de l'orifice aortique. Il se reconnaît souvent par la force et l'étendue de l'impulsion, qui est plus marquée, et à un pouls fort, large, vibrant, à moins d'un rétrécissement considérable, ou les palpitations sont faibles, inégales et souvent interrompues. Un bruit de souffle, de râpe, de lime, se fait entendre au premier bruit du cœur, mais borné dans son étendue et profond; et les palpitations et la dyspnée sont d'une intensité médiocre, à moins que le rétrécissement ne soit considérable. L'œdème est presque toujours général, mais sans signes généraux de chlorose ou d'anémie.

5° Le rétrécissement de l'orifice pulmonaire. Il se reconnaît par une grande gêne de la circulation et de la respiration, et est toujours accompagné par un œdème général.

6° Insuffisance des valvules mitrale, tricuspide et aortique. Les deux premières ne sont ordinairement que des complications, et diffèrent de la troisième par le bruit de souffle qui se fait entendre dans le premier temps. Par insuffisance aortique, on entend tout état des valvules qui permet au sang déjà lancé dans l'aorte de refluer dans les ventricules; elle est caractérisée par un bruit de souffle au second temps, s'étendant à une grande partie de l'aorte et un peu au-dessus de la base du cœur; le pouls est large et on distingue à l'œil les battements des artères. Palpitations plus ou moins notables; impulsion forte et étendue, matité très-prononcée, dyspnée et accès de suffocations, même orthopnée. Œdème des extrémités; quelquefois anasarque.

Quant au traitement, il consiste dans quelques précautions à recommander, des palliatifs et la médecine des symptômes suivant les indications. On recommandera donc :

1° D'éviter toute fatigue et toutes les causes qui pourraient donner lieu aux maladies fébriles, et autant que possible les émotions fortes, etc.

2° De s'abstenir de tout effort violent, de mouvements brusques, comme la course, l'action de sauter, de soulever des fardeaux ou d'avoir des vêtements trop serrés.

3° De suivre un régime doux, de manger très-peu et de s'abstenir complétement de tout excitant.

4° D'entretenir le ventre libre, soit par des lavements, soit par quelques pilules aloétiques de loin en loin.

5° De boire pour tisane une infusion de fleurs de mauve et de chiendent avec addition de cinq à vingt grammes de nitrate de potasse par jour.

6° De prendre deux fois par jour dix gouttes de teinture éthérée de digitale dans une infusion de feuilles d'oranger, en augmentant insensiblement jusqu'à trente ou quarante gouttes dans les vingt-quatre heures.

7° Émissions sanguines générales et locales, suivant les forces du malade et les indications.

8° En cas d'ascite considérable, une décoction de quinze à trente grammes de fleurs de genêt pour un litre d'eau à réduire de moitié pour prendre par cuillerées à bouche de demi-heure en demi-heure jusqu'à ce qu'on ait obtenu trois à quatre selles par jour, et pour dernière ressource la paracentèse abdominale.

N. B. — Dans les cas d'insuffisance valvulaire, on évitera autant que possible les émissions sanguines et l'administration de la digitale, qu'on remplacera par les amers et les toniques, le quinquina et les préparations ferrugineuses ; les calmants, les antispasmodiques, les expectorants, les purgatifs et les révulsifs, ainsi que les cautères, sétons, seront quelquefois également indiqués.

CHAPITRE II

DES AFFECTIONS DE L'AORTE, DES ARTÈRES SECONDAIRES ET DE L'ARTÈRE PULMONAIRE.

Art. 1ᵉʳ. — De l'aortite.

Synonymie. — Aortite. Inflammation de l'aorte.

Définition. — On entend par aortite, l'inflammation du système artériel, caractérisée par des pulsations violentes dans le trajet des vaisseaux.

Étiologie. — Les affections morales ; une course précipitée ou, en général, les grandes fatigues, la suppression de la transpiration, le rhumatisme articulaire aigu.

Symptômes. — Pulsations violentes dans le trajet du vaisseau, mouvement fébrile intense, agitation, une grande faiblesse ; œdème des jambes, et plus tard œdème général. Dyspnée, chaleur de la poitrine, douleur sous-sternale, quelquefois aussi une toux très-sèche, opiniâtre.

Marche. Durée. Terminaison. — Plus ou moins rapide, d'une durée indéterminée ; mais toujours funeste en ce sens qu'elle se termine le plus souvent par une hypertrophie du cœur, si le malade n'est pas enlevé par une maladie intercurrente.

Lésions anatomiques. — Épaississement de la membrane, ramollissement avec coloration en rouge et même ulcération à la suite de tuberculisation, lesquels peuvent aussi se transformer en plaques rongeuses ; exsudation albumineuse sur la membrane muqueuse, souvent d'une couleur rosée, qui devient plus tard solide, pour former des plaques cartilagineuses, osseuses.

Diagnostic. — Basé sur les symptômes ci-dessus, on peut la soupçonner.

Pronostic. — Grave, surtout par les lésions qui en sont la suite, comme rétrécissement, oblitération, etc.

Traitement. — Mêmes moyens que dans la cardite, et surtout les palliatifs.

ART. 2. — De l'anévrysme de l'aorte.

Synonymie. — Anévrysme de l'aorte. Dilatation aortique.

Définition. — On entend par anévrysme de l'aorte, toute dilatation notable, soit partielle, soit dans toute son étendue, avec ou sans rupture des membranes du vaisseau, qu'on divise en portion thoracique et abdominale, subdivisées en portion ascendante, la crosse ; portion descendante pectorale et portion ventrale descendante.

Étiologie. — Les exercices violents, les fatigues, les grands efforts musculaires ou respiratoires, le défaut d'élasticité, le rétrécissement ou l'oblitération dans un point quelconque. Les violences extérieures, comme coups, chutes ; l'abus des liqueurs alcooliques ; les toux violentes.

Symptômes. — Pouls plus faible d'un côté que de l'autre. Soulèvement marqué au point qui est le siége de l'affection, à chaque diastole artérielle. Quelquefois dyspnée, congestion de la face. Matité sous le sternum, tumeur externe, circonscrite, saillante, fluctuante, avec battements isochrones du pouls; bruit de souffle sous la clavicule droite.

Marche. Durée. Terminaison. — Souvent lente et sourde, quelquefois rapide; d'une durée variable et se terminant parfois par une ouverture du sac anévrysmal, occasionnant alors une hémorrhagie foudroyante; parfois d'une manière lente, mais toujours fatale.

Lésions anatomiques. — Dilatation plus ou moins notable sur un, quelquefois sur plusieurs points du vaisseau affecté, avec déchirure ou obstruction de caillots de consistance variable.

Diagnostic. — Battements forts, soulevant la paroi thoracique au côté droit du sternum, dans le troisième espace intercostal et au-dessus; matité plus ou moins considérable, absence du bruit respiratoire; bruit de souffle au premier temps et quelquefois aux deux temps; pouls large et vibrant. Congestion de la face, dyspnée, toux et parfois un peu d'œdème. Dans le cas de tumeur externe, saillie circonscrite, molle; battements isochrones et bruit de souffle dans la tumeur. Quant à l'anévrysme de la portion descendante de l'aorte pectorale, on le reconnaît par la douleur siégeant principalement à gauche, à la portion postérieure et inférieure de la poitrine, ou suivant la direction différente des portions affectées d'anévrysme. L'anévrysme de l'aorte ventrale se reconnaît par la douleur siégeant dans la région épigastrique ou dans les lombes. L'anévrysme variqueux n'est autre chose qu'un simple anévrysme aortique se rompant dans la veine voisine, comme par exemple :

1° Anévrysme variqueux ouvert dans la veine cave supérieure, qu'on reconnaît par les signes manifestes d'un arrêt de la circulation, comme couleur livide, marbrée, infiltration dans la partie supérieure du corps, etc.

2° Anévrysme variqueux s'ouvrant dans l'artère pulmonaire : mêmes phénomènes, seulement les symptômes pectoraux sont plus marquants.

3° Anévrysme variqueux communiquant avec l'oreillette droite, qui se reconnaît par une circulation fortement troublée et une anasarque générale.

4° Anévrysme variqueux s'ouvrant dans le sommet du ventricule droit, qui se reconnaît à une matité à la région précordiale et au bruit intense, continu, s'entendant à la hauteur de la deuxième côte, près du sternum.

5° Anévrysme variqueux de l'aorte ventrale, ouverte dans la veine cave inférieure, reconnaissable par une tumeur pulsatile dans l'abdomen et une anasarque occupant les parties inférieures.

6° La rupture de l'aorte peut avoir lieu à la suite d'une violence extérieure, un effort violent, un mouvement brusque, l'introduction d'un corps étranger, et on la reconnaît par l'épanchement sanguin dans le péricarde, dans la plèvre, ou par des vomissements d'un sang vermeil.

Pronostic. — Toujours très-grave.

Traitement. — Émissions sanguines, repos et diète. L'acétate de plomb à la dose de 15 à 20 centigrammes par jour en augmentant graduellement jusqu'à 80, à moins de contre-indications. Le nitrate de potasse à la dose de 4 à 6 grammes et plus. La digitale, le quinquina, le carbonate de fer. Les applications froides à l'extérieur, les compresses d'eau froide, la glace.

Art. 3. — De l'artérite.

Synonymie. — Artérite. Inflammation des artères.

Définition. — On entend par artérite, l'inflammation des artères, soit que la phlegmasie occupe simultanément plusieurs tuniques, soit qu'elle reste limitée à une seule.

Étiologie. — La compression et les autres violences extérieures, une inflammation dans les tissus voisins.

Symptômes. — Douleur le long du trajet du vaisseau, qui forme une espèce de corde, inégale, tendue, rénitente, et s'il est plus ou moins obstrué, les battements s'affaiblissent ou cessent complétement; on constate de l'engourdissement, la paralysie, le refroidissement, la gangrène dans les points les plus éloignés du centre circulatoire, ce qui indique la formation de caillots dans l'artère. Fièvre plus ou moins intense.

Marche. Durée. Terminaison. — Ordinairement, au commencement, marche rapide, d'une durée indéterminée, et si une circulation collatérale remplace la normale, elle se termine souvent sans accident grave.

Lésions anatomiques. — Rougeur de la membrane interne et caillots; friabilité et épaississement, exsudation albumineuse, pseudo-membraneuse, même du pus s'étalant à la surface de la membrane interne sous forme de lames ou de plaques blanchâtres, quelquefois entre les tuniques du vaisseau ou dans leur gaîne.

Diagnostic. — Si les symptômes d'obstruction ou d'oblitération ci-dessus existent, le diagnostic est facile ; autrement il est souvent très-obscur, surtout si l'artère, par son siége, n'est pas accessible à l'exploration directe.

Pronostic. — Seulement grave en raison de la gangrène ou des lésions organiques qu'elle peut occasionner, telles que perforations, dilatations anévrysmales.

Traitement. — Saignées générales et locales, frictions mercurielles, cataplasmes émollients, bains prolongés, position légèrement élevée pour favoriser le retour du sang dans le cœur.

N. B. — Quant aux autres affections des artères secondaires, ce ne serait que la répétition de ce que nous avons dit en traitant de l'aortite, des anévrysmes, etc. ; il suffit donc de mentionner les battements nerveux des artères, l'anévrysme du tronc cœliaque et de ses divisions, l'anévrysme de l'artère mésentérique supérieure ; les oblitérations, ulcérations, ruptures et autres lésions chroniques des artères secondaires, ainsi que la coagulation du sang, la dilatation et le rétrécissement de l'artère pulmonaire, contre lesquels nous ne possédons guère de moyens curatifs.

CHAPITRE III

DES MALADIES DU SYSTÈME ARTÉRIEL ET VEINEUX PROVENANT D'UN VICE DE CIRCULATION OU ÉTAT ANORMAL DU SANG.

ART. 1er. — De la syncope.

Synonymie. — Syncope. Lipothymie. Évanouissement.

Définition. — On entend par syncope, une suspension plus ou moins longue et presque complète des mouvements du cœur, des mouvements des organes de la respiration, des fonctions sensorielles et de la locomotion. Lipothymie, si le pouls et la respiration restent perceptibles, et enfin évanouissement, s'il y a seulement perte de connaissance.

Étiologie. — Une grande faiblesse, un épuisement causé par une longue maladie, les affections vermineuses, une opération, surtout s'il y a une grande perte de sang, et toutes les causes débilitantes. Le tempérament nerveux, l'hystérie, la grossesse, les affections de l'appareil circulatoire. Les affections morales, certaines odeurs, miasmes; la paracentèse, la saignée dans certaines positions, même la vue du sang.

Symptômes. — Quelquefois aucun prodrome, souvent un sentiment de faiblesse, une sueur froide, des bourdonnements d'oreilles, éblouissements, obscurcissement de la vue, un gonflement de l'estomac, de violentes coliques. Pâleur de la face, pouls imperceptible, nul; froid des extrémités; mort apparente.

Marche. Durée. Terminaison. — Survenant inopinément; ne durant quelquefois qu'une ou quelques minutes, quelquefois plus longtemps, et se terminant rarement par la mort. Lorsque la perception revient, le sujet pousse ordinairement un profond soupir, et souvent il ne lui reste qu'un peu de faiblesse et de la lassitude; jamais de la paralysie, comme dans l'apoplexie.

Lésions anatomiques. — En cas de mort, quelques caillots dans le cœur ou les vaisseaux; toutes les autres peuvent être attribuées le plus souvent à des affections antérieures.

Diagnostic. — Perte de connaissance, du sentiment et du mouvement, avec affaiblissement ou suspension totale du pouls et de la respiration. On ne pourrait la confondre qu'avec l'apoplexie, mais dans celle-ci on sent les pulsations du cœur et la respiration existe; et avec l'asphyxie, mais dans laquelle la respiration n'est que suspendue.

Pronostic. — Peu grave, surtout chez les hystériques; plus dangereuse si la syncope dure très-longtemps chez un sujet épuisé ou si elle est causée par une suspension de la circulation dans le cœur, et très-grave si elle survient au début et se répète pendant le cours d'une maladie, surtout dans la fièvre typhoïde.

Traitement. — Procurer au malade le grand air, le débarrasser de ses vêtements et le coucher horizontalement, la tête basse; projeter de l'eau fraîche sur la figure; faire respirer du vinaigre, de l'ammoniaque, de l'éther, en frotter les tempes, même avec de l'eau de Cologne à défaut d'autres. Faire des frictions sur la région épigastrique et les extrémités. Recourir à des lavements avec du sel commun, du vinaigre, du tabac, et combattre les causes, comme l'hémorrhagie, l'indigestion, les coliques.

ART. 2. — De l'asphyxie.

Synonymie. — Asphyxie. Mort apparente. Apnée. Anhématosie.

Définition. — On entend par asphyxie, l'état apparent de la mort, qui devient réelle par la suspension plus ou moins prolongée de la fonction respiratoire, occasionnée par une cause externe, mécanique, ou par défaut d'oxygénation du sang, ou par l'altération, un trouble de l'hématose par suite de l'inhalation d'un gaz irrespirable, délétère.

Etiologie. — Les anomalies et vices de conformation; des tumeurs dans certaines régions. La compression des parois thoraciques et de l'abdomen; la compression des poumons par un épanchement, par l'entrée de l'air dans la plèvre; l'obstruction des voies respiratoires; la paralysie; la submersion dans un liquide ou privation d'air lors d'un éboulement. L'air éthéré, l'inspiration de l'acide carbonique, l'hydrogène carboné, l'hydrogène, l'azote, les gaz délétères; la congélation, la foudre.

Symptômes. — Malaise général, sentiment de constriction dans la poitrine, vertiges, tintements d'oreilles, face injectée, violette; irrégularité des battements du cœur, abolition des sens et de l'intelligence, résolution et anéantissement de la puissance musculaire.

Marche. Durée. Terminaison. — Presque toujours graduelle, mais très-rapide; de durée très-variable, suivant les causes, et se terminant, si le sujet est secouru à temps, presque toujours d'une manière favorable, autrement le plus souvent par la mort.

Lésions anatomiques. — Face bouffie, livide; sang noir, fluide le plus souvent, distendant les cavités droites du cœur et le système veineux; le tissu pulmonaire est gorgé de sang, ainsi que les centres nerveux. La langue est gonflée.

Diagnostic. — Quelques-uns des symptômes ci-dessus, et le récit des assistants suffit le plus souvent.

Pronostic. — Plus ou moins grave, suivant l'énergie de la cause et le plus ou moins de temps écoulé.

Traitement. — Éloigner les causes qui s'opposent à la respiration et combattre les accidents produits. Chercher avant tout à rétablir la respiration par l'insufflation, soit de bouche à bouche, soit par l'introduction d'une sonde adaptée à un soufflet. L'électricité, l'insufflation d'oxygène. Frictions sèches ou irritantes sur la poitrine, la région précordiale et le corps entier. Excitants portés sur les muqueuses, comme chatouillement au nez avec les barbes d'une plume ; les sternutatoires, l'ammoniac, l'émétique ; les lavements avec du sel, du vinaigre, du tabac. Dans la strangulation ou pendaison, desserrer les liens ; placer le sujet la tête fortement élevée ; pratiquer une saignée et appliquer des sinapismes aux extrémités inférieures. Dans la submersion, débarrasser le malade de ses vêtements, nettoyer les narines et la bouche et le placer dans une position déclive, la tête élevée pour faciliter l'écoulement des liquides ; l'envelopper de couvertures chaudes et faire des frictions comme ci-dessus. Dans l'inspiration des vapeurs de charbon, donner de l'air, les moyens ci-dessus et des affusions froides répétées de deux en deux minutes sur la figure, les épaules, la poitrine.

ART. 3. — De la phlébite.

Synonymie. — Phlébite. Infection purulente. Fièvre purulente.

Définition. — On entend par phlébite, une inflammation d'une ou de plusieurs veines, souvent suivie d'un état morbide connu sous le nom d'infection purulente.

Etiologie. — Une constitution débilitée, l'air vicié, les affections morales, pénibles, tristes. Une contusion, une compression, un écrasement, la ligature, une distension, un déchirement, une section, l'excision d'une veine, une opération quelconque, une solution de continuité des os ; la saignée ou une simple piqûre faite avec un instrument chargé de matières septiques ou une blessure anatomique ; un foyer purulent, un érysipèle phlegmoneux ou non, les cancers, une phlegmasie de la muqueuse produite par une blennorrhagie, qui occasionne quelquefois une inflammation de la veine dorsale du pénis.

Symptômes. — Douleurs sourdes d'abord, augmentées par la pression, s'étendant plus ou moins le long de la veine, puis gonflement et peu après dureté marquée, avec coloration légère de la peau ; la veine enflammée est convertie en quelque sorte en un cordon imperméable, dur, noueux, plus volumineux, rempli de caillots, et s'il y a plaie, le malade ressent des cuissons ; les bords sont enflammés, béants, et elle fournit un pus mal lié. La fièvre est plus ou moins intense, le pouls est fort et fréquent, la peau est brûlante, sèche et visqueuse, l'appétit nul, il y a insomnie, agitation extrême, les mouvements et les contractions musculaires deviennent impossibles et bientôt un ou plusieurs abcès se forment aux environs ou sur les côtés de la veine enflammée. Dans les cas favorables, la phlébite suppurative s'arrête et le malade guérit après un laps de temps plus ou moins long. Mais malheureusement, souvent, après tous ces symptômes de suppuration, tous les symptômes de l'infection purulente apparaissent, soit que le pus est entraîné dans le torrent de la circulation, soit par résorption. Les symptômes, en quelque sorte, de cette nouvelle maladie sont : un frisson violent et prolongé, revenant à des intervalles variables et alternant avec une chaleur marquée, qui bientôt devient extraordinairement intense, accompagnée quelquefois de sueurs abondantes. Les douleurs deviennent atroces et le malade en ressent dans toutes les articulations, même dans d'autres endroits, surtout s'il est menacé d'autres abcès métastatiques; le pouls est fort et marque souvent cent à cent vingt, même cent quarante pulsations, et ce n'est qu'à l'approche de la mort qu'il devient remarquable par sa petitesse et sa concentration avec intermittence. La langue est tremblotante et sèche, rouge, souvent noirâtre, et les dents sont couvertes de fuliginosités; parfois des vomissements, le plus fréquemment de la diarrhée, avec ballonnement du ventre; les selles sont fétides, involontaires; l'agitation est extrême, quelquefois du délire et le plus souvent une dépression des forces, un affaiblissement notable, un amaigrissement des plus rapides, sont les phénomènes les plus remarquables. Par la percussion on constate moins de sonorité du thorax, surtout à la partie inférieure, et par l'auscultation des râles crépitants et sous-crépitants, et il existe une toux avec une expectoration tantôt de crachats clairs, tantôt d'une couleur brune fauve, même quelquefois rouillés. Les phénomènes les plus constants sont : la production d'abcès dans des points éloignés du lieu occupé par la phlébite, soit dans les articulations, soit dans le parenchyme des organes; l'œdème des parties situées au delà du point enflammé, causé par l'oblitération de la veine et l'arrêt de la circulation; quelquefois encore l'ophthalmie purulente. Dans les cas très-graves, on constate encore la teinte jaune, terreuse de la peau qui a quelque analogie avec l'ictère.

Marche. Durée. Terminaison. — D'abord phlébite simple, puis suppurative et plus tard infection purulente. Sa durée dans les deux premiers degrés est indéterminée, au troisième elle se prolonge rarement au delà de cinq à dix jours. La terminaison au premier degré est ordinairement heureuse, du second elle passe souvent au troisième, et alors elle est presque toujours mortelle.

Lésions anatomiques. — Dans la veine primitivement affectée on trouve des caillots noirs, contenant quelquefois des foyers purulents ou un mélange de sang et de pus, une bouillie grumeleuse, même du pus véritable; ses parois sont épaissies et l'intérieur rouge. Dans le tissu cellulaire, dans les articulations, dans le parenchyme des organes, tels que les poumons, le foie, les reins, etc., on rencontre des abcès, dont le pus est tantôt couleur lie de vin et sanieux, tantôt jaune, bien lié.

Diagnostic. — Cordon dur et noueux et légère rougeur le long de la veine malade. Douleurs sourdes au début, plus tard atroces, et les symptômes propres à l'infection purulente.

Pronostic. — Dans la phlébite simple, gravité médiocre; dans l'infection purulente, toujours extrêmement grave.

Traitement. — Dans la plébite simple : repos au lit; renouveler souvent l'air; diète, tenir le ventre libre; des applications émollientes et quelques émissions sanguines. Dans la phlébite suppurative : mêmes moyens, mais saignées copieuses, application de sangsues le long du trajet de la veine et entre le point malade et le centre de la circulation. Fomentations et bains locaux avec une décoction de racine de guimauve et de morelle, des cataplasmes émollients et narcotiques. Ouvrir promptement l'abcès. Cautérisations avec le fer rouge. Dans la phlébite avec infection purulente : mêmes moyens, plus, à l'intérieur, une tisane de bardane et de douce-amère avec le nitrate de potasse à haute dose; l'acétate d'ammoniaque, le calomélas à dose purgative; le tartre stibié et le sulfate de quinine à hautes doses. Des frictions mercurielles.

ART. 4. — De la phlegmatia alba dolens.

Synonymie. — Phlegmatia alba dolens. Phlébite crurale. Œdème douloureux. Œdème des nouvelles accouchées. Dépôt, engorgement laiteux des membres inférieurs. Engorgement des membres abdominaux.

Définition. — On entend par phlegmatia alba dolens, une affection caractérisée par un gonflement douloureux à la pression, avec infiltration de sérosité limpide ou purulente, survenant plus ou moins rapidement, occasionnée par une oblitération d'une ou plusieurs veines, d'un membre abdominal, rarement des deux à la fois et plus rarement d'une autre partie du corps.

Étiologie. — Une constitution débile, une santé détériorée. Les saisons froides et humides, et tout refroidissement; une grande fatigue; les écarts de régime, la pression, une contusion des veines du bassin pendant l'accouchement; la chlorose, la phthisie, les fièvres graves; le ramollissement cérébral, le cancer utérin, du rectum, ou d'autres tumeurs.

Symptômes. — Au début, le plus souvent fièvre avec frissons, ou une douleur dans un des côtés du bassin, tantôt aiguë, lancinante, tantôt sourde, profonde, suivant le trajet des vaisseaux cruraux; quelquefois fixée au pli de l'aine, dans l'espace poplité et au mollet, augmentant par le mouvement ou la pression. Puis survient un gonflement plus ou moins considérable de tout le membre; la peau est lisse, tendue, d'un blanc mat, sur laquelle on voit quelquefois le long des vaisseaux des bandes rougeâtres ou bien des bandes rouges, même des phlyctènes, des vésicules noirâtres. Le membre est le siége d'un œdème plus ou moins notable et par la palpation on constate le long des vaisseaux des cordes avec des points durs, noueux, douloureux; et lorsque les lymphatiques participent à l'inflammation, des traînées rougeâtres se rendent aux ganglions lymphatiques qui sont tuméfiés, douloureux; dans les cas très-graves, on voit apparaître l'érysipèle, des abcès, des eschares gangréneuses et les symptômes généraux de la phlébite.

Marche. Durée. Terminaison. — La marche des symptômes inflammatoires est rapide et continue et ne dure quelquefois que vingt à trente jours. Les symptômes consécutifs, comme l'œdème, l'infiltration séreuse ou séro-purulente, les abcès, font que souvent elle se prolonge bien au delà, surtout si elle passe d'un membre à l'autre. Assez souvent elle se termine par résolution, quelquefois avec oblitération de la veine; mais s'il survient des abcès ou la gangrène, l'issue est presque toujours funeste.

Lésions anatomiques. — Les mêmes que pour la phlébite.

Diagnostic. — La douleur, le gonflement œdémateux et l'existence d'une corde noueuse dans un membre et presque toujours dans les extrémités inférieures, suffisent le plus souvent.

Pronostic. — Toujours grave dans ce sens qu'elle occasionne souvent l'oblitération des veines principales, et d'une gravité extrême en cas d'abcès, de gangrène, etc.

Traitement. — Les mêmes moyens que pour la phlébite. Tartre stibié, le calomel, l'opium, la digitale, le nitrate de potasse, l'iode et l'iodure de potassium. L'arnica à l'intérieur et en embrocations; les frictions calmantes, mercurielles. Les douches de vapeur, la compression, les scarifications avec ventouses, les vésicatoires volants.

Prescriptions. — 1° Se tenir chaudement et envelopper le membre, après l'avoir frictionné avec la pommade n° 49, avec de la flanelle et du taffetas gommé. Le placer de manière que l'extrémité soit plus élevée que le tronc et éviter les mouvements.

2° En cas de douleurs intenses, quelques centigrammes d'opium en pilules en augmentant graduellement.

3° Pour tisane, une infusion de fleurs d'arnica et de digitale avec addition de trois à six grammes de nitrate de potasse.

4° Saignées suivant les indications et la constitution du malade.

5° Quelquefois la compression graduée et les sudations.

6° Des purgatifs pour entretenir le ventre libre, lavements et, comme révulsif, même le tartre stibié.

7° Vésicatoires volants et ouvrir les abcès.

CHAPITRE IV

DES MALADIES PAR VICE DE PROPORTION DES GLOBULES DU SANG.

ART. 1er. — De la pléthore.

Synonymie. — Pléthore. Polyémie.

Définition. — On entend par pléthore, un état pathologique du sang caractérisé par une augmentation des globules sanguins.

Étiologie. — La vie sédentaire, une nourriture abondante et substantielle, l'usage des vins généreux et des spiritueux. La suppression d'une évacuation habituelle, d'un flux hémorrhoïdal, l'omission d'une saignée.

Symptômes. — Lourdeur, tendance au sommeil, coloration du visage, yeux brillants, injectés. Bourdonnements et tintements d'oreilles. Éblouissements, étourdissements. Bouffées de chaleur, battements de cœur grands et forts, pouls large, lent, mais fort et difficile à déprimer. Sentiment de plénitude dans la poitrine. Oppression.

Marche. Durée. Terminaison. — Graduelle et continue; durant quelquefois très-longtemps, même toute la vie, occasionnant souvent des hémorrhagies actives, des congestions cérébrales et se terminant parfois par une apoplexie foudroyante.

Lésions anatomiques. — Aucune.

Diagnostic. — Il y a pléthore si quelques-uns des symptômes ci-dessus existent, sans qu'aucun organe soit particulièrement affecté.

Pronostic. — Rarement de quelque gravité, à moins qu'il ne surgisse quelques accidents à attribuer à une maladie consécutive.

Traitement. — Diète plus ou moins sévère, boissons aqueuses en abondance, exercice en plain air; bains simples. Quelquefois une saignée de loin en loin ou une application de sangsues, pour suppléer à des pertes habituelles. De légers purgatifs, surtout avec des sels, comme la crème de tartre en limonade, les eaux minérales.

ART. 2. — De la chlorose.

Synonymie. — Chlorose ou anémie. Chloro-anémie. Pâles couleurs. Hyphémie. Hydrémie.

Définition. — On entend par chlorose, un état morbide caractérisé par la pâleur de la peau, par des troubles variés de diverses fonctions et surtout le défaut de la nutrition occasionné par des digestions et une assimilation imparfaite, déterminant une altération du sang, consistant principalement dans une diminution notable dans la quantité normale des globules sanguins et des autres matériaux solides, comme fibrine, etc.

Etiologie. — Les habitations humides, privées d'air et de lumière. Une vie sédentaire. Une nourriture insuffisante, malsaine, et toutes les causes de troubles de l'hématose ou de la sanguification. Une constitution lymphatique. L'enfance; principalement les jeunes filles non réglées ou encore mal réglées, les femmes grossés. Une diète trop longtemps prolongée: L'abus des saignées, les pertes de sang excessives ou souvent répétées et à de courts intervalles. Un grand chagrin, des émotions vives, les passions violentes, continues. Des pertes blanches. Des névroses de l'estomac qui occasionnent des troubles de la nutrition, ainsi que les maladies chroniques, principalement celles qui entraînent une diminution d'albumine dans le sang.

Symptômes. — Pâleur remarquable, surtout des muqueuses, peau couleur de cire, blafarde. Faiblesse et fatigue au moindre exercice, avec une grande tendance à la somnolence. Essoufflement et palpitations. Bruit de souffle simple et à double courant; bouffissure de la face et quelquefois même infiltration du tissu cellulaire, surtout aux pieds, plus rarement aux mains. Leucorrhée le plus souvent. Pouls lent, faible, petit; manque de chaleur animale. Froid glacial des extrémités, même quelquefois de tout le corps. Lassitude, anéantissement, fourmillements. Lipothymies, syncopes. Céphalalgie nerveuse très-tenace et quelquefois des névralgies, surtout au thorax et dans l'abdomen. Troubles digestifs, manque d'appétit ou appétit dépravé, avec des maux d'estomac, des envies de vomir avant ou après les repas, diarrhées et plus souvent encore constipations opiniâtres, gonflement du ventre par des gaz. Digestions pénibles, laborieuses.

Marche. Durée. Terminaison. — Lente le plus souvent et durant suivant l'intensité des symptômes, quelquefois très-longtemps, pour se terminer par la guérison, mais aussi quelquefois par une hydropisie générale ou partielle, le marasme, même une mort subite.

Lésions anatomiques. — Sang aqueux, ressemblant quelquefois à une sérosité rougeâtre de certains épanchements et autres lésions dues aux maladies consécutives, lesquelles sont très-fréquentes.

Diagnostic. — Facile, sauf qu'on pourrait quelquefois hésiter, croyant avoir affaire à une maladie du cœur; mais dans celle-là, il y a toujours une matité plus ou moins étendue à la région précordiale, une circulation plutôt bruyante que lente.

Pronostic. — A moins d'affections graves, produites par des hémorrhagies ou entretenues par des maladies incurables, on triomphe presque toujours par un traitement rationnel en y mettant de la persévérance.

Traitement. — Se garantir contre les refroidissements et se couvrir de flanelle. Habiter un logement sain, surtout une chambre à coucher exposée aux rayons du soleil. Séjourner autant que possible au grand air, exercice modéré, proportionné aux forces. Éviter l'ennui, le chagrin, les contrariétés et toutes les émotions vives. Se nourrir de préférence de viandes rôties et boire aux repas un peu de bon vin rouge. S'abstenir de crudités et de tout ce qui est acide. Entretenir le ventre libre. En cas d'inappétence ou de digestions laborieuses, faire usage d'analeptiques, de toniques, d'une poudre stomachique n° 44 dont on prendra une à deux fois par jour la valeur d'un demi-dé à coudre au moment des repas, dans une cuillerée de potage. Les pilules au sulfate de fer n° 50, les dragées de Gelis et Conté au lactate de fer, les pilules de fer et d'iodure de potasse n° 51, et mieux les granules avec le protoiodure de fer de Mentel, dont on prendra trois granules trois fois par jour en augmentant graduellement, jus- qu'à quinze, même vingt (par dose) dans les vingt-quatre heures. La médication doit être secondée par des frictions sèches ou aromatiques sur tout le corps; par des bains salés tous les trois à cinq jours, des bains sulfureux ou ferrugineux, des bains de mer, des affusions et douches d'eau froide, et en cas d'amé- norrhée, de leucorrhée ou d'hémorrhagie habituelle, une hydro- pisie, on traitera ces affections en surveillant les organes de la respiration et de la circulation. On ne perdra pas non plus de vue la qualité des urines, les propriétés d'alcalinité ou d'acidité, les proportions d'albumine, et pendant les règles on donnera trois fois par jour des prises de seigle ergoté en poudre à la dose de vingt-cinq à trente, même cinquante centigrammes.

Consultation écrite et prescriptions après s'être informé sur les détails suivants :

1° Si on a ou si on a eu des saignements de nez ou d'autres pertes de sang.

2° Si on est réglée — en plus ou en moins — et si on a des pertes blanches.

3° A quel âge la malade a été réglée et si cette fonction s'est établie avec difficulté; si on souffre avant qu'elles paraissent ou pendant.

4° Si on est sujette à des diarrhées ou constipations, à des gonflements du ventre par des gaz.

5° Si on a de l'appétit et, si on a mangé, on digère bien ou difficilement, et si on a des douleurs gastralgiques, des envies de vomir, etc., avant ou après les repas.

6° Si on est facilement essoufflée en marchant, montant les escaliers, et si on a des palpitations, des syncopes, un anéantis- sement avec perte de connaissance ou seulement de la fatigue générale.

7° Si on a quelquefois les pieds gonflés, surtout le soir, ou des fourmillements, un froid glacial aux membres et même par tout le corps.

8° Si on est portée au sommeil, même au milieu de la journée.

9° Si on souffre de maux de tête ou d'autres douleurs névralgiques, principalement dans la poitrine.

10° Quel est l'état des urines, sous le rapport de la couleur, après la digestion, celle du soir et celle du matin, et sous le rapport de la quantité, de la propriété albumineuse, alcaline ou acide.

11° Quelles sont les maladies antérieures dont on a été atteinte depuis le plus jeune âge, autant que possible.

On conseillera : 1° De se tenir constamment à l'abri des refroidissements et de se couvrir de flanelle, d'habiter un logement sain, surtout une chambre à coucher exposée aux rayons du soleil.

2° De séjourner, autant que faire se peut, une grande partie de la journée, si le temps est favorable, au grand air, en prenant un peu d'exercice, mais proportionné aux forces de la malade, de manière à ne pas se fatiguer.

3° D'éviter l'ennui, le chagrin, les contrariétés et toutes les émotions vives, n'importe de quel genre.

4° De se nourrir de préférence de viandes rôties et de boire à chaque repas un peu de bon vin rouge, généreux, en s'abstenant principalement de crudités et de tout ce qui est acide.

5° D'entretenir le ventre libre par des lavements avec une décoction de graines de lin, à laquelle on ajoutera quelques cuillerées de gros miel ou de sel de cuisine en cas de nécessité, pour obtenir une bonne évacuation ; et si on avait par moments des gardes-robes répétées, liquides, on prendra avec une décoction de racine de guimauve.

6° En cas de manque d'appétit on prendra, deux fois par jour, au moment des repas, dans une cuillerée de potage, à peu près la valeur d'un demi-dé à coudre de la poudre stomachique n° 44.

7° Dès que les digestions paraissent se faire un peu mieux, on commencera par les préparations ferrugineuses, en prenant les pilules n° 50, de la manière suivante : Commencer par prendre une pilule le matin, une à midi et une le soir (pendant les repas), en augmentant graduellement d'une, tous les deux jours pour prendre insensiblement quatre, puis cinq, jusqu'à ce que les règles se montrent. Si elles ne vont pas bien, on aura soin de favoriser l'écoulement par des fumigations avec de la fleur de sureau, des bains de pieds sinapisés ou des sinapismes sur la partie interne des cuisses, des jambes, des pieds ; des cataplasmes de farine de lin bien chauds sur le bas-ventre pendant qu'on est couchée, en répétant tous ces moyens pendant tout le temps qu'elles se montrent, après quoi on reviendra jusqu'au moment d'une nouvelle période aux mêmes pilules ferrugineuses en commençant par deux pilules trois fois par jour pendant les cinq premiers jours, puis neuf par jour, les jours suivants pendant tout le mois.

8° Après une seconde période passée, on fera usage des dragées de Gelis et Conté au lactate de fer, dont on prendra les dix premiers jours neuf en trois fois, les dix jours suivants, douze par jour, et le restant du temps jusqu'à l'apparition d'une nouvelle période trois fois cinq dragées.

9° Après avoir encore employé, pendant tout le temps que les règles paraissent, les mêmes moyens ci-dessus mentionnés propres à les favoriser, on prendra une nouvelle préparation ferrugineuse, soit les granules de Mentel au protoiodure de fer, soit les pilules n° 51, dont on prendra matin et soir une pilule en augmentant graduellement jusqu'à dix.

Pendant tout le cours de ce traitement, on aura soin de faire faire des frictions sèches ou aromatiques sur tout le corps et de prendre des bains salés tous les trois à cinq jours. Les bains sulfureux, ferrugineux, les bains de mer, les affusions et douches froides peuvent encore être d'un grand secours pour favoriser et hâter la guérison.

Art. 3. — Du scorbut.

Synonymie. — Scorbut. Affection scorbutique des gencives.

Définition. — On entend par scorbut une maladie générale produite par une altération du sang et caractérisée par le ramollissement, la turgescence des gencives, la fétidité de l'haleine, des taches sous-cutanées livides; un abattement extrême et souvent des contractures aux membres inférieurs.

Étiologie. — Une constitution altérée par de longues maladies ou des excès, l'ennui, le découragement; une habitation mal aérée, privée de la lumière, humide, froide; l'exposition au froid étant mouillé; une nourriture insuffisante, malsaine, composée de viandes gâtées, de végétaux secs, altérés ou exclusivement composée de viandes salées, pendant les longues navigations.

Symptômes. — Lassitude excessive, pâleur et bouffissure de la face, lèvres et caroncules lacrymales d'une couleur verdâtre; tumeur molle et indolente sous la peau à la moindre contusion,

5.

palpitations et gêne de la respiration. Gonflement spongieux et putridité des gencives qui saignent avec facilité, haleine repoussante. Ecchymoses sous-cutanées, bleuâtres, noires. Peau sèche, rugueuse ; infiltration plus ou moins générale des membres inférieurs. Douleurs plus ou moins intenses. Constipation opiniâtre ; quelquefois, au contraire, légère diarrhée, selles fétides. Pouls ordinairement ralenti. Si la maladie s'aggrave, syncopes ; les ecchymoses se changent en ulcères fongueux, sanieux, à bords élevés et gonflés, à surface irrégulière, saignante, dénudant les tendons, les os ; les dents s'ébranlent, tombent même quelquefois ; on voit survenir des hémorrhagies nasales, par la bouche, le canal intestinal ; les selles deviennent fréquentes, involontaires, sanguinolentes, avec une odeur gangréneuse ; spasmes dans les membres inférieurs.

Marche. Durée. Terminaison. — Toujours croissante, durée variable, se terminant souvent par la mort, en conservant presque toujours l'intelligence intacte.

Lésions anatomiques. — Les vaisseaux sont remplis d'un sang fluide, noir, parfois de couleur verdâtre et ne contenant presque pas de fibrine. Les organes parenchymateux sont engorgés ; la rate est gonflée au point d'avoir quelquefois le triple de son volume ; quelquefois des abcès dans les ganglions ou destruction des articulations.

Diagnostic. — Presque toujours très-facile, rien que par l'inspection de la bouche et le facies du malade.

Pronostic. — Toujours grave, surtout s'il règne épidémiquement pendant une longue traversée et si des ulcères se forment rapidement ou que des hémorrhagies ou une autre maladie surviennent.

Traitement. — D'abord chercher à éviter autant que possible et à combattre toutes les causes prédisposantes ou occasionnelles. Pour boisson du vin ou de l'eau-de-vie coupée avec de l'eau, une limonade avec du vinaigre ou l'acide sulfurique. Pour nourriture, si c'est possible, des viandes fraîches avec de la choucroûte. Le vin antiscorbutique, à la dose de 100 à 150 grammes, le suc de citrons ou d'oranges ; les amers, comme le raifort sauvage, le cochléaria, le cresson, la fumeterre, le houblon, la gentiane, et surtout le quinquina en décoction ou l'extrait, ainsi que l'extrait et l'infusion de ratanhia, le cachou, le tannin, la pomme de terre cuite dans les cendres. Le chlorate de potasse, à la dose de 2 à 8 grammes n° 52, en alternant avec le julep de

Franck n° 53. L'état des gencives réclame un traitement local, par les astringents, tels qu'une décoction d'écorce de chêne, de feuilles de noyers pour gargarisme, avec addition d'alun ; un collutoire avec dix grammes de chlorure de soude dissous dans 100 grammes d'eau filtrée, ou avec cinq grammes d'eau de Rabel pour 50 grammes de miel rosat, avec lequel on humecte plusieurs fois par jour les gencives. Le borate de soude en gargarisme n°s 54 et 55, et la poudre antiseptique n° 56, pour nettoyer les dents et les gencives, et pour prendre à l'intérieur par cuillerées à café deux à trois fois par jour. Après la guérison, pour raffermir les gencives, l'élixir dentifrice n° 57 pur ou mélangé avec de l'eau.

Art. 4. — Des scrofules.

Synonymie. — Scrofules. Humeurs froides. Écrouelles. Affection glanduleuse.

Définition. — On entend par scrofules, un état morbide spécial, constitutionnel, caractérisé par l'engorgement des ganglions lymphatiques et des lésions diverses survenant du côté des parties molles et des os.

Étiologie. — Les constitutions lymphatiques ; des parents scrofuleux, par conséquent, l'hérédité. Une mauvaise nourriture, certaines eaux de mauvaise qualité, occasionnant une altération profonde de la nutrition. Les habitations froides, humides, ne recevant jamais le soleil, privées de lumière, peu aérées ou un air vicié ; un sang vicié par un principe herpétique, syphilitique, etc.

Symptômes. — Engorgement ganglionnaire simple ou suivi d'inflammation, laquelle est suivie d'abcès, qui produisent souvent une perte de substance, surtout s'ils s'ouvrent par les seules forces de la nature, où ils sont alors très-longs à guérir. Souvent aussi la maladie se présente en même temps sous la forme d'espèces de tubercules sous-cutanés, lesquels, en entrant en suppuration, forment des ulcérations sur la surface du corps ou attaquent le système osseux, produisant le gonflement du périoste ou des os même, qui se nécrosent, se carient. Les tendons, les cartilages deviennent aussi quelquefois le siége de ces altérations ainsi que les ganglions mésentériques ; les petites glandes des muqueuses des bronches ; les glandules du tissu pulmonaire ; de là des tumeurs blanches des articulations, les caries ; des dégénérescences mésentériques ; la phthisie intestinale, laryngée, pulmonaire, sans mentionner l'ophthalmie scrofuleuse qui tient à la même diathèse.

Marche. Durée. Terminaison. — Quelquefois rapide, mais le plus souvent chronique, ne durant quelquefois que quelques mois, plus souvent des années, même toute la vie, et se terminant fréquemment d'une manière fâcheuse, souvent même par la mort. Cependant, à l'époque de la puberté, où elle prend quelquefois un caractère aigu, il se fait aussi souvent une révolution dans l'économie organique qui enraye plus ou moins la maladie, mais qui est cependant susceptible d'être réveillée par une cause occasionnelle après beaucoup d'années, même reparaître dans une génération suivante.

Lésions anatomiques. — Presque constamment, engorgement, même destruction partielle ou totale des ganglions sous-maxillaires et de ceux des parties latérales du cou, souvent des ganglions bronchiques ; plus rarement des aisselles, des aines ou dans d'autres parties, comme le mésentère, le poumon. Si le tissu des ganglions est détruit, on y trouve des tubercules ramollis, abcédés, des foyers purulents, des ulcères plus ou moins profonds, des indurations chroniques. Les os, surtout les os spongieux, et parmi ceux-ci les os du carpe et du métacarpe, du tarse et du métatarse ; les phalanges des doigts et des orteils, les corps des vertèbres et les extrémités articulaires des os longs, sont le siége d'ostéites et de périostites, de caries et de nécroses.

Diagnostic. — Tumeurs ganglionnaires indolentes au début, ou à peine sensibles, apparaissant souvent sans causes connues, déterminantes ; mais aussi fréquemment à la suite d'un refroidissement, d'une contusion, etc., principalement chez des sujets d'un tempérament lymphatique.

Pronostic. — Peu grave, tant qu'il n'y a que quelques glandes engorgées ou en suppuration. Très-graves si les abcès sont profonds et surtout si les os sont altérés.

Traitement. — Les amers, les toniques ; surtout les décoctions, le sirop ou l'extrait de feuilles de noyer ; le houblon, la gentiane, le quinquina, les ferrugineux. Le café de glands de chêne. L'huile de foie de morue à la dose d'une à deux cuillerées à bouche matin et soir. L'iode à la dose de 25 avec 50 centigrammes d'iodure de potassium, dissous dans 50 grammes d'eau distillée, dont on donnera 6 gouttes trois fois par jour dans une infusion de pensées sauvages et de douce-amère en augmentant graduellement. L'iodure de fer, à la dose de 21 centigrammes jusqu'à deux grammes. Un régime fortifiant composé principalement de viandes rôties. Habitation d'un lieu bien aéré et exposé au soleil. Exercice en plein air, éviter le froid et l'humidité. Bains salés, surtout les bains de mer, les bains de Baréges. A l'extérieur le protochlorure ou le protoiodure de mercure sous forme de pommade en frictions matin et soir n° 15 ou 58, même quelquefois la pommade mercurielle double, alternant avec la pommade d'hydroiodate de potasse n° 59. Contre les ulcérations, les cautérisations avec le nitrate d'argent, qu'on pansera après avec la pommade au calomel n° 15.

LIVRE III

DES AFFECTIONS DE L'APPAREIL RESPIRATOIRE

CHAPITRE Ier

DES MALADIES DES FOSSES NASALES

ART. 1er. — De l'épistaxis.

Synonymie. —Epistaxis. Hémorrhagie nasale. Saignement du nez. Rhinorrhagie.

Définition. — On entend par épistaxis, un écoulement de sang par les ouvertures antérieures et postérieures des fosses nasales, hémorrhagie qui se fait à la surface de la membrane pituitaire par exsudation ou par rupture d'une ou plusieurs petites veines.

Étiologie. — La jeunesse, le tempérament sanguin, la constitution lymphatique, l'état variqueux des veines, une disposition héréditaire spéciale, un régime excitant, les boissons alcooliques, le printemps, les fortes chaleurs. Les coups et chutes sur le nez, l'introduction d'un corps étranger dans les narines, des efforts, ou en éternuant, les quintes dans la coqueluche et en général toutes les causes de congestion; les épistaxis supplémentaires à la suite de suppression du flux menstruel ou hémorrhoïdal; la pléthore, l'anémie, la chlorose, l'état scorbutique.

Symptômes. —Pouls élevé et plein. Étourdissements, pesanteur de tête, céphalalgie, éternuments. Congestion de la face, bourdonnements ou sifflements d'oreilles. Si la maladie doit se terminer d'une manière funeste, la face pâlit, les extrémités se refroidissent, des horripilations ont lieu et une sueur froide couvre tout le corps, des lipothymies plus ou moins intenses et nombreuses se succèdent.

Marche. Durée. Terminaison. — A des époques plus ou moins éloignées, quelquefois à des intervalles très-réguliers ; durant assez souvent pendant toute la vie ou se perdant avec l'âge et se terminant rarement d'une manière funeste.

Lésions anatomiques. — Décoloration de la peau. État exsangue de tout le corps. Des ecchymoses ou de simples pétéchies.

Diagnostic. — Le plus souvent facile à cause de la perte de sang, à moins qu'elle n'ait lieu par les ouvertures postérieures, et alors un examen superficiel pourrait faire croire à une hémopthysie ; une forte hématémèse pourrait aussi imposer pour une épistaxis.

Pronostic. — Souvent sans importance à moins qu'elle ne soit par trop abondante chez des sujets déjà très-débilités, ou à la suite de complications où on voit surgir des pétéchies, l'anasarque générale, car alors l'issue est souvent funeste.

Traitement. — Dépouiller le malade de tout lien et l'exposer à l'air frais. Le faire renifler de l'eau froide ou mêlée à du vinaigre, de l'acide sulfurique étendu d'eau, une solution d'alun, le perchlorure de fer liquide à 30°, dix grammes sur deux cents d'eau n° 60, en lotions ou injections ; quelquefois aussi on parvient à arrêter promptement le sang en faisant mâcher un morceau de papier gris ou en pratiquant des fomentations froides sur la nuque, les parties génitales, les mamelles, ou des compresses imprégnées d'éther sur le front, quelquefois des évacuations sanguines, dans quelques cas exceptionnels, chez des sujets pléthoriques ; mais le plus souvent des dérivatifs locaux, comme ventouses sèches entre les épaules, aux hypochondres, sur les seins ; des sinapismes aux extrémités, des bains de pieds irritants deviennent nécessaires, même des styptiques ; la compression, le tamponnement, ou si la maladie est entretenue par un état constitutionnel, on aura recours à un traitement approprié à l'anémie, la chlorose, le scorbut, etc.

Prescriptions. — 1° Débarrasser le malade de tous les vêtements qui peuvent gêner la circulation du tronc et surtout du cou.

2° Le placer sur un lit dur, de manière que la tête soit bien élevée et entretenir un courant d'air dans l'appartement.

3° Se tenir tranquille et éviter toute cause d'émotion morale.

4° Appliquer des compresses trempées dans de l'eau froide sur le front, les tempes, la nuque, les testicules, et chez la femme aux mamelles, qu'on renouvellera de cinq en cinq minutes.

5° Des boissons froides et une potion avec l'acide sulfurique n° 61, dont on prendra une cuillerée toutes les deux heures, dans un verre d'eau fraîche.

6° Des lavements pour éviter toute espèce d'effort.

7° Faire renifler une partie de vinaigre et cinq d'eau le plus froid que possible, en faire même des injections, etc., ou recourir aux injections avec le perchlorure de fer n° 60.

8° En cas de nécessité on aura recours à une saignée, au tamponnement, etc.

ART. 2. — Du coryza aigu.

Synonymie. — Coryza aigu. Rhume de cerveau. Rhinite aiguë. Rhinorrhée.

Définition. — On entend par coryza aigu, une inflammation de la membrane pituitaire, s'étendant sur une plus ou moins grande étendue des muqueuses voisines.

Étiologie. — Les refroidissements, la suppression de la transpiration; les variations atmosphériques et barométriques. La transition subite du chaud au froid.

Symptômes. — Picotements incommodes et un chatouillement qui provoque des éternuements; avec sécheresse et obstruction, le plus souvent d'abord dans les fosses nasales, suivies bientôt d'une sécrétion liquide, transparente, incolore, filante, d'une saveur salée, âcre, avec perte plus ou moins complète de l'odorat, du goût; il y a céphalalgie, yeux larmoyants, même légère conjonctivite; un enchifrènement, la voix est rauque, et ce n'est qu'au bout de quelques jours que la sécrétion morbide se modifie en devenant plus consistante, opaline, blanche, verdâtre, puis jaunâtre, si l'inflammation est à son déclin.

Marche. Durée. Terminaison. — Le plus souvent rapide, quelquefois que deux jours; mais n'affectant ordinairement qu'une narine d'abord et ne gagnant l'autre avec tous ses symptômes d'acuité que lorsqu'il y a déjà un amendement notable du côté primitivement envahi; se terminant le plus souvent par résolution, à moins de récidives fréquentes, ou alors il peut prendre un caractère chronique.

Lésions anatomiques. — Épaississement et ramollissement de la muqueuse, colorée le plus souvent en blanc, opaque, noirâtre ou ardoisée.

Diagnostic. — Il n'y a de difficile que pour se prononcer s'il est idiopathique, c'est-à-dire simple, ou symptomatique, c'est-à-dire précurseur de la rougeole, scarlatine, etc.

Pronostic. — Par lui-même d'aucune gravité, mais il est toujours bon d'éviter qu'il passe à l'état chronique ou que l'inflammation envahisse les organes du voisinage, d'où peut naître une méningite, l'otite, des ophthalmies, des angines, des bronchites, etc.

Traitement. — Se tenir à l'abri du froid et de l'humidité, surtout des pieds, et éviter les courants d'air et les transitions subites du chaud au froid. Boire pour tisane une infusion de fleurs de violettes, et faire des fumigations émollientes, et en cas de céphalalgie intense des pédiluves chauds. Un large sinapisme sur la région dorsale et la pommade au calomélas n° 15, dont on enduit les fosses nasales avant de se coucher. En cas de nécessité, les cautérisations avec une solution de nitrate d'argent, trente centigrammes sur vingt à trente grammes d'eau.

ART. 3. — Du coryza chronique.

Synonymie. — Coryza chronique. Rhinite chronique.

Définition. — On entend par coryza chronique une sécrétion habituelle plus une moins vicieuse de la membrane qui tapisse les fosses nasales et qui est entretenue par une irritation chronique, un principe herpétique, etc.

Étiologie. — Les récidives et coryza aigu négligés, une constitution lymphatique, la suppression d'émonctoires ou la disparition d'exanthèmes; un vice scrofuleux, syphilitique; une suppression brusque de la transpiration des pieds. L'usage immodéré du tabac à priser ou d'autres poussières irritantes, certaines vapeurs, etc.

Symptômes. — A peu de chose près les mêmes que dans le coryza aigu, seulement avec moins d'acuité; mais la quantité de mucus sécrété est quelquefois assez abondante, même tellement considérable qu'elle détermine un dépérissement général.

Marche. Durée. Terminaison. — Toujours lente; durant quelquefois pendant toute la vie, et malgré le dépérissement n'occasionnant pas directement la mort.

Lésions anatomiques. — Les mêmes que dans le coryza aigu; quelquefois des taches ardoisées sur la muqueuse qui a un aspect marbré.

Diagnostic. — Le diagnostic du coryza chronique consiste uniquement à le distinguer des autres affections des fosses nasales : comme l'impétigo des narines, l'ozène, les polypes, le cancer.

Pronostic. — Rarement fâcheux, à moins de complications avec d'autres maladies.

Traitement. — Les mêmes moyens que dans l'état aigu. Eloigner les causes, traiter les maladies connues ou supposées. Les vésicatoires et d'autres exutoires. Rappeler les exanthèmes, la suppression d'une transpiration des pieds par d'épaisses chaussettes de laine, enveloppées de taffetas gommé, doublées à l'extérieur de calicot; des bains de sable aussi chauds que possible, d'une demi-heure matin et soir. Supprimer l'usage du tabac à priser.

ART. 4. — Du coryza ulcéreux.

Synonymie. — Coryza ulcéreux. Rhinite ulcéreuse. Ozène. Fétidité des narines. Punaisie. Dysodie.

Définition. — On entend par coryza ulcéreux, une affection caractérisée par la présence d'excoriations et d'ulcérations de la muqueuse qui tapisse les fosses nasales, avec exhalaison d'une odeur le plus souvent plus ou moins fétide.

Étiologie. — Le coryza aigu ou chronique, les irritations locales réitérées, l'habitude d'introduire dans le nez les doigts et vraisemblablement quand on a touché à certaines choses; l'usage immodéré ou de mauvais tabac, et surtout les principes scrofuleux, syphilitiques, etc.

Symptômes. — Une démangeaison incommode, une plus ou moins forte sensibilité de tout l'organe olfactif. Formation de croûtes noirâtres qui se reproduisent avec une rapidité extrême. Souvent un épaississement, même un ramollissement de la muqueuse environnante. Écoulement d'un liquide mucoso-purulent, quelquefois jaune, verdâtre, vert, brunâtre, se sécrétant et obstruant les conduits olfactifs. Les malades exhalent une odeur pénétrante, nauséabonde, souvent une odeur de punaise écrasée, de là le nom de punaisie.

Marche. Durée. Terminaison. — Toujours chronique, très-longue, mais très-rarement funeste, à moins de complications graves.

Lésions anatomiques. — Épaississement et ramollissement

de la muqueuse avec destruction plus ou moins profonde de cette
membrane, et dénudation d'os, rongeuses, friables ; des décolle-
ments et clapiers contenant une sanie fétide.

Diagnostic. — Difficile en ce sens que l'ulcération de la membrane pituitaire est plus souvent causée par une autre maladie,
comme l'impétigo, etc., ou un principe scrofuleux, syphilitique,
cancéreux, etc.

Pronostic. — Rarement funeste, mais quelquefois grave à
cause de son opiniâtreté et eu égard aux complications.

Traitement. — Dans l'état inflammatoire, s'il existe encore
une grande sensibilité, les mêmes moyens que dans le coryza
proprement dit, soit aigu, soit chronique, et seulement plus tard
des lotions avec les infusions d'herbes et fleurs aromatiques,
comme sauge, roses rouges, etc., pour masquer les mauvaises
odeurs. Le chlorure de chaux liquide, étendu d'eau, une solution de deutochlorure de mercure, cinquante centigrammes pour
cent grammes d'eau distillée. Les cautérisations avec le crayon
de nitrate d'argent cristallisé ; et si l'on ne réussit pas, ce qui
tient le plus souvent à ce qu'on n'arrive pas partout, des injections avec une solution concentrée, trente centigrammes à
deux grammes pour trente grammes d'eau, après quoi on intro-
duit des mèches de charpie enduites de pommade de calomel
n° 15, qu'on laissera pendant la nuit. Le calomel mêlé à du sucre
en poudre impalpable pour priser. Le permanganate de potasse,
dix grammes à dissoudre dans cent grammes d'eau pour injections, en même temps qu'on combattra les causes générales,
comme scrofules, syphilis, affections herpétiques.

Quant aux autres maladies du nez proprement dit, il suffit ici
de les énoncer ; telles sont : la tuméfaction scrofuleuse, le phlegmon, l'érysipèle, les tumeurs externes et internes ; les polypes
vésiculeux, fibreux ; les sarcomes ; le squirrhe ; le cancer ; la carie,
la nécrose, les exostoses des parois osseuses. L'épaississement
de la muqueuse, qui occasionne le rétrécissement, même l'occlusion, qui peut être aussi congénitale ; les dérangements de l'ol-
faction, l'exaltation, la diminution, la perte et l'apparente aberration de ce sens, qui réclament à peu de chose près les mêmes
moyens, surtout la pommade de calomel n° 15, appliquée avec
persévérance.

CHAPITRE II

DES AFFECTIONS DU LARYNX

ART. 1er. — De la laryngite aiguë.

Synonymie. — Laryngite aiguë. Angine laryngée. Cynanche.

Définition. — On entend par laryngite aiguë, une inflammation de la membrane muqueuse du larynx, quèlquefois légère, d'autres fois intense, et s'étendant très-fréquemment jusqu'à la trachée.

Étiologie. — Les variations atmosphériques, surtout l'action du froid et de l'humidité ou le passage brusque d'une température chaude à une plus froide. Un état catarrhal antérieur de la muqueuse. Les constitutions délicates et les tempéraments lymphatiques. Les efforts de la voix, les substances irritantes et les principes éruptifs comme rougeole, scarlatine, etc.

Symptômes. — Une irritation, sentiment de brûlure à la gorge avec altération du timbre de la voix, quelquefois une aphonie complète. Une toux légère avec expectoration de quelques crachats blancs et écumeux. Par la pression extérieure on occasionne de la douleur. A un degré plus haut, la toux devient plus intense, il y a douleur et sensation d'un corps étranger dans le larynx, la déglutition est difficile et douloureuse ; le passage de l'air est embarrassé, il y a de véritables accès de suffocation, des symptômes d'asphyxie, fièvre plus ou moins intense.

Marche. Durée. Terminaison. — Souvent rapide et, quand elle est légère, de peu de gravité ; mais les progrès de cette affection, si on ne la combat pas par des moyens rationnels, surtout si elle est intense dès le début, occasionnent presque constamment, en cinq à huit jours, surtout chez les enfants, un état plus ou moins grave, laissant des traces où s'entent plus tard d'autres maladies qui se terminent souvent d'une manière funeste.

Lésions anatomiques. — Rougeur et tuméfaction des parties constituantes de la glotte ou de l'épiglotte, avec rétrécissement de l'ouverture laryngienne.

Diagnostic. — Il y a laryngite légère toutes les fois qu'il y a une faible douleur, des picotements, un sentiment d'un corps étranger, avec enrouement sans fièvre; une toux légère, des crachats muqueux. Si ces symptômes s'aggravent, qu'il y ait fièvre, raucité de la voix ou aphonie, gêne de la respiration, suffocation, des symptômes d'asphyxie, c'est une laryngite intense.

Pronostic. — Peu grave dans les cas légers, mais fâcheux en raison de l'intensité et des progrès de l'inflammation.

Traitement. — Se tenir chaudement et parler le moins possible. Gargarismes émollients. Tisane de fleurs de mauve édulcorée avec du sirop de guimauve, de capillaire et diacode. Lavements laxatifs. Vomitifs avec l'ipécacuanha pour les très-jeunes enfants et le tartre stibié chez ceux qui sont plus grands. Aux adultes un vomi-purgatif n° 62. Le calomélas à l'intérieur comme antiphlogistique et purgatif et en friction n° 15. Les antiphlogistiques, suivant l'intensité des symptômes inflammatoires. Saignée, sangsues. Les dérivatifs, sinapismes sur les extrémités; frictions irritantes avec l'huile de croton tiglium. Les vésicatoires. Enfin la trachéotomie.

ART. 2. — De la laryngite chronique.

Synonymie. — Laryngite chronique. Enrouement habituel.

Définition. — On entend par laryngite chronique, une inflammation bornée à la membrane muqueuse, peu intense et provenant le plus souvent d'irritations réitérées du larynx, parcourant ainsi lentement ses périodes et faisant de continuels progrès.

Étiologie. — Des laryngites aiguës antérieures, souvent répétées. De grands efforts de voix souvent renouvelés. Les excès alcooliques. L'inspiration de vapeurs et l'aspiration de poudres irritantes. Une attaque de croup.

Symptômes. — Une voix parfois seulement voilée, d'autres fois basse, rauque, ralentie, accompagnée d'une espèce de sifflement dans la gorge. Gêne de la respiration. Toux gutturale avec expectoration de crachats jaunâtres ou grisâtres, opaques, pelotonnés, presque concrets, surtout le matin.

Marche. Durée. Terminaison. — Ordinairement très-lente; d'une durée illimitée; entraînant rarement la mort, à moins que des rechutes, suite d'imprudences répétées, ne la fassent dégénérer en une phthisie laryngée.

Lésions anatomiques. — Rougeur générale ou partielle de la face interne du larynx. Ramollissement de la membrane muqueuse et augmentation de son volume, avec de petites taches d'un blanc mat, qui dénotent une inflammation des follicules muqueux.

Diagnostic. — Voix rauque, respiration gênée, expectoration de crachats muqueux, douleur au larynx. État général, le plus souvent parfait, pas de crépitation, ni aucun signe de tuberculisation.

Pronostic. — Rarement grave, à moins de complications ou si on peut craindre une phthisie laryngée.

Traitement. — Éviter le froid et parler le moins possible. S'abstenir de tous les excitants, échauffants et éloigner en général toutes les causes d'irritation. Gargarismes, fumigations et boissons d'abord émollientes, puis les infusions stimulantes avec le lierre terrestre, l'hysope, le polygala, la sauge ou une potion gommeuse avec 1 à 3 grammes d'alun. L'extrait de laitue, l'opium ; les fumigations avec le datura stramonium ou en cigarettes, la belladone à l'intérieur ou en emplâtre. Les frictions mercurielles surtout avec la pommade n° 15 ; les dérivatifs et les exutoires pansés avec la même pommade ou avec le sel de morphine. Les cautérisations avec le nitrate d'argent, 4 grammes pour 8 à 30 grammes d'eau. Les eaux minérales sulfureuses, Eaux-Bonnes, de Cauterets, etc., et en dernier lieu des traitements appropriés aux maladies supposées : comme syphilis, scrofules, rhumatisme, etc.

ART. 3. — De la laryngite ulcéreuse, aiguë ou chronique.

Synonymie. — Laryngite ulcéreuse. Phthisie laryngée. Chancre du larynx (en cas d'un principe syphilitique).

Définition. — On entend par laryngite ulcéreuse, une inflammation de la membrane muqueuse occasionnant une déperdition de substance dans le tissu du larynx, quelquefois accompagnée de carie, de nécrose des cartilages, de fistules, etc., s'étendant souvent jusqu'à la trachée.

Étiologie. — Les mêmes qui occasionnent la laryngite aiguë, principalement si elle a récidivée, et surtout la syphilis.

Symptômes. — Un peu de fièvre. Mal de gorge avec un peu de gêne de la respiration, voix plus ou moins altérée, plus tard aphonie, quelquefois complète. Les efforts pour parler occasionnent de la douleur, de la toux ; la déglutition est douloureuse, et si la maladie fait des progrès, tous ces symptômes s'aggravent et dégénèrent en œdème de la glotte (voyez Laryngite œdémateuse aiguë), à moins que la cause ne soit de nature syphilitique. Dans la laryngite ulcéreuse chronique, ces symptômes n'ont qu'une marche lente et fatiguent les malades, surtout la toux qui est suivie d'une expectoration de crachats purulents, concrets, pelotonnés, quelquefois de fragments de cartilages cariés.

Marche. Durée. Terminaison. — Dans l'état aigu, presque toujours rapide, quelques jours suffisent parfois pour amener une catastrophe. A l'état chronique, avec des intervalles plus ou moins grands, avec apparence de guérison, elle peut durer des années, pour se terminer cependant d'une manière funeste, à moins que la maladie ne soit de nature syphilitique.

Lésions anatomiques. — Ulcération de la membrane muqueuse, qui est rouge et quelquefois tapissée d'une couche de matière puriforme, même des abcès sous-muqueux. A l'état chronique, les cartilages sont dénudés, nécrosés, cariés, en partie détruits, ossifiés, fistuleux.

Diagnostic. — Maux de gorge survenant à la suite ou pendant les convalescences d'autres maladies. Toux avec expectoration puriforme, pelotonnée; douleur vive, enrouement, même aphonie.

Pronostic. — Toujours fâcheux à moins d'une infection syphilitique, où alors elle cède presque toujours à un traitement antisyphilitique.

Traitement. — Gargarismes et boissons émollients à l'état aigu; à l'état chronique les rendre astringents n° 63, par l'addition de deux à quatre grammes d'alun, quelquefois les narcotiques. Le calomélas en insufflation, et à l'intérieur; puis en frictions avec la pommade n° 15 sur le cou et les parties génitales, surtout autour du gland; la saignée, un vésicatoire. Un traitement avec le protoiodure de mercure (voyez Syphilis).

Prescriptions. — 1° Se garantir de l'humidité et du froid et se couvrir le corps de flanelle.

2° Éviter les poussières et tout ce qui peut irriter l'organe malade, telles que les boissons alcooliques, les mets épicés, vinaigrés, etc.; l'introduction de l'air froid, de parler et tout excès.

3° Pour tisane, faire usage d'une infusion de fleurs de mauve en cas d'irritation ou de feuilles de sauge et de romarin, sucrée avec du sirop de gomme.

4° Des sinapismes aux jambes et un vésicatoire à la partie antérieure du cou.

5° Gargarismes émollients, narcotiques à l'état aigu et astringents n° 63 en cas de chronicité.

6° Frictions avec la pommade n° 15, et en cas de syphilis, traitement mercuriel avec le protoiodure d'hydrargyrium.

ART. 4. — Du pseudo-croup.

Synonymie. — Pseudo-croup. Laryngite striduleuse, spasmodique.

Définition. — On entend par pseudo-croup ou laryngite striduleuse, une inflammation superficielle de la muqueuse s'étendant quelquefois jusqu'à la trachée (trachéite pseudo-membraneuse) et même aux bronches (bronchite pseudo-membraneuse) donnant lieu à des accidents de suffocation souvent formidables, qui reviennent par accès.

Étiologie. — Le jeune âge, les saisons froides, les refroidissements brusques.

Symptômes. — Légère inflammation de la muqueuse, suivie d'une attaque brusque et violente de suffocation, le plus ordinairement au milieu du sommeil, avec une toux forte, sonore, rauque, ressemblant aux aboiements d'un jeune chien, revenant par quintes plus ou moins prolongées et très-fatigantes. Respiration accélérée, haletante, avec sifflement aigu pendant ·l'inspiration ; le petit malade est inquiet, effrayé, s'agite et pousse des cris d'une voix enrouée ; quelquefois il y a aphonie. Après une heure et plus, le calme renaît et l'enfant reprend ses jeux, jusqu'à ce qu'un nouvel accès revienne.

Marche. Durée. Terminaison. — Essentiellement aiguë. Le premier accès est ordinairement le plus fort, les autres suivent en diminuant graduellement, pendant trois jusqu'à quinze jours ; devenant rarement fatale.

Lésions anatomiques. — Le larynx est exempt d'altération à moins qu'il n'y ait des complications.

Diagnostic. — Avant le premier accès, peu ou point de fièvre et un simple enrouement ; toux légère. Dans les intervalles des accès, absence presque complète de symptômes ; voix altérée, pas d'engorgement des ganglions lymphatiques, pas d'expectoration de fausses membranes, et la violence des accès va en diminuant.

Pronostic. — Peu grave, plus effrayant que dangereux.

Traitement. — Gargarismes et tisanes adoucissants, émollients. Laxatifs ; une émulsion avec l'huile de ricin. Des lavements au miel mercuriel. Vomitifs. Tartre stibié, l'ipécacuanha n° 64, le calomel en poudre n° 65, le sulfate de cuivre n° 66, l'asa fœtida par la bouche n° 67 et en lavements n° 68. La saignée, les sangsues. Les vésicatoires, les sinapismes aux extrémités, et enfin, pour dernière ressource, la trachéotomie.

Prescriptions. — 1° Débarrasser le cou de l'enfant de tout ce qui le couvre et puisse le gêner.

2° Entretenir une température de 14 à 15 degrés centigrades et rendre l'air humide en faisant évaporer de l'eau bouillante dans la chambre.

3° Éviter les courants d'air trop froids et le couvrir avec soin de couvertures de laine.

4° Faire boire l'enfant le plus souvent possible pour tenir constamment la gorge humectée par des tisanes émollientes.

5° Si l'enfant est assez grand pour pouvoir se gargariser, faire usage d'une décoction de racine de guimauve et de sirop de mûres.

6° Le purger avec de l'huile de ricin.

Art. 5. — Du croup.

Synonymie. — Croup. Laryngite pseudo-membraneuse. Diphthérite ou angine trachéale ou bronchique.

Définition. — On entend par croup, une inflammation aiguë du larynx, s'étendant jusqu'à la trachée-artère et même jusqu'aux bronches, caractérisée par une production de fausses membranes, suite d'exsudation d'une lymphe plastique, de nature albumineuse.

Étiologie. — L'enfance. Les brusques variations barométriques et thermométriques, principalement au printemps et à l'automne, un refroidissement, une mauvaise santé, une délicate et lymphatique constitution, une affection catarrhale antérieure. Les habitations malsaines ou nouvellement construites. Les épidémies de fièvres exanthémateuses ; la contagion.

Symptômes. — Au début mal de gorge. Quelquefois céphalalgie, frissons, fièvre, gonflement douloureux des ganglions sous-maxillaires ; toux sèche et expectoration de grandes quantités de mucus. La gorge est rouge, les amygdales gonflées et il y a des petites plaques blanches au voile du palais, à la luette et surtout aux tonsilles, quelquefois même aux fosses nasales, avec coryza qui se distingue par un suintement séreux, jaunâtre et fétide. Souvent il débute d'emblée ; un abattement, de la lassitude, de l'agitation et insomnie; la voix est enrouée, la respiration précipitée et, dans le croup confirmé, le premier symptôme est la toux croupale, c'est-à-dire toux imitant l'aboiement d'un jeune chien, et le malade éprouve un sentiment de resserrement à la gorge, un étranglement par un corps étranger; il renverse sa tête en arrière et s'il expectore il rejette quelquefois des lambeaux membraniformes. Si la maladie s'étend jusqu'à la trachée et surtout aux bronches (bronchite pseudo-membraneuse) ces membranes sont tubulées, canaliculées, arborisées même. La voix est alors très-altérée et la respiration gênée avec inspiration sifflante. Pendant l'accès il se manifeste des symptômes de suffocation, d'asphyxie, une agitation convulsive. Le pouls est à 120, même 180, mais l'intelligence reste intacte.

Marche. Durée. Terminaison. — Toujours aiguë et par accès, débutant souvent d'une manière brusque, le plus souvent la nuit; durant de trois à douze jours, et si on tarde d'employer un traitement énergique, il se termine fréquemment au milieu d'un violent accès de suffocation, d'une manière funeste ou par apoplexie.

Lésions anatomiques. — Le larynx et le pharynx, etc., sont couverts par de fausses membranes d'un blanc grisâtre, quelquefois jaune ou brunâtre, sanieuses, se prolongeant jusque dans la trachée, les bronches, les fosses nasales; la muqueuse est rouge, épaissie, ramollie, et dans la bronchite pseudo-membraneuse, en incisant le tissu pulmonaire, on fait sortir, par la pression, des ouvertures bronchiques, de petits cylindres blancs, ou si on saisit la pseudo-membrane dans un tronc bronchique d'une certaine grosseur on réussit à retirer quelquefois un produit morbide ressemblant à une racine avec son chevelu.

Diagnostic. — Toux croupale qu'il faut avoir entendue une fois pour ne plus la méconnaître; inflammation des voies respiratoires avec production de fausses membranes, suffocation extrême, par accès; sifflement lors de la respiration, masquant le bruit vésiculaire, toux par quintes plus ou moins violentes, extinction de voix, engorgement des ganglions avec fièvre.

Pronostic. — Toujours très-grave, à moins d'un traitement très-énergique et encore dès le début de la maladie. Ne récidivant presque jamais.

Traitement. — Saignées générales et locales suivant la constitution des malades, le degré d'inflammation et des symptômes dominants, combinées avec d'autres moyens antiphlogistiques, comme tisanes adoucissantes, émollientes, air chaud, vapeur humide. Les vomitifs avec l'émétique et l'ipécacuanha n° 69 ou 70; les purgatifs, mais surtout le calomélas en poudre n° 71, et extérieurement la pommade n° 15 pour frictions sur le cou et la poitrine; le chlorate de potasse à l'intérieur et en lotions à la dose de 1 à 4 grammes. Le sulfure de cuivre à la dose de 10 centigrammes mêlé à du sucre en poudre, toutes les dix minutes à une demi-heure, selon l'urgence. Les dérivatifs, sinapismes, vésicatoires. Les cautérisations avec l'acide hydrochlorique ou une solution concentrée de nitrate d'argent; l'alun en poudre, le calomélas uni au sucre par insufflation, et enfin la trachéotomie.

Prescriptions. — 1° Tenir l'enfant chaudement et faire boire une tisane de mauves ou de violettes sucrée avec du sirop de gomme.

2° De la potion n° 69 ou 70 on fera prendre une cuillerée à dessert toutes les dix minutes, jusqu'à ce qu'on ait obtenu trois à quatre vomissements, après quoi on ralentira insensiblement, suivant l'intensité de la toux et les indications, en ayant égard à l'état général du petit malade.

3° Faire deux à trois fois par jour une cautérisation avec une solution concentrée de nitrate d'argent, etc.

4° Toutes les quatre heures on fera une friction sur le cou et le sternum avec la pommade n° 15.

5° Donner matin et soir un lavement purgatif, et si l'état nerveux, le spasme de la glotte persistent malgré les vomissements de fausses membranes, on fera prendre un lavement émollient avec addition de 2 à 3 grammes d'asa fœtida et on donnera le calomélas à l'intérieur n° 71, de demi en demi-heure ou toutes les heures.

6° Promener des cataplasmes sinapisés sur la partie interne des cuisses, des jambes et les pieds; s'il y a imminence de suffocation, appliquer un vésicatoire sur le haut du sternum et des sangsues aux deux côtés du cou, même une saignée de 200 à 250 gr. pour remédier à la congestion pulmonaire ou du cerveau.

7° La trachéotomie comme dernière ressource.

ART. 6. — De l'œdème de la glotte.

Synonymie. — Œdème de la glotte. Laryngite ou angine œdémateuse et séro-purulente. Laryngite sous-muqueuse ou sous-glottique.

Définition. — On entend par œdème de la glotte, une affection dans laquelle, à la suite d'une inflammation peu intense, de la formation d'un abcès ou bien de l'inflammation des bords d'un ulcère récent ou ancien, les replis muqueux du larynx s'infiltrent de sérosité mêlée ou non de pus, obstruent l'ouverture de la glotte et donnent lieu aux symptômes de l'asphyxie.

Étiologie. — Les affections, lors de la convalescence, et les maladies chroniques qui ont affaibli les sujets ou détérioré profondément leur santé : comme une phthisie pulmonaire, une fièvre typhoïde, une laryngite ulcéreuse chronique. Le refroidissement chez les convalescents, l'ingestion de substances irritantes, caustiques. Des corps étrangers.

Symptômes. — Frissons, fièvre plus ou moins forte, douleur intense, tuméfaction du cou, gêne de la respiration, suffocation; des abcès, infiltration des bords de la glotte. Déglutition douloureuse, même impossible. Voix altérée, même éteinte. Inspiration difficile, expiration facile. Expectoration quelquefois glaireuse ou comme dans la laryngite ulcéreuse ou striée de sang, s'il y a rupture d'un abcès. Pendant les accès il survient une dyspnée excessive et tous les symptômes d'asphyxie sont portés au plus haut degré.

Marche. Durée. Terminaison. — A l'état aigu, les accès se suivent de très-près, à l'état chronique, à quelques jours de distance; durant de dix minutes à une heure et n'excédant rarement plus de cinq à six par jour, pour se terminer par suffocation ou des congestions pulmonaires, apoplectiques.

Lésions anatomiques. — Les bords de la glotte sont tuméfiés, déformés; les tissus sous-muqueux sont infiltrés d'un liquide purulent ou séro-purulent; quelquefois les cartilages sont cariés, ossifiés; les abcès contiennent un pus phlegmoneux, une sanie liquide.

Diagnostic. — Voix altérée, douleur dans le larynx avec accès de dyspnée très-violente, suffocation. Expectoration muqueuse, mucoso-purulente ou sanieuse, par le toucher on peut souvent constater un bourrelet à la partie supérieure du larynx.

Pronostic. — Très-grave, à moins que l'inflammation ne soit très-superficielle.

Traitement. — Saignée générale et locale, vésicatoire depuis la partie supérieure du larynx jusqu'au sternum; l'émétique en lavage. Sinapismes aux extrémités. Le calomel à l'intérieur et en friction sur le cou. L'iodure de potassium; l'émétique à dose

vomitive et le croton tiglium comme purgatif drastique. La cautérisation avec le nitrate d'argent. Des scarifications, la laryngotomie ou laryngo-trachéotomie.

Art. 7. — De l'aphonie.

Synonymie. — Aphonie. Extinction de voix. Dysphonie.

Définition. — On entend par aphonie, la perte plus ou moins
complète du timbre de la voix, avec conservation de la parole et
sans lésion organique appréciable à laquelle on puisse la rapporter.

Étiologie. — Les refroidissements subits, surtout en buvant
froid ayant bien chaud. La fatigue de parler en public. Une
émotion vive. Une constitution nerveuse. L'hystérie. L'approche
ou la suppression brusque des menstrues. Une maladie des organes génitaux. La présence de vers. Une lésion traumatique
des nerfs récurrents. L'intoxication saturnine, conséquence de la
paralysie des muscles intrinsèques du larynx.

Symptômes. — Impossibilité de rendre un son clair malgré
de grands efforts, phénomène survenant le plus souvent subitement, quelquefois d'une manière insensible; alors on doit craindre
une phthisie laryngée ou trachéale.

Marche. Durée. Terminaison. — Capricieuse comme toutes
les névroses; tantôt lente, continue, tantôt intermittente, tantôt
disparaissant sans causes appréciables, quelquefois ne se terminant qu'avec la vie après beaucoup d'années.

Lésions anatomiques. — Insaisissables.

Diagnostic. — Plus ou moins facile, selon qu'on peut reconnaître les causes déterminantes, soit internes, soit externes,
comme tumeurs dans le voisinage du nerf récurrent; mais surtout l'extinction de la voix.

Pronostic. — Rarement fâcheux dans l'aphonie simple, mais
souvent très-rebelle; dans le cours d'une autre maladie, on peut
l'admettre comme un signe d'une terminaison funeste.

Traitement. — Les émollients au commencement, les révulsifs, comme l'huile de croton tiglium en frictions; les vésicatoires
sur la partie antérieure du cou, les sinapismes aux extrémités,
même la saignée, si elle paraît indiquée. Les purgatifs avec le
calomel et le jalap. Les vomitifs avec le tartre stibié. Les gargarismes astringents, alunés, quand l'inflammation est peu intense. La cautérisation avec le nitrate d'argent, l'ammoniaque.
Les cigarettes avec du papier brouillard saturé avec une solu-

6.

tion de nitrate de potasse et enduit de la teinture de benjoin. La
teinture éthérée de succin à la dose d'un gramme dans une potion gommeuse. Dans le cas d'une affection saturnine, les bains
sulfureux. La strychnine n° 10. Le galvanisme et l'électro-puncture, pour combattre les paralysies.

ART. 8. — Des polypes, végétations, cancers du larynx, hydatides, calculs, etc.
Affections presque toujours au-dessous des ressources de l'art et qui n'ont
d'importance réelle pour le praticien que relativement au diagnostic.

Définition. — On entend par polypes diverses excroissances,
variables par la forme, le volume, la consistance et la structure,
et qui se développent dans les cavités tapissées par les membranes
muqueuses.

Étiologie. — Le plus souvent les causes sont inconnues, quelquefois un principe syphilitique.

Symptômes. — Quelquefois la respiration est libre dans certains moments, d'autres fois gênée, ce qui peut s'expliquer par
le déplacement des polypes. La voix, d'abord rauque, se perd insensiblement; le malade a la sensation d'un corps étranger, sans
douleur dans le larynx, souvent une dyspnée extrême, l'inspiration sifflante se fait avec de grands efforts, et la suffocation est
de plus en plus anxieuse, à mesure qu'ils prennent du développement. En cas de cancer, le malade maigrit et prend une teinte
jaune terreuse.

Marche. Durée. Terminaison. — La marche est toujours lente,
la durée souvent des années, et la terminaison, le plus souvent
la mort par asphyxie, si on ne parvient pas à combattre ces affections par les moyens chirurgicaux.

Lésions anatomiques. — Tumeurs tantôt lisses, tantôt présentant des aspérités, fibreuses et résistantes, fixées par des pédi-
cules, le plus souvent minces. Dans le cas de cancer, les tumeurs
sont dures, difficiles à inciser, à l'intérieur ramollies, de consistance crémeuse, quelquefois ulcérées.

Diagnostic. — Facile si on peut constater la maladie par le
toucher ou la vue, et quelquefois un traitement antisyphilitique
met hors de doute la nature de l'affection; dans les cas contraires, très-obscur.

Pronostic. — Presque toujours grave quant à l'issue si un traitement antisyphilitique n'est pas suivi d'une amélioration ou si
on ne peut pas remédier par une opération chirurgicale.

Traitement. — Palliatifs le plus souvent, et si la suffocation est imminente, la laryngotomie ou la trachéotomie pour extirper la tumeur. Dans le cas de végétations, les cautérisations, et si elles sont ou si on les suppose de nature syphilitique, on aura recours à un traitement mercuriel énergique.

CHAPITRE III

DES MALADIES DE LA TRACHÉE.

ART. 1er. — De la trachéite simple.

ART. 2. — De la trachéite pseudo-membraneuse.

ART. 3. — De la trachéite ulcéreuse ou phthisie trachéale.

N. B. — Il est inutile d'en parler, car ce ne serait que répéter ce que j'ai dit dans les articles précédents qui traitent des maladies du larynx. Elles offrent les mêmes symptômes, sont produites par les mêmes causes, réclament le même traitement et ne diffèrent que parce que l'inflammation a pris pour lieu de prédilection la trachée, au lieu de s'étendre du larynx à la trachée, comme cela arrive pour le croup ordinairement.

CHAPITRE IV

DES MALADIES DES BRONCHES.

ART. 1er. — De l'hémoptysie.

Synonymie. — Hémoptysie. Pneumorrhagie. Vomissement de sang.

Définition. — On entend par hémoptysie toute évacuation de sang provenant soit d'une exhalaison de la membrane muqueuse des bronches, soit d'une rupture d'un vaisseau plus ou moins volumineux de la poitrine.

Étiologie. — La jeunesse, une constitution délicate, un tempérament sanguin. L'abus des boissons alcooliques et des plaisirs vénériens ; la fatigue et les grands efforts de la voix ; les coups violents sur la poitrine, une blessure du poumon. Une émotion vive. Les suppressions des flux sanguins, comme menstrues, hémorrhoïdes. La violence de la toux et toutes les causes de congestion vers les poumons. La tuberculisation du poumon, les affections organiques du cœur, les anévrysmes de l'aorte.

Symptômes. — De la chaleur et un sentiment de pesanteur dans la poitrine, souvent aussi de l'oppression ; une toux sèche suivie d'un crachement ou même d'une espèce de vomissement de sang noir, quelquefois liquide, vermeil, spumeux, en plus ou moins grande quantité. Les malades ont une saveur salée ou un goût de sang dans la bouche, et se plaignent d'un bouillonnement dans la poitrine. Par l'auscultation on constate l'existence de bulles plus ou moins nombreuses, constituant le râle sous-crépitant. Si le danger devient imminent, la face pâlit, les extrémités se glacent et le corps se couvre d'une sueur froide ; le pouls devient petit, fréquent, irrégulier et des syncopes, même des convulsions se manifestent, quelquefois une sorte d'asphyxie.

Marche. Durée. Terminaison. — Intermittente et se répétant à des intervalles plus ou moins longs, durant un temps indéterminé et se terminant soit par une recrudescence de la maladie dont elle n'est qu'un symptôme, soit par la mort, si elle est occasionnée par la rupture d'un anévrysme dans les grosses bronches ou dans la trachée.

Lésions anatomiques. — Décoloration des tissus, engorgement des poumons, injection de la muqueuse bronchique avec amas de sang spumeux ou coagulé dans les bronches. Les lésions de la phthisie pulmonaire, d'une affection du cœur ou anévrysme de l'aorte.

Diagnostic. — Crachements d'un sang vermeil, spumeux, à la suite d'efforts de toux plus ou moins intenses, donc impossibilité de la méconnaître.

Pronostic. — Toujours grave, surtout parce qu'on peut le plus souvent craindre qu'elle ne soit qu'un symptôme d'une phthisie tuberculeuse ou d'une affection du cœur, de l'aorte.

Traitement. — Évacuations sanguines. Sinapismes aux extrémités inférieures. L'eau froide en compresses et pour boisson. Une cuillerée de sel marin qu'on prend dans la bouche pour le laisser fondre, puis on boit lentement quelques gorgées d'eau froide. Le nitre avec la crème de tartre n° 72. L'acide sulfurique

n° 73. Le perchlorure de fer n° 74. L'alun, l'extrait de ratanhia
n° 75. Le tannin n° 76. Le tartre stibié à dose vomitive.

Prescriptions. — 1° Repos absolu et se tenir couché, de manière que la tête soit notablement plus élevée que le restant du corps.

2° Éviter la chaleur de l'appartement et toutes les émotions vives; parler le moins possible et éviter de tousser.

3° Prendre journellement des lavements pour avoir le ventre libre et éviter toute espèce d'efforts.

4° Pour tisane une décoction de quinze grammes de racine de ratanhia pour mille grammes d'eau édulcorée avec cent à deux cents grammes de sirop de grande cousoude ou le petit-lait aluné, et la potion n° 73.

5° Promener des sinapismes sur les extrémités inférieures et en cas d'indication, de pléthore, une saignée d'une palette, répétée toutes les dix heures. Diète absolue, du bouillon froid.

ART. 2. — De la bronchite aiguë.

Synonymie. — Bronchite. Catarrhe pulmonaire. Rhume de poitrine. Toux quand elle est sèche et bronchorrhée si l'expectoration est excessive.

Définition. — On entend par bronchite aiguë, toute inflammation plus ou moins violente, envahissant une plus ou moins grande étendue de la membrane muqueuse qui tapisse l'arbre bronchique, caractérisée par une toux, de l'enrouement et une expectoration plus ou moins abondante.

Étiologie. — Les constitutions délicates, un tempérament lymphatique, une éducation féminine. Le printemps et l'automne à cause des variations thermométriques et barométriques. Le passage subit d'une température chaude à une plus froide, l'humidité, le froid des pieds et en général toute espèce de refroidissement. Des irritations directes par des vapeurs âcres, les poussières irritantes, un coryza intense dont l'inflammation de la membrane muqueuse gagne les bronches. Les maladies éruptives et autres inflammations antérieures des organes de la respiration.

Symptômes. — Une toux sèche, précédée le plus souvent d'un coryza avec légère irritation dans le larynx et la trachée ou à la racine des bronches, accompagnée d'un peu d'oppression, un sentiment de constriction derrière le sternum, sans que la santé en général soit troublée. A un degré plus fort, un sentiment d'ardeur, de picotements, de titillation dans la gorge qui provoque une toux presque continuelle; quelquefois avec fièvre plus ou moins intense. Inappétence, douleurs dans la poitrine et surtout derrière le sternum, avec expectoration d'abord séreuse, filante et plus tard opaque, jaune, jaune verdâtre. Par l'auscultation on constate un râle muqueux, et si l'inflammation atteint une partie des extrémités des bronches, un râle sous-crépitant des deux côtés de la base de la poitrine. La percussion offre rarement quelque chose d'anormal, à moins de complications, comme engorgement pulmonaire, etc. Le pouls est dur, plein et dépasse souvent cent pulsations. Soif vive, urines sédimenteuses. Si l'inflammation s'étend jusqu'aux extrémités des plus petites ramifications bronchiques, on a affaire à ce qu'on appelle la bronchite capillaire. Alors tous les symptômes s'exaspèrent, la dyspnée est violente, les quintes de toux fatiguent et brisent les malades, qui se tiennent debout sur leur séant, la tête penchée en avant, ou prennent des positions bizarres, se couchant à plat ventre, laissant pendre leur tête hors du lit; l'anxiété est extrême, la suffocation leur paraît imminente et, si on ne réussit pas à les faire expectorer, ils succombent par asphyxie.

Marche. Durée. Terminaison. — Peu de jours suffisent ordinairement à la guérison quand elle est légère, quinze jours, même un mois sont quelquefois nécessaires si elle est intense; d'autant plus qu'elle récidive facilement pour la moindre cause, et la bronchite capillaire devient souvent mortelle en six ou huit jours au plus.

Lésions anatomiques. — Dans les grosses bronches on trouve la muqueuse rouge, épaissie; quelquefois, si l'inflammation a duré longtemps, ramollie et d'un aspect granulé. Dans les petites ramifications ces altérations se manifestent par la perte de la transparence de la membrane et par l'obstruction d'un mucus visqueux, quelquefois épais ou puriforme, qui remplit tous les canaux aériens, de manière à ne plus permettre l'entrée de l'air. Les ganglions sont rouges et friables. Les cavités droites du cœur et tout le système veineux sont distendus par le sang, et les organes cérébraux et abdominaux sont congestionnés par suite de la stase sanguine.

Diagnostic. — L'absence de matité et de tout bruit anormal ou seulement quelques bulles de râle muqueux et un peu de râle sonore dans les grosses bronches suffisent pour reconnaître la bronchite simple, légère. La douleur sous-sternale, la sonorité de

la poitrine et l'existence, aux deux côtés de la partie inférieure
et postérieure des poumons, d'un râle sous-crépitant dans toute
la poitrine, enfin l'anxiété extrême, jointe à la dyspnée intense
après chaque quinte de toux, dénotent suffisamment la bronchite
capillaire.

Pronostic. — Peu grave en général, à moins qu'elle ne soit très-
intense et qu'on la néglige. En récidivant plusieurs fois, elle
peut amener toutes les affections des organes de la respiration,
comme phthisie, et de la circulation, comme hypertrophie du
cœur, et surtout accélérer leur marche et hâter l'issue funeste.
Quant à la bronchite capillaire un peu intense, elle est toujours
très-grave et souvent mortelle.

Traitement. — Dans la bronchite légère on évitera les refroidissements, le passage d'une atmosphère chaude à une plus
froide ainsi que le froid et l'humidité des pieds. On boira pour
tisane une infusion de fleurs de mauve, coupée avec une solution
de gomme et sucrée avec du sirop capillaire. On suivra un
régime doux et on entretiendra le ventre libre avec des lavements à l'eau de graines de lin. Si la toux est sèche on commencera par la potion émulsionnée n° 78, puis on aura recours
à la potion calmante n° 48. Dans la bronchite fébrile on employera
les mêmes moyens en augmentant la dose de sel de nitre dans
les potions et on prendra des bains de pieds sinapisés; on promènera des sinapismes sur la partie interne des cuisses et des
jambes en même temps qu'on appliquera un vésicatoire sur la
poitrine, et on aura recours, si la toux est intense pendant la
nuit, à quelques pilules opiacées n° 77, surtout s'il y a indication de tirer du sang. Dans la bronchite capillaire, tous ces
moyens doivent être énergiquement employés et on cherchera à
nettoyer les bronches, soit avec les potions calmantes et expecto-
rantes nᵒˢ 79 et 80, soit par des potions vomitives avec le tartre
stibié uni à l'ipécacuanha.

ART. 3. — De la bronchite chronique.

Synonymie. — Bronchite chronique. Catarrhe bronchique.
Toux habituelle.

Définition. — On entend par bronchite chronique, toute affection qui, à la suite d'une inflammation intense des bronches,
continue à se manifester par une toux habituelle.

Étiologie. — Toutes les causes de bronchite aiguë. Les bronchites antérieures ou mal soignées. La répercussion des éruptions cutanées, la suppression de divers flux ou d'un exutoire. Les congestions ou stases de sang au poumon, produites par des suppressions de pertes de sang ou un vice de conformation dans les organes de la circulation.

Symptômes. — Souvent douleurs vagues derrière le sternum, sensation de plénitude dans la poitrine qui invite le malade à la toux, qui est quelquefois fatigante si l'expectoration ne se fait pas facilement. Elle est presque toujours plus fréquente le matin et souvent le soir que dans la journée. Les crachats sont opaques, d'un blanc sale, grisâtres ou verdâtres, quelquefois perlés, petits, arrondis. Dans quelques cas rares on a vu rejeter des fausses membranes tubulées après une crise intense, comme dans le croup. Par l'auscultation on constate en bas, des deux côtés et en arrière de la poitrine, un râle sous-crépitant, principalement à droite; vers la racine des bronches on entend un râle ronflant et sibilant. La santé générale est ordinairement bonne, à moins de complications, et il n'y a ni trouble des fonctions digestives, ni amaigrissement, ni fièvre.

Marche. Durée. Terminaison. — C'est presque toujours à la suite d'une ou plusieurs bronchites aiguës que des signes d'irritation quelquefois très-légers persistent, avec une expectoration plus ou moins abondante, qui se prolonge d'une manière continue pendant des années avec des intermittences plus ou moins longues, surtout pendant la belle saison, mais persistant jusqu'à la fin de l'existence, qui survient le plus souvent à la suite d'une nouvelle bronchite aiguë, capillaire, ou une pneumonie catarrhale, ou toute autre complication.

Lésions anatomiques. — Muqueuse bronchique d'un rouge violacé, brunâtre, grisâtre, terne, rugueuse, finement granulée, épaissie, ramollie. Obstruction des bronches par un mucus puriforme ou visqueux. Les bronches sont souvent dilatées et quelquefois leurs ganglions sont plus volumineux.

Diagnostic. — Les antécédents suffisent pour ne pas la confondre avec une pneumonie chronique où il y a fièvre, dépérissement, râle sous-crépitant d'un côté seul, à moins d'une double pneumonie, ce qui est fort rare; ni avec une pleurésie chronique ou la phthisie, où par la percussion on constate une matité aux points qui sont le siége de l'affection, comme sous les clavicules chez les phthisiques.

Pronostic. — Peu dangereuse par elle-même; elle ne le devient que par des complications et surtout chez les vieillards, quand il survient une nouvelle bronchite aiguë ou une pneumonie.

Traitement. — Rarement quelques petites émissions sanguines, s'il y a indication, comme chez les sujets pléthoriques. Tisane émolliente, la mauve, guimauve; plus tard légèrement stimulante avec les sommités d'hysope, les fleurs de tussilage, le lierre terrestre, édulcorée avec le sirop de Tolu; enfin les amères, surtout la décoction de lichen. Le goudron, 100 grammes pour un litre d'eau, par verre coupé avec du lait et sucré avec du sirop de Tolu; le copahu à la dose de dix à trente gouttes deux à trois fois par jour; les Eaux-Bonnes des Pyrénées sont souvent suivies de bons résultats. La potion calmante n° 48, une décoction de polygala n° 81, pour favoriser l'expectoration, et si la toux est intense, empêche le malade de dormir, l'opium en pilules n° 77, et pour hâter et favoriser l'expulsion des crachats, le sirop d'ipécacuanha à dose vomitive chez les enfants et 10 à 15 centigrammes d'émétique en solution aux adultes. Les vésicatoires.

ART. 4. — Des dilatations des bronches et de leur rétrécissement.

Synonymie. —

Définition. — On entend par dilatation des bronches, toute augmentation, et par rétrécissement une diminution plus ou moins considérable de leur diamètre, sur un ou plusieurs points ou dans toute leur étendue.

Étiologie. — Les constitutions lymphatiques, l'anémie, la chlorose. Les bronchites intenses, capillaires, et en général tous les violents efforts pendant la toux ou une suffocation occasionnée par une accumulation excessive de crachats. La coqueluche.

Symptômes. — Toux fréquente, opiniâtre, grasse avec expectoration comme dans la bronchite chronique, mais en plus grande quantité à la fois. Oppression légère et respiration peu gênée. Par la percussion on constate quelquefois un peu de matité, surtout s'il y a une accumulation notable de crachats. Par l'auscultation on constate un souffle bronchique accompagné de bronchophonie et souvent la respiration est caverneuse, il existe de la pectoriloquie et on entend un râle humide, muqueux.

Marche. Durée. Terminaison. — Ordinairement lente avec

exaspérations lors de nouvelles bronchites; durant quelquefois plusieurs années, et s'il ne survient pas une pneumonie ou une autre complication elle peut n'être jamais mortelle.

Lésions anatomiques. — On trouve souvent une ou plusieurs bronches dans une assez grande étendue, quelquefois extrêmement dilatées, et quelquefois des dilatations globuleuses de la grandeur d'une noix ou en forme de chapelet. La muqueuse est épaissie, granulée à sa surface, d'un rouge plus ou moins foncé, bleuâtre et ramollie; dans les dilatations congénitales, les parois de la portion des bronches dilatée sont minces, transparentes, globuleuses et contiennent beaucoup de crachats.

Diagnostic. — Toux habituelle, oppression sans point de côté, ni crachats pneumoniques, dépérissement peu notable et en général aucun symptôme de pneumonie ou de phthisie.

Pronostic. — Rarement mortelle par elle-même, mais grave par la facilité avec laquelle les malades contractent des affections aiguës de la poitrine : la plupart succombent par une pneumonie.

Traitement. — Les calmants et les expectorants, et si la toux s'amende, les amères, les toniques, les eaux sulfureuses et même le fer, contre l'état anémique, etc.

N. B. — Quant à l'affection contraire, le rétrécissement des bronches, le praticien est réduit aux palliatifs; les émollients, les dérivatifs, pour éviter autant que possible les progrès.

Art. 15. — De la coqueluche.

Synonymie. — Coqueluche. Toux convulsive. Spasme bronchique. Toux bleue.

Définition. — On entend par coqueluche, une affection caractérisée par une toux convulsive, remarquable par ses quintes et la suspension momentanée de la respiration, due à un spasme bronchique, se terminant le plus souvent par une longue inspiration sifflante

Étiologie. — L'enfance. Les variations barométriques et thermométriques. Un principe épidémique. La contagion.

Symptômes. — Au début une simple bronchite légère, mais avec de l'abattement, de la tristesse, de l'assoupissement, de l'anxiété et de l'irritation, suivie après quelques jours de légères quintes de toux, de peu de durée et à de longs intervalles; quand la coqueluche est confirmée, les secousses de la toux sont courtes, réitérées, le malade se tient debout et cherche un point d'appui, la face est tuméfiée, violacée, les yeux saillants et larmoyants, les veines gonflées et on voit apparaître des symptômes d'asphyxie ; des hémorrhagies par le nez, la bouche, les oreilles ; le malade rend quelquefois des matières alimentaires, plus souvent des mucosités filantes, incolores. En dehors des quintes, qui sont quelquefois au nombre de dix, douze à vingt, mais aussi de plus de cinquante dans les vingt-quatre heures ; la santé ne paraît nullement altérée et on voit souvent l'enfant, aussitôt la quinte passée, retourner à ses jeux. Vers le déclin de la maladie, les quintes diminuent d'intensité, sont plus courtes et reviennent à des intervalles plus longs pour s'éteindre insensiblement, à moins de complications comme pneumonie aiguë, pleurésie, tuberculisation du poumon.

Marche. Durée. Terminaison. — Une période d'invasion, catarrhale ; puis la coqueluche confirmée, qui a ses périodes d'augmentation, stationnaire et de déclin, durant en tout de quinze jours à quelques mois et se terminant le plus souvent favorablement, à moins de complications survenant surtout dans les voies respiratoires.

Lésions anatomiques. — Les lésions qu'on rencontre peuvent toujours être attribuées aux complications ou être consécutives à des affections antérieures ; on peut donc admettre que la maladie est une véritable névrose des voies respiratoires.

Diagnostic. — Toux quinteuse, se terminant par une longue inspiration sifflante suivie d'une expiration courte et souvent de véritables vomissements de glaires, souvent d'aliments, parfois de sang, occasionnés par la violence de la toux, sans symptômes généraux, à moins de complications.

Pronostic. — Peu grave, à moins que le malade soit très-jeune, d'une constitution délicate et la maladie très-intense. En cas de complications, comme pneumonie, emphysème vésiculaire ou interlobulaire, elle se termine presque toujours d'une manière funeste.

Traitement. — Éviter le froid et surtout de respirer l'air froid ; les contrariétés, les cris, pleurs, etc., et surtout le voisinage d'autres malades atteints de la même affection. Couvrir le corps de flanelle, ne manger que des mets de facile digestion et rafraîchissants ; s'il est possible, s'éloigner de la contrée qu'on habite. L'opium, la belladone n° 82, la jusquiame avec l'ipécacuanha n° 83, une potion calmante n° 48, le calomélas à dose purgative et en frictions avec la pommade nº 15 sur le creux de l'estomac et le sternum. Le chloral à la dose d'une à quatre cuillerées. L'oxyde de zinc, le sulfure de potasse, le tannin pur avec les fleurs de benjoin, parties égales dont on prendra deux à cinq centigrammes toutes les deux heures, surtout dans la période de déclin. Des inhalations des substances volatiles qui se dégagent des matières ayant servi à l'épuration du gaz. Une séance de deux heures chaque jour; trois à trente suffisent ordinairement. Les vésicatoires et autres révulsifs.

ART. 6. — De la grippe.

Synonymie. — Grippe. Catarrhe épidémique. Cocote. Influenza.

Définition. — On entend par grippe, une affection fébrile, essentiellement épidémique, caractérisée localement par une inflammation des muqueuses des voies respiratoires, et un affaissement remarquable qui n'est en rapport ni avec les souffrances, ni avec les lésions locales qu'on observe.

Étiologie. — Les refroidissements dans les temps où règne le génie épidémique encore inconnu de la grippe.

Symptômes. — Sensibilité extrême au froid, abattement, malaise, céphalalgie intense, brisement des membres avec prostration extrême. Coryza plus ou moins fort, quelquefois saignements de nez. Mal de gorge, chaleur sternale avec toux plus ou moins fréquente. Langue blanche, pâteuse; appétit nul, soif modérée, quelquefois constipation, parfois diarrhée. Chaleur de la peau très-élevée, pouls accéléré, fièvre plus ou moins intense, avec redoublement vers le soir, le plus souvent.

Marche. Durée. Terminaison. — Souvent rapide, durant de quatre à douze jours si on se soigne convenablement dès l'invasion, se terminant presque toujours par la guérison, mais avec des convalescences interminables et prédisposant à d'autres maladies, surtout à des pneumonies, la phthisie, etc.

Lésions anatomiques. — Nulles, sinon celles provenant de complications.

Diagnostic. — Quelques-uns des symptômes ci-dessus suffisent, surtout en temps d'épidémie.

Pronostic. — Toujours favorable, sauf chez des phthisiques ou compliquant d'autres maladies sérieuses.

Traitement. — Repos au lit et chercher à transpirer en prenant quelques tasses d'une infusion de fleurs de mauve sucrée avec du sirop de gomme, et d'heure en heure une cuillerée à bouche de la potion calmante n° 48. Lavements à l'eau de graines de lin en cas de constipation et laudanisés en cas de diarrhée. Dérivatifs sur les extrémités inférieures, en cas de céphalalgie, forte toux ou oppression.

Art. 7 — De l'asthme.

Synonymie. — Asthme. Dyspnée. Orthopnée. Emphysème du poumon. Tympanite thoracique.

Définition. — L'asthme consiste en un trouble dans la fonction de la respiration, produit essentiellement par un resserrement spasmodique des bronches et caractérisé par un sifflement dans les inspirations et un bruissement particulier dans l'expiration, avec constriction sous-sternale et paroxysmes intermittents plus ou moins longs, entre lesquels il y a un calme parfait et même retour à la santé, à moins de complications du côté des organes de la respiration, comme irritation ou embarras bronchique, congestion pulmonaire, un état emphysémateux des organes thoraciques, la phthisie, ou des lésions dans l'appareil circulatoire, produites par l'intensité et la fréquence des accès, comme une hypertrophie du cœur et autres lésions organiques, qui deviennent des complications fort graves, rendent les paroxysmes souvent plus fréquents et de plus longue durée.

Étiologie. — Des irritations bronchiques, des affections pulmonaires, des spasmes nerveux, des contractions des muscles, qui produisent un rétrécissement momentané des tuyaux bronchiques. Une constitution débilitée, des congestions sanguines par suite de suppressions habituelles, des métastases; des causes mécaniques ou organiques. L'impression de l'air froid et en général les refroidissements; les variations barométriques et thermométriques; des logements peu espacés et obscurs; certaines poussières, comme effet mécanique, même chimique; certaines odeurs; un régime excitant, échauffant; des émotions vives, les chagrins, contrariétés, accès de colère.

Symptômes. — Respiration pénible et sifflante, oppression extrême; le malade se tient debout, cherche l'air froid et se soutient sur ses coudes pour respirer; sa face, souvent congestionnée, exprime l'effroi, une anxiété extrême et quelquefois tous les signes de l'asphyxie. La toux est sèche ou accompagnée d'expectoration plus ou moins abondante, filante ou épaisse; le pouls est presque toujours normal à moins de complications. Par la percussion du thorax on constate souvent une sonorité plus grande et l'auscultation révèle l'existence des râles sibilant, ronflant, muqueux et sous-crépitant, comme dans la bronchite.

Marche. Durée. Terminaison. — Débutant presque toujours d'une manière brusque et pendant la première partie de la nuit, après une ou deux heures de sommeil. Rarement avant l'âge de trente à quarante ans. Quelquefois précédé de météorisme du ventre, d'éructations, de bâillements. Le plus souvent par accès plus ou moins longs, qui se répètent pendant deux à cinq jours de suite; reviennent à des intervalles plus ou moins longs, même d'une année et plus, pendant lesquels il y a apparence d'un état normal des organes de la respiration. Ce retour à la santé est le plus souvent précédé d'une expectoration particulière, ressemblant beaucoup à du vermicelle cuit, ou par une abondante excrétion d'urine incolore, quelquefois sédimenteuse. Mais on peut dire que la maladie guérit rarement, et si elle ne tue pas par elle-même, elle amène et favorise le développement d'autres maladies qui hâtent l'issue funeste.

Lésions anatomiques. — Comme on n'en meurt pas, elles sont nulles, mais ses complications multiples font qu'on constate chez des asthmatiques des rétrécissements ou dilatations et irritations chroniques des bronches; des adhérences des plèvres; l'œdème, l'hépatisation du poumon, des tubercules et le plus souvent l'emphysème ou l'infiltration de gaz dans le tissu cellulaire interlobulaire ou vésiculaire, caractérisé par une augmentation de sonorité dans les points distendus, dilatés, présentant même des déformations du thorax, des voussures. L'hypertrophie des ventricules, des dilatations anévrysmatiques des cavités, l'ossification des valvules du cœur, des artères et des veines coronaires; l'anévrysme de l'aorte, l'hydropisie du péricarde, l'hydrothorax et des désordres de l'innervation, tels que du cerveau, moelle épinière et des lésions des nerfs, surtout du plexus pulmonaire et des nerfs diaphragmatiques. Tels sont les désordres que l'anatomie pathologique nous révèle.

Diagnostic. — Quant à l'asthme par lui-même, il est facile, il ne faut l'avoir vu qu'une seule fois; mais il s'agit de reconnaître les différents genres, selon les causes déterminantes :

1° L'asthme nerveux, primitif, essentiel, se subdivisant en spasmodique, convulsif, hystérique, suivant les constitutions, les phénomènes, l'hérédité, et qui pourrait bien provenir d'une névrose proprement dite, d'une affection du nerf vague et des plexus pulmonaires qui fournissent les nerfs du conduit aérifère.

2° L'asthme atonique, tenant à la faiblesse des organes respiratoires ou à une débilité générale, après des pertes de sang, dans la chlorose, le scorbut, etc.

3° L'asthme sanguin, suite de congestion des organes de la respiration ou de suppression de pertes de sang habituelles, comme hémorrhoïdes, menstrues, saignements de nez, etc.

4° L'asthme métastatique par déplacement des principes rhumatismaux, arthritiques, syphilitiques, scrofuleux; rétrocession des maladies cutanées ou fermetures d'exutoires ou ulcères anciens, suppression de la transpiration des pieds.

5° Enfin, asthme pour cause mécanique ou organique, comme compression par tumeurs, concrétions pierreuses, tuméfaction du foie et d'autres organes; vices de conformation du thorax, introduction de l'air dans les cellules, emphysème pulmonaire, ou dans le sac pleural, tympanique, thoracique; état pathologique du poumon, phthisie, etc.; du cœur et de ses vaisseaux, comme hypertrophie, dilatation anévrysmale, ossification, polypes, et enfin l'hydropisie de poitrine et l'anasarque générale.

Pronostic. — Rarement, sinon jamais fatal par lui-même; mais si les accès se répètent souvent et durent longtemps, des lésions du poumon et de l'appareil circulatoire, et même des désordres des organes de l'innervation sont à redouter, complications presque toujours mortelles à la longue et même quelquefois d'une manière subite.

Traitement. — On évitera toute espèce de refroidissement en enveloppant le corps de flanelle et on suivra un régime doux et léger, en s'abstenant de boissons excitantes, des spiritueux. On favorisera toutes les excrétions et sécrétions, en tenant le ventre libre par des dérivatifs sur le canal intestinal et des diurétiques et en ayant en même temps recours à des révulsifs sur les extrémités, même à des exutoires, comme vésicatoires, cautères. Pour prévenir l'accès, le malade se fera bassiner son lit, aura un grand feu de cheminée dans la saison froide et ne dormira qu'avec de la lumière. Pendant l'accès, surtout de l'asthme nerveux, le malade prendra une tasse de café récemment brûlé; cherchera à respirer des vapeurs humides ou fera brûler sous ses rideaux de lit du papier poreux, imprégné d'une solution concentrée de nitrate de potasse, préalablement séché. Les cigarés de datura stramonium, la teinture de la lobélie enflée à la dose de 10 à 12 gouttes, toutes les 20 à 30 minutes, dans une cuillerée d'eau sucrée ; les cautérisations du larynx avec l'ammoniaque liquide, les frictions sur le sternum avec la pommade belladonée n° 84. L'extrait gommeux d'opium à la dose de 2 à 3 centigrammes d'heure en heure ; l'ipécacuanha n° 85 et les autres expectorants, la scille, la digitale sont souvent suivis de bons effets. Le soufre doré d'antimoine n° 86, la gomme et le sel ammoniac n° 87, une potion gommeuse avec 4 à 8 grammes d'esprit de nitre dulcifié n° 88, produisent également souvent un soulagement marqué.

Dans l'asthme atonique on prescrira un régime analeptique et on donnera dans les intervalles le quinquina et autres amers, même du fer, et on traitera les maladies occasionnelles, tels que le scorbut, la chlorose, etc. Dans l'asthme sanguin, on recommandera un régime sévère et exclusivement végétal, l'exercice journalier poussé jusqu'à la fatigue ; même une saignée du bras, s'il y a indication, mais plus souvent des sangsues à la base de la poitrine, et encore plus souvent à l'anus ; des ventouses et autres dérivatifs sur les extrémités pour rappeler les pertes habituelles. Dans l'asthme par métastase, on emploiera le traitement de la maladie connue ou supposée et les exutoires.

Dans l'asthme pour cause mécanique ou organique, on combattra ces causes, si cela est possible, et les engorgements et obstructions des viscères par des fondants, tels que l'eau de Vichy, de Carlsbad, etc., et l'état du cœur, des poumons, etc., par des palliatifs, si on n'a pas d'autres ressources, — car si on ne parvient pas toujours à guérir l'asthme et prévenir ses complications, des soins bien entendus et des moyens rationnels modifieront au moins avantageusement sa marche et retarderont quelquefois de longtemps, l'issue funeste.

Art. 8. — Des emphysèmes vésiculaire et interlobulaire.

Synonymie. Définition. — On entend par emphysème vésiculaire une affection qui consiste dans des dilatations plus ou moins considérables des vésicules du poumon, et emphysème interlobulaire si elle est occasionnée par une infiltration d'air ou de gaz dans le tissu cellulaire qui sépare les lobules pulmonaires ; caractérisées par une augmentation de capacité d'une plus ou moins grande étendue de la cavité thoracique, l'augmentation de la sonorité du thorax et la diminution du bruit respiratoire dans les points dilatés.

Étiologie. — Les efforts de la toux, les quintes dans la coqueluche, dans la bronchite, surtout capillaire; dans la phthisie; les efforts pour vomir; ce qui explique pourquoi on a constaté si souvent un état emphysémateux des poumons chez les cholériques. La compression des troncs bronchiques, par une cause mécanique : abcès, tubercules, tumeurs; les grands efforts d'inspiration, ou en courant, soulevant, portant des fardeaux; l'action de jouer des instruments à vent, de vives émotions morales.

Symptômes. — Essoufflement, oppression qui est survenue quelquefois d'une manière brusque, le plus souvent insensiblement. Dyspnée en proportion de l'importance de l'emphysème, laquelle, si elle revient par accès, constitue l'asthme. Saillie du thorax, surtout près des clavicules, avec soulèvement des muscles intercostaux. Augmentation de sonorité et diminution marquée du bruit respiratoire avec râle sifflant ou sonore, ou quelquefois râle sous-crépitant à la partie postérieure et inférieure de la poitrine; et si une véritable affection catharrale survient, la fièvre s'allume, le pouls devient dur et fréquent, la peau chaude, la face animée et on est facilement porté à admettre l'existence d'une pneumonie.

Marche. Durée. Terminaison. — Essentiellement chronique, durant quelquefois, s'il ne survient pas de complication du cœur ou une autre affection pulmonaire, quelques années, même vingt ans, et se terminant rarement d'une manière funeste, à moins d'une maladie intercurrente ou d'une affection organique du cœur dont elle peut être la cause occasionnelle.

Lésions anatomiques. — Dilatation des vésicules pulmonaires dans une partie plus ou moins étendue du poumon, ou accumulation d'air, de gaz entre les lobules et sous la plèvre. Hypertrophie du cœur et autres lésions dues aux complications.

Diagnostic. — Dyspnée avec sonorité exagérée dans le thorax et affaiblissement du bruit respiratoire, voussure claviculaire.

Pronostic. — Peu grave par lui-même le plus souvent, mais entraînant des complications très-souvent fâcheuses.

Traitement. — L'opium à 5 centigrammes en augmentant graduellement jusqu'à 20, même 40 centigrammes dans les vingt-quatre heures. Le datura stramonium, la belladone, les baumes de Tolu, du Pérou; le carbonate d'ammoniaque à la dose de

5 grammes dans 300 grammes d'une décoction de lierre terrestre et 60 grammes de sirop diacode. La ponction.

CHAPITRE V

DES MALADIES DU PARENCHYME PULMONAIRE.

ART. 1er. — De l'apoplexie pulmonaire.

Synonymie. — Apoplexie pulmonaire. Pneumo-hémorrhagie, ou pneumorrhagie. Hémorrhagie interstitielle du poumon.

Définition. — On entend par apoplexie pulmonaire, une congestion violente, avec distension des vésicules pulmonaires et stase de sang dans le poumon, ou déchirure avec extravasation de sang dans le parenchyme de cet organe.

Étiologie. — Une constitution sanguine, l'hypertrophie du cœur, des obstacles au cours du sang par des altérations des vaisseaux pulmonaires ou des désorganisations de la valvule mitrale; une suppression d'une hémorrhagie constitutionnelle ou un épanchement produit par une hémorrhagie interne; une métastase goutteuse; des causes externes, comme coups, chutes; une émotion vive, etc.

Symptômes. — Dans l'apoplexie pulmonaire foudroyante, une altération profonde des traits, une anxiété extrême, de l'oppression, une suffocation, parfois avec expectoration d'un peu de sang, même quelquefois une véritable hémoptysie. Quand l'apoplexie a une marche moins rapide, de nature latente, il se manifeste un sentiment de gêne, de plénitude, d'oppression, de chaleur, de dyspnée, même des douleurs dans la poitrine; la respiration devient embarrassée, profonde, entrecoupée; il existe une véritable orthopnée, on entend une respiration trachéale et une toux plus ou moins vive, provoquée par la présence de crachats souvent sanguinolents ou de sang pur, qui fatigue les malades. Le pouls est fréquent, mou et faible, le malade est pâle, a l'œil hagard et son corps se couvre d'une sueur froide.

Marche. Durée. Terminaison. — Quelquefois la mort a lieu d'une manière foudroyante, quelquefois le malade succombe plus lentement et par une véritable asphyxie après quelques jours; c'est du moins la terminaison la plus ordinaire, s'il y a eu un épanchement notable.

Lésions anatomiques. — Les poumons sont d'un rouge noirâtre, volumineux, lourds, et en les incisant le sang s'écoule difficilement. Les vaisseaux sont considérablement distendus, quelquefois la congestion ne s'étend qu'à une portion d'un lobe pulmonaire, quelquefois on ne trouve qu'un ou plusieurs noyaux apoplectiques, circonscrits, durs et d'une couleur sombre; quelquefois aussi on constate une rupture du parenchyme pulmonaire et l'éruption du sang par la plèvre, et d'autres altérations des organes de la circulation.

Diagnostic. — Si les symptômes qui caractérisent la pneumonie, comme crachats rouillés, fièvre, troubles dans les fonctions digestives manquent et que quelques-uns des symptômes ci-dessus existent, on peut diagnostiquer une apoplexie pulmonaire.

Pronostic. — Toujours d'une gravité extraordinaire, si la respiration est très-gênée, le pouls petit et précipité, et que les extrémités se refroidissent; car alors il faut s'attendre à une terminaison funeste.

Traitement. — Saignées. Sangsues à l'anus. Sinapismes aux extrémités. Nitrate de potasse à haute dose, vingt à trente grammes sur deux cents de limonade; le seigle ergoté à la dose d'un gramme sur cent vingt d'eau distillée de laitue et trente grammes de sirop de grande consoude, à prendre en trois fois, à deux heures d'intervalle. Le tartre stibié, les affusions froides et les moyens employés contre l'hémoptysie.

Art. 2. — De la pneumonie aiguë.

Synonymie. — Pneumonie aiguë. Péripneumonie. Fluxion de poitrine. Pulmonie.

Définition. — On entend par pneumonie, l'inflammation plus ou moins intense avec congestion sanguine du parenchyme pulmonaire.

Étiologie. — L'enfance où le sang circule très-rapidement, et la vieillesse où il circule trop lentement. La pléthore et les excès alcooliques chez l'adulte. Une constitution débile ou minée par des maladies. Les intempéries de l'air, les variations brusques de température, surtout le passage d'un endroit chaud au grand froid, et en général les refroidissements. Une bronchite intense une pneumonie antérieure. Une fièvre éruptive, surtout la rougeole. Une phlébite, la suppression d'hémorrhagies habituelles, une métastase rhumatismale ou goutteuse, une cause traumatique.

Symptômes. — Céphalalgie, un sentiment de malaise, de l'abattement; manque d'appétit, soif intense, une sensibilité extrême pour le froid; des frissons, une fièvre intense; un état bilieux, même des vomissements, rarement de la diarrhée. Le pouls est souvent petit, mou, parfois inégal, intermittent; parce que le sang, ne respirant qu'incomplétement à cause de la douleur, ne circule pas librement, ou parce qu'il y a stagnation, engorgement dans la substance pulmonaire, ou déjà quelquefois hépatisation. La toux, qui ne manque jamais, est quelquefois très-fatigante et augmente l'oppression; mais en engageant le malade à tousser ou à faire de profondes inspirations, le pouls devient sur-le-champ plein et dur. Les urines sont ordinairement rouges, troubles, sédimenteuses, et quand la maladie est confirmée, il y a un point de côté, qui occupe le plus souvent le mamelon et la base de la poitrine, qui est augmenté par les mouvements respiratoires et exagéré par la pression. Cependant le malade se couche de préférence sur le côté affecté pour suppléer en quelque sorte à une prise d'air suffisante, par la dilatation du poumon sain. La figure est rouge, quelquefois plus du côté affecté; la respiration s'accélère à mesure que l'inflammation s'étend, et la toux est suivie d'une expectoration d'abord visqueuse, demi-transparente, aérée, puis par des crachats rouillés, quelquefois orangés, safranés, de couleur de marmelade d'abricots, verte, jus de pruneaux, en plus ou moins grande quantité, et qui adhèrent au vase. Le pouls est alors accéléré, ample, plein, résistant, fort, et à mesure que la maladie s'aggrave, il s'élève à cent, à cent cinquante, même cent quatre-vingts pulsations; le sang, riche en fibrine, forme un caillot dense, couenneux. Par la percussion, on constate une matité plus ou moins marquée dans le point occupé par l'inflammation, et une sensation de résistance, perçue par le doigt. Par l'auscultation on trouve une altération du bruit respiratoire dès le début de la maladie, du côté affecté; et il se joint un râle crépitant, fin, très-sec, à bulles égales, à la fin de chaque respiration. Ce râle lui-même est bientôt remplacé par une respiration bronchique et de la bronchophonie, quelquefois par un bruit de taffetas neuf qu'on déchire ou en froissant une robe de soie. En engageant le malade à tousser, tous ces phénomènes se répètent, à moins qu'il y ait absence complète de la respiration, ce qui arrive dans quelques cas rares et provient probablement de l'hépatisation de l'organe dans une grande étendue. La chaleur de la peau est plus ou moins élevée, brûlante, coïncidant avec des sueurs plus ou moins abondantes, et vers le soir ou pendant la nuit la fièvre redouble. La langue est blanche, pâteuse, couverte d'un enduit épais, et si la maladie s'aggrave de plus en plus, elle devient sèche, dure, rouge, brunâtre; tous les symptômes augmentent d'intensité, la gêne de la respiration devient extrême, l'expectoration difficile; les traits se décomposent, la peau se couvre d'une sueur visqueuse, les dents de fuliginosités, les extrémités se refroidissent et le pouls perd de sa force, augmente de fréquence et devient irrégulier, intermittent; le râle trachéal survient sans que l'intelligence perde son intégrité dans les derniers moments.

Marche. Durée. Terminaison. — La marche est le plus souvent rapide avec des exacerbations plus ou moins marquées le soir et quelquefois des intermittences. Elle peut durer de sept à vingt et quelques jours et se terminer par résolution complète; alors tous les symptômes s'amendent dans le sens inverse de leur apparition, du moins le plus souvent, ou par hépatisation; alors la durée est indéterminée, la résolution ne se fait que lentement et incomplétement; on constate une induration et l'imperméabilité du tissu pulmonaire; la fièvre cesse, mais une toux brève et sèche persiste; les profondes inspirations sont impossibles, et il y a parfois des élancements passagers dans la poitrine; du reste, rétablissement apparent de la santé. Si la maladie a atteint son summum d'intensité, le malade rejette des crachats purulents, l'oppression persiste, et quoique la douleur ait disparu, si le malade fait de profondes inspirations ou qu'il se couche sur le côté sain, parle ou marche, il provoque la toux. Malgré un bien-être apparent, l'appétit continue à manquer, la fièvre persiste, et après un mois et plus on constate la formation de foyers purulents et de vomiques. Quelquefois aussi on voit s'établir une bronchorrhée pulmonaire; dans ce cas, la fièvre cesse, mais une expectoration muqueuse, abondante, persiste; les malades, au lieu de voir revenir leurs forces, s'affaiblissent, maigrissent, ont la face bouffie, présentant une teinte ictérique, les extrémités s'infiltrent; d'autres fois une hépatisation complète, la gangrène, même une affection cancéreuse du poumon ou une hydropisie de poitrine amène la mort.

Lésions anatomiques. — Au premier degré d'inflammation, il y a seulement engorgement du poumon par suite de congestion ; la portion qui est le siége de l'affection est d'une couleur lie de vin, plus pesante, et si on l'incise, un liquide séro-sanguinolent, spumeux, s'en écoule ; au second degré il y a, dans une étendue plus ou moins grande, hépatisation de l'organe, qui est rouge, marbré intérieurement, et gagne le fond de l'eau, et par l'incision on n'obtient qu'un liquide rouge, épais, non aéré. Au troisième degré, le tissu malade prend une couleur grise, cendrée, ardoisée ou jaunâtre, et si on pratique une incision, il s'échappe un liquide opaque, d'une odeur fétide, en un mot du véritable pus, et dans des cas exceptionnels on constate des abcès pulmonaires plus ou moins considérables, le plus souvent voisins de la plèvre ; quelquefois le tissu cellulaire interlobulaire est hypertrophié, formant des cloisons presque fibreuses.

Diagnostic. — Fièvre intense, crachats rouillés, orangés ; matité avec sensation de résistance sous le doigt, souffle bronchique, bronchophonie. Toux, dyspnée, douleur et râle sous-crépitant, seulement d'un côté ; à l'état chronique la matité est moins prononcée ; quelquefois il y a même plus de sonorité, les inspirations sont moins amples et le bruit respiratoire est sourd, rude ; il y a souffle tubaire, la toux et la dyspnée persistent. Quant aux complications, je mentionnerai la pneumonie bilieuse, celle par métastase rhumatismale, arthritique, goutteuse, typhoïde, adynamique, ataxique ; par pure congestion sanguine, hémorrhoïdale, menstruelle, puerpérale, catarrhale comme dans les épidémies de grippe, traumatique, qu'on traitera selon les symptômes dominants ou les causes déterminantes.

Pronostic. — Toujours très-grave chez les enfants très-jeunes et les vieillards, ainsi que dans les récidives ou chez les personnes d'une constitution faible, d'une santé détériorée, ou survenant dans le cours d'une autre maladie, surtout dans la fièvre typhoïde.

Traitement. — Émissions sanguines copieuses, répétées, générales, quelquefois aussi locales, suivant l'intensité des symptômes et la constitution du malade, jusqu'à ce que le pouls, de petit et mou dans le cas de dépression, de stase de sang, devienne plus plein et plus fort ou que la dureté et la plénitude fasse place à la mollesse et qu'il y ait cessation ou au moins diminution de la douleur et de l'oppression. Les boissons émollientes et mucilagineuses, l'émétique à hautes doses, de trente à soixante centigrammes n° 94, en même temps que l'oxyde blanc d'anti-moine à la dose de un à dix grammes; le nitrate de potasse, cinq à trente grammes. Pour combattre la chaleur et ralentir la cir-culation, la digitale en infusion, un gramme dans cent vingt grammes d'eau bouillante, une cuillerée à bouche toutes les heures. Le calomélas avec l'opium n° 89, la potion calmante n° 48, avec addition de trente à cinquante centigrammes d'extrait de jusquiame. L'ipécacuanha en infusion ou une des potions n° 90, 91, 92. Les cataplasmes sur le côté affecté, les sinapismes sur les extrémités inférieures, et lorsque la période inflamma-toire est passée, des vésicatoires. En cas de constipation, des la-vements purgatifs, et dans les complications bilieuses, l'émétique uni au sulfate de soude n° 93, pour se purger. Dans la forme ataxique, l'opium; l'adynamique, le quinquina en décoction, le vin de quinine; dans l'intermittente, la quinine en solution, et si la maladie présente de la chronicité, la tisane de lichen, le bicarbonate de soude, l'eau de Vichy naturelle, les Eaux-Bonnes et les révulsifs énergiques, les vésicatoires à demeure, les cautères, le séton.

Prescriptions. — 1° Diète absolue. Garder le lit et parler le moins possible.

2° Entretenir une température douce et uniforme et faire changer souvent de position au malade.

3° Entretenir le ventre libre par des lavements purgatifs et promener des sinapismes sur les extrémités inférieures.

4° Pour boisson une infusion de fleurs de mauve, coupée avec une solution de gomme, édulcorée avec du sirop capillaire.

5° Pratiquer une saignée de 300 à 500 grammes, qu'on renou-vellera, selon l'intensité de la maladie, les forces du malade, le jour même et les jours suivants, jusqu'à ce qu'on ait obtenu un amendement notable; en un mot agir selon les indications, mais toujours avec énergie.

6° Après la saignée on prendra toutes les demi-heures les cinq à six premières cuillerées, puis toutes les heures une cuillerée à bouche de la potion calmante n° 94.

7° Dès qu'on aura obtenu une bonne amélioration on ralentira de beaucoup l'usage de l'émétique à haute dose et on donnera dans l'intervalle, pour calmer la toux et favoriser l'expectora-tion, toutes les demi ou toutes les heures une cuillerée à bouche de la potion calmante n° 48 ou 91, 92.

8° En cas de toux opiniâtre on aura recours à quelques pilules

opiacées n° 77 dont on prendra deux à quatre le soir, à une
demi-heure de distance chaque, et dans le cas de complication
bilieuse, on donnera la potion n° 93. Dans le cas d'hépatisation
ou d'abcès, les fondants, les exutoires et les autres complications seront combattues selon la nature de l'affection dominante,
les causes, les symptômes qu'on constatera. Si la nature des
crachats indique une gangrène pulmonaire, l'acide salicylique,
une potion de 1 gramme dans 300 grammes de véhicule, dans
les vingt-quatre heures.

ART. 3. — De la phthisie pulmonaire.

Synonymie. — Phthisie pulmonaire. Consomption pulmonaire.
Etisie. Tabès. Tuberculisation du poumon.

Définition. — On entend par phthisie pulmonaire une désorganisation progressive du parenchyme pulmonaire, occasionnée
par le développement de tubercules produits par l'engorgement, puis l'inflammation et enfin la suppuration, la fonte des
petites glandules du tissu cellulaire, interlobulaire ou des séreuses qui enveloppent tout l'organe, ainsi que des membranes
muqueuses qui tapissent les ramifications innombrables des bronches et des vésicules pulmonaires qui leur succèdent. Le tubercule, selon moi, n'est autre chose qu'un état pathologique d'une
ou plusieurs, même le plus souvent d'un très-grand nombre de
glandules imperceptibles, destinées à sécréter l'humeur nécessaire pour lubrifier et entretenir la souplesse des organes, en
exhalant une vapeur perspiratoire sur les tissus cellulaires membraneux; les membranes séreuses, les muqueuses bronchiques, etc. Elles augmentent de volume et de consistance comme
toutes les autres glandes, par engorgement, occasionné par
l'inflammation ou la congestion, et agissent sur les parties environnantes en les refoulant, les comprimant de manière à les
détruire, en même temps qu'elles se décomposent elles-mêmes
par suppuration, quelquefois en se concrétant.

Étiologie. — Une constitution faible, débile, un tempérament
lymphatique; les maladies glanduleuses, scrofules, etc. L'hérédité. Les affections inflammatoires antérieures, réitérées, des
organes de la respiration; les habitations froides, humides, mal
éclairées et peu aérées. L'étroitesse de la poitrine et tout ce qui
peut gêner ou empêcher de dilater les poumons ou contribuer à
augmenter les congestions, comme vice de conformation; l'usage

du corset chez les femmes; les affections de l'appareil circulatoire, l'asthme; toutes les fatigues de la poitrine; comme parler,
chanter, tousser; les excès en tout genre et toutes les causes
débilitantes : l'onanisme; l'ingestion de boissons froides ayant
très-chaud; une suppression de perte de sang habituelle, comme
menstrues, hémorrhoïdes; la suppression de la transpiration,
surtout des pieds; la disparition d'une maladie cutanée ou
des exutoires brusquement fermés; même dans quelques cas la
contagion, s'il y a prédisposition.

Symptômes. — La maladie commence presque toujours d'une
manière insidieuse, avec une petite toux sèche, quelquefois une
hémoptysie, qui se répète plus tard de loin en loin, puis le
malade rejette quelques petits crachats mousseux, clairs, semblables à de la salive battue, provenant d'un mélange d'air avec
la sécrétion plus abondante des glandules affectées; vers le soir,
le pouls est un peu plus accéléré et la toux est ordinairement
un peu plus fréquente avec un peu de dyspnée pendant la nuit.
Dans la seconde période, les crachats deviennent souvent plus
épais, plus opaques, moins aérés et prennent une couleur verdâtre, et, si la maladie marche rapidement, il survient à l'entrée
de la nuit un mouvement fébrile plus prononcé, la dyspnée augmente ainsi que l'expectoration, qui devient quelquefois tellement abondante qu'on rencontre des malades qui rejettent trois
à six cents grammes de crachats dans les vingt-quatre heures.
C'est alors que les malades accusent souvent une douleur entre
les deux épaules et des élancements traversant la poitrine, en
même temps qu'ils se plaignent de sueurs partielles, même générales, qui les fatiguent beaucoup. La percussion fait entendre
un son plus obscur qu'à l'état normal, le plus souvent sous l'une
ou l'autre ou aux deux clavicules ou dans l'une ou l'autre des
fosses sous-épineuses, quelquefois des deux côtés à la fois; et le
doigt qui percute constate une diminution d'élasticité et de la
matité dans cette région, signes non douteux de congestion pulmonaire. Par l'auscultation, dès le début, on trouve une altération
très-légère du bruit respiratoire, qui prend le caractère bronchique; l'expiration est plus ou moins prolongée, parfois on
distingue de la sécheresse, une certaine dureté désignée sous
le nom de bruit râpeux, respiration dure, sèche, froissement
pulmonaire, et chez un petit nombre il y a un affaiblissement du
bruit respiratoire. Arrivé à la fin de la seconde période, tous les
symptômes s'aggravent, la dyspnée, l'oppression, les douleurs

dans la poitrine augmentent ainsi que les sueurs nocturnes, qui les affaiblissent beaucoup; l'hémoptysie seule devient plus rare. Les crachats, de blancs, muqueux et plus ou moins aérés qu'ils étaient encore quelquefois, deviennent verdâtres, opaques, sont dépourvus d'air et striés de lignes jaunes plus ou moins nombreuses, qui les rendent parfois comme panachés. Quelquefois on y rencontre des parcelles d'une matière blanche, opaque, semblable à du riz cuit; plus tard les crachats sont homogènes et ont une forme arrondie ou sont lacérés au pourtour. Ils sont lourds, plus ou moins consistants, flottent quelquefois à la surface de l'eau, mais le plus souvent ils gagnent le fond du vase, surtout s'ils ont séjourné longtemps dans les bronches. Dans la troisième période, on trouve sous les clavicules, dans les fosses sous-épineuses, soit d'un côté, mais souvent dans les deux, une obscurité notable du son et une matité complète, avec absence totale d'élasticité en percutant, et par l'auscultation on constate des craquements plus ou moins secs et très-souvent un râle sous-crépitant. Les crachats, qui étaient jusqu'alors d'un jaune verdâtre, prennent une teinte grisâtre et un aspect sale, assez analogue à celui de la matière contenue dans les excavations tuberculeuses, et dans les derniers jours ils perdent une partie de leur consistance, forment une sorte de purée entourée d'une auréole rose. La matité s'étend à une grande étendue du lobe supérieur et le bruit respiratoire devient rude, trachéal; au sommet du poumon, on entend des gargouillements avec pectoriloquie, même une sonorité, une respiration caverneuse; le son reparaît à la place où on avait antérieurement constaté de la matité, ce qui indique des cavernes nouvellement formées. La fièvre augmente avec redoublement le soir, suivie de chaleur et d'une sueur visqueuse; on constate des troubles digestifs, quelquefois la perte de l'appétit; il survient des vomissements précédés de douleurs à l'épigastre; la soif est intense, des aphthes tapissent la muqueuse buccale et le plus souvent une diarrhée plus ou moins abondante contribue à affaiblir les malades, qui meurent dans le marasme, conservant presque toujours l'intelligence intacte.

Marche. Durée. Terminaison. — Ordinairement chronique, lente, graduelle, avec des améliorations notables, de durée variable, quelquefois parcourant rapidement, à marche aiguë, toutes les périodes; aussi l'appelle-t-on alors phthisie galopante. Sa durée peut donc être de moins d'un mois, mais aussi souvent

d'un à deux, quelquefois de plus de vingt ans. La terminaison,
sauf de rares exceptions, est la mort, d'autant plus qu'elle se
complique très-souvent avec d'autres affections, ayant toutes
pour causes la diathèse tuberculeuse : comme ulcérations des
tuyaux aériens, phthisie trachéale; celle du tube digestif,
phthisie intestinale; la péritonite chronique avec production de
tubercules dans le péritoine; la méningite granulée, les perforations de la membrane du tympan, les écoulements chroniques
par le conduit auditif externe. Chez les enfants surtout, on observe la tuberculisation des ganglions bronchiques et mésentériques, le carreau; enfin la perforation pulmonaire, amenant
presque toujours un hydropneumothorax.

Lésions anatomiques. — Le parenchyme pulmonaire est parsemé d'un plus ou moins grand nombre de tubercules, d'un aspect très-différent, suivant le degré plus ou moins avancé de la
maladie, sous forme de petits corps isolés appelés granulations
grises ou tubercules crus, miliaires; variant par la grosseur
entre un grain de millet et un pois, ou sous forme de petites
poches remplies d'un liquide dans lequel on distingue un point
jaune et opaque ayant la consistance du fromage et pouvant acquérir avec le temps le volume d'un œuf de poule, et qui, en se
ramollissant sous l'influence de l'inflammation, se présente sous
forme d'une bouillie épaisse et jaunâtre. Ces foyers purulents,
s'ils sont d'une certaine importance par la réunion de plusieurs
tubercules, c'est-à-dire de glandes tuberculisées, sont désignés
sous le nom de vomiques qui, en se vidant par l'expectoration,
prennent à leur tour le nom de cavernes ou d'excavations, qui
ont des parois fermes, formées par du tissu pulmonaire induré,
grisâtre, tapissées le plus souvent par une fausse membrane
molle, friable ou dense, presque semi-cartilagineuse, selon leur
ancienneté, et renfermant encore des détritus tuberculeux à divers
degrés de ramollissement; du pus, quelquefois un liquide grisâtre, verdâtre, sale, sanieux, ordinairement modéré, exhalant
parfois une odeur infecte, même gangréneuse. Quelquefois, au
lieu de se ramollir, ils se condensent et forment alors des concrétions crétacées et calcaires, qui ont fait croire à une phthisie
calculeuse; quelquefois on rencontre de véritables cicatrices,
signes évidents de sa curabilité.

Le siége principal est le sommet des poumons, les parties les
plus déclives ne sont ordinairement envahies que les dernières.
Lorsque commence le ramollissement, le tissu pulmonaire envi-

ronnant et la muqueuse des bronches, par le contact continuel, s'enflamment et deviennent rouges, s'épaississent et sont même souvent le siége de petites ulcérations.

Diagnostic. — Si la série des symptômes énumérés ci-dessus, comme toux sèche ou quelques crachats muqueux, des hémoptysies, des sueurs partielles pendant le sommeil, un amaigrissement notable sans autres causes appréciables, un son mat au sommet du poumon avec râle sous-crépitant et muqueux existe, nul doute qu'on a affaire à une phthisie, surtout si le malade est insouciant sur son état et tente de vous persuader que sa maladie n'est pas dans la poitrine, mais dans tout autre organe, enfin si l'espérance, qui l'abandonne rarement, semble croître avec le danger et les progrès évidents de la maladie.

Pronostic. — Presque constamment fâcheux, surtout s'il survient des symptômes de colliquation, des sueurs profuses, la diarrhée avec redoublement de fièvre, gêne toujours croissante de la respiration, diminution et finalement suppression des menstrues chez la femme, émaciation portée au plus haut degré, prostration des forces, malgré le bon appétit, qui est quelquefois très-vif. Les signes précurseurs de la mort dans les derniers jours sont des symptômes d'angine, aphthes, dyspnée excessive, enflure des extrémités, quelquefois extinction de la voix, et la faiblesse du malade ne lui permettant plus d'expectorer, l'accumulation des crachats obstruant le passage de l'air, il succombe en quelque sorte par asphyxie. Cependant la guérison peut s'effectuer par résolution de l'engorgement glandulaire, soit par atrophie ou transformation crétacée, soit par suppuration, et alors le produit morbide est évacué insensiblement par l'expectoration, et la caverne qui reste s'oblitère par un véritable travail de cicatrisation.

Traitement. — Combattre les causes prédisposantes et éviter les causes occasionnelles autant que possible; faire la médecine des symptômes en combattant par des moyens rationnels les principaux et les plus urgents, comme l'hémoptysie, la toux, les sueurs, la diarrhée ou les constipations, l'inappétence ou les digestions laborieuses, pénibles, et avant tout chercher à remplir les trois indications fondamentales : 1° Provoquer la résolution de l'engorgement et combattre l'inflammation des glandules qui se trouvent dans le parenchyme pulmonaire, et s'il y a déjà commencement de suppuration, fonte tuberculeuse, favoriser l'évacuation. 2° Combattre la toux par les calmants sous toutes les formes (n° 48), pour mettre l'organe malade en repos autant que possible en évitant en même temps les secousses et la congestion sanguine. 3° Favoriser l'expectoration par les fondants et les expectorants et surtout par la potion calmante n° 48 ; c'est à ces conditions qu'on peut admettre que la phthisie est curable ou pour mieux dire guérissable. Il n'y a pas de médicaments contre la phthisie, mais une médication.

Prescriptions. — 1° Se couvrir le corps de flanelle pour éviter toute espèce de refroidissement et se garantir surtout du froid et de l'humidité des pieds ou de passer d'un appartement chaud à une température très-froide.

2° Prendre journellement, autant que la saison le permet, un peu d'exercice, mais sans le pousser à la fatigue, et éviter de monter ou marcher contre le vent.

3° Suivre un régime doux et rafraîchissant et faire usage de laitage, si on l'aime et le supporte, d'œufs frais, de viandes blanches rôties, et si les digestions se font bien, de filets de bœuf, bifteks et s'abstenir de vin pur, de liqueurs.

4° Boire pour tisane une légère infusion de fleurs de mauve coupée avec une solution de gomme et sucrée avec du sirop capillaire, dont on boira peu à la fois, mais souvent, pour humecter les organes. Une fois que l'expectoration se fait facilement, c'est-à-dire sans beaucoup d'efforts et abondamment, on remplacera cette tisane émolliente par une décoction de lichen d'Islande, qu'on préparera de la manière suivante : Prenez trente à quarante grammes de lichen, lavez dans de l'eau bouillante pour le débarrasser de sa trop grande amertume et âcreté, passez par expression et faites alors bouillir le résidu dans deux litres d'eau jusqu'à réduction de la moitié, puis passez et ajoutez en remuant, pendant qu'elle est encore chaude, quarante à cinquante grammes de gomme arabique qu'on aura fait dissoudre préalablement dans un verre d'eau froide et cent à cent cinquante grammes de sirop capillaire, qu'on fera boire dans les vingt-quatre heures ou en deux jours par petites tasses. Si l'expectoration est très-abondante on ajoutera cinquante à cent grammes de sirop de Tolu.

5° De la potion calmante n° 48, on prendra une cuillerée à bouche toutes les heures, mais de manière à en prendre une demi-heure avant les repas et au moins une bonne heure après avoir mangé. Si la toux est intense on prendra le soir, jusqu'à ce qu'on s'endorme, deux cuillerées à chaque heure. Cette potion se composant : d'un à deux grammes de sel de nitre, d'un sédatif et excitant les glandes à la sécrétion comme tous les sels; de huit à douze grammes de gomme, d'un adoucissant; de trente grammes d'eau distillée, de fleur d'oranger, d'un calmant antispasmodique; de cent vingt grammes d'eau de laitue, un calmant narcotique; de trente grammes de sirop diacode et autant de sirop capillaire, narcotique et légèrement stimulant qu'on peut encore rendre balsamique dans quelques cas par l'addition du sirop de Tolu, a selon moi la vertu de favoriser la sécrétion des glandes, glandules des muqueuses et séreuses, et par là, de favoriser et faciliter l'expectoration; car on tousse rarement si rien n'obstrue dans les bronches le passage de l'air; la toux n'est donc pas un symptôme, mais l'effet d'une constriction, du resserrement spasmodique excessif, en sens inverse du mouvement de l'arbre bronchique, qui se dilate pendant l'inspiration et se contracte convulsivement par la présence d'un corps en quelque sorte étranger, le crachat pour s'en débarrasser.

6° Tous les soirs avant de se coucher le malade fera des frictions avec la pommade n° 15, sur les points principalement affectés et même, en cas de nécessité, sur tout le devant du thorax ou dans le dos, en surveillant l'effet du côté de la bouche, et si rien n'apparaît qui contre-indique l'usage de cette médication, on pourra aussi administrer le calomélas à l'intérieur, mais seulement à dose fractionnée, un centigramme trois fois par jour en augmentant tous les six à huit jours d'un centigramme jusqu'à six à huit centigrammes dans les vingt-quatre heures; dans ce cas on l'associera à l'opium, parties égales, surtout si le malade a une tendance à la diarrhée. Dans le cas contraire on lui fera prendre des lavements à l'eau de graines de lin simple ou avec addition de gros miel.

7° Pendant tout le temps que durera le traitement on fera prendre au malade, si les fonctions digestives ne s'y opposent pas, matin et soir, une cuillerée à bouche d'huile de foie de morue avec un peu de sirop d'écorce d'oranges amères, et qu'on ne suspendrait que si le malade en prenait du dégoût ou avait beaucoup de renvois, pour le reprendre après un laps de temps plus ou moins long.

8° En cas de toux opiniâtre, très-tenace, on retirera quelquefois de bons effets d'une pilule de Méglin n° 30 avec addition de deux à cinq centigrammes d'extrait thébaïque n° 77, prise le soir en se couchant, et dans le cas d'une expectoration trop abondante, une véritable bronchorrhée; l'eau de goudron, quinze grammes pour deux cent cinquante grammes d'eau dans les vingt-quatre heures, peuvent rendre de très-grands services.

9° Après deux à trois mois de ce traitement, on prendra, tout en le continuant en tout point, toutes les huit heures, un dé à coudre et plus tard deux, de sel marin, en engageant le malade à le laisser fondre dans la bouche et à l'avaler alors avec la salive ou en buvant par intervalle une gorgée d'eau ordinaire. Quelquefois on doit aussi donner le soufre en poudre et faire prendre les eaux minérales d'Ems, les Eaux-Bonnes, de Saint-Sauveur, etc. Le tartre stibié à dose vomitive, si le malade n'expectore que peu et difficilement; les balsamiques, le baume de copahu à la dose de cinq à quinze gouttes, deux à trois fois par jour; la myrrhe en pilules avec le baume du Pérou, le protoiodure de fer, un gramme pour vingt-cinq pilules à prendre une à huit, même dix pilules dans les vingt-quatre heures. Les exutoires et d'autres dérivatifs énergiques sont encore des moyens qui doivent être tentés en cas de nécessité, mais tous selon des indications impossibles à relater *in extenso*. Si les forces diminuent ou si l'appétit, les digestions languissent, on donnera le quinquina rouge en décoction n° 95; si le malade se plaint de son estomac, qui est ballonné, ou s'il a des renvois, l'haleine fétide, on lui fera prendre une poudre stomachique et antiseptique n° 96, à laquelle on pourra encore ajouter l'anis, la semence de fenouil, selon les indications, et dont on fera prendre deux à trois fois par jour au moment des repas, dans une hostie ou un peu de potage, la valeur d'un dé à coudre. L'acide arsénieux en pilules ou en granules à la dose de sept et progressivement jusqu'à quinze milligrammes. Contre les sueurs profuses, une pilule de sulfate d'atropine, un demi-milligramme incorporé dans du suc de réglisse, quelques heures avant le moment présumé de leur apparition, en augmentant graduellement jusqu'à trois pilules prises de trois en trois heures.

Art. 4. — De la gangrène du poumon.

Synonymie. — Gangrène. Sphacèle. Eschare gangréneux du poumon.

Définition. — On entend par gangrène du poumon, la mortification d'une plus ou moins grande partie de cet organe, suite d'une diminution progressive, et enfin de la cessation de l'action vitale, qui succède à une inflammation ordinairement très-vive.

ou à un empêchement de l'influx nerveux par compression, étranglement, etc.

Étiologie. — Une constitution détériorée, la misère, un appauvrissement de sang; une inflammation violente de l'organe; sa compression par gonflement ou par une tumeur; un coup sur la poitrine. Une résorption purulente dans d'autres maladies graves, comme une péritonite puerpérale, une métrite gangréneuse.

Symptômes. — Haleine fétide, perte de l'appétit, malaise, faiblesse, toux et oppression; douleurs vagues dans la poitrine et surtout du côté affecté; fièvre. Crachats à odeur caractéristique, tantôt d'un jaune brun et verdâtre, tantôt d'un brun foncé, vert, sanieux, mêlés à du sang noir et souvent à du pus. S'il y a une excavation on entend du gargouillement, une respiration caverneuse et de la pectoriloquie; dans le cas contraire on constate de la matité et l'auscultation fait reconnaître un râle sous-crépitant, accompagné souvent de souffle bronchique et de bronchophonie. Le pouls est fréquent et vers la fin petit; la peau, chaude, sèche; le facies profondément altéré, les forces anéanties; les dents, la langue, les lèvres se couvrent d'un enduit noirâtre, quelquefois les malades sont agités et délirent, mais le plus souvent ils sont plongés dans la stupeur, ont des soubresauts des tendons et une diarrhée fétide, des eschares au sacrum et le marasme prélude à la mort, et si la plèvre est perforée, il se forme un pneumothorax.

Marche. Durée. Terminaison. — La marche est très-variable, elle peut ne durer que quelques jours mais aussi quelques mois, se terminant presque toujours par la mort.

Lésions anatomiques. — Le tissu pulmonaire est facile à déchirer, a un aspect livide, noirâtre, vert ou blanc sale, quelquefois il est converti en un deliquium putride ou bouillie putrilagineuse, rendant un liquide trouble, épais, sanieux, à odeur gangréneuse, renfermé, s'il n'a pas été expectoré, dans une cavité inégale, garnie de fausses membranes plus ou moins épaisses, molles, grisâtres ou jaunâtres.

Diagnostic. — Si, à la suite de pneumonie ou d'autres causes déterminantes, l'haleine et les crachats présentent une odeur gangréneuse, que le malade maigrit, dépérit et que par la percussion on constate un son obscur dans un point plus ou moins étendu de la poitrine, et dans ce même point, par l'auscultation, un râle sous-crépitant, la respiration caverneuse, le râle caver-

neux et la pectoriloquie, sans constater des traces de tubercules on est en droit de diagnostiquer une gangrène du poumon.

Pronostic. — Toujours très-grave, à moins d'une gangrène
très-bornée et dont les parties mortifiées sont rejetées par l'expectoration.

Traitement. — Les désinfectants et en particulier, le chlorure
de chaux et de soude par inspiration et à l'intérieur en pilules
nº 97, dont on prendra deux à quatre par jour, ou le chlorure
de soude nº 98. Le quinquina en poudre uni au charbon végétal
et les expectorants.

N. B. — Je ne parlerai pas du cancer, des hydatides, de la mé-
lanose, la cirrhose du poumon, maladies encore très-imparfaite-
ment connues, qui ne se révèlent au médecin que par quelques
symptômes, comme compression des organes voisins, matité
dans un point du thorax, signes d'altération du sang, et contre
lesquels le praticien n'a que des palliatifs à opposer.

CHAPITRE VI

DES MALADIES DES PLÈVRES

ART. 1ᵉʳ. — Du pneumothorax et de l'hydropneumothorax.

Synonymie. —
Définition. — On entend par pneumothorax, une accumulation
d'air dans la cavité de la plèvre et par hydropneumothorax s'il
existe en même temps un épanchement liquide, ce qui a lieu le
plus souvent.

Étiologie. — Des foyers tuberculeux ou des abcès à la surface du poumon ou un emphysème vésiculaire. La rupture de
ces foyers dans la cavité de la plèvre ou de quelques vésicules
emphysémateuses. Un effort quelconque ou une cause traumatique. La rupture d'un noyau apoplectique ou un épanchement
sanguin. La gangrène.

Symptômes. — Une douleur spontanée dans un côté, dyspnée
intense, et s'il y a hydropneumothorax, le malade sent le flot
du liquide et on entend le bruit de la fluctuation. Dans un

grand nombre de cas, le côté affecté est bombé et dilaté et les côtes restent immobiles pendant l'inspiration et l'expiration. Par la percussion on constate quelquefois de la sonorité, s'il y a pneumothorax, mais le plus souvent une matité notable, qui en peu d'instants peut alterner, après une expectoration abondante d'une matière séro-purulente, avec un son tympanique en même temps que le doigt qui percute sent une grande élasticité des parois thoraciques, là où auparavant elle était peu sensible, du moins à la base de la poitrine. Par l'auscultation on constate une diminution notable du bruit respiratoire, un bourdonnement amphorique avec un léger timbre métallique; quelquefois un déplacement du cœur; le pouls est fréquent, faible, petit, concentré et la toux extrêmement pénible.

Marche. Durée. Terminaison. — Très-rapide et seulement exceptionnellement chronique; durant quelquefois moins d'un jour, mais parfois aussi plus d'un mois, rarement un an et se terminant constamment par la mort.

Lésions anatomiques. — Accumulation excessive d'air et le plus souvent épanchement séro-purulent plus ou moins considérable dans le thorax; tantôt inodore, quelquefois très-fétide, de couleur jaune verdâtre, grisâtre; des fausses membranes souvent épaisses, mais faciles à déchirer. Le poumon est diminué de volume, mollasse, non crépitant et parsemé de tubercules dont un ou plusieurs se sont vidés par perforation en faisant irruption dans la cavité séreuse.

Diagnostic. — Douleur vive, instantanée, suivie de suffocation, d'oppression, d'une anxiété extrême; son tympanique, faiblesse du bruit respiratoire et d'autres symptômes survenant après un coup violent ou chez un phthisique; dans une affection gangréneuse du poumon, etc.

Pronostic. — Toujours d'une extrême gravité, étant presque toujours mortel.

Traitement. — Les narcotiques à haute dose pour calmer et l'opération de l'empyème comme ressource extrême.

Art. 2. — De la pleurésie aiguë.

Synonymie. — Pleurésie aiguë. Point de côté. Point pleurétique.

Définition. — On entend par pleurésie aiguë, une inflammation de la plèvre.

Étiologie. — Une constitution délicate, les tubercules, le rhumatisme aigu. Les refroidissements. Les perforations du poumon.

Symptômes. — La maladie débute quelquefois d'une manière brusque, quelquefois par des prodromes, comme un malaise général, inappétence; toujours avec des frissons, suivis d'une douleur très-vive qu'on désigne sous le nom de point de côté ou point pleurétique, siégeant sous l'un ou l'autre sein, du moins le plus souvent, augmentant par la toux, les grandes inspirations, même de simples mouvements. La toux est sèche, parfois cependant avec une expectoration muqueuse. La respiration est gênée et plus ou moins accélérée. Par la percussion, après quelques jours, on constate à la partie postérieure et inférieure un épanchement plus ou moins notable et une matité en proportion de la quantité de liquide, qui augmente à mesure que la maladie fait des progrès. Le doigt qui percute perçoit un défaut plus ou moins absolu d'élasticité, et par la mensuration on constate une dilatation de la poitrine et souvent même un déplacement du liquide, suivant les différentes positions.

Par l'auscultation on constate l'absence ou du moins la diminution du bruit respiratoire, un murmure vésiculaire éloigné de l'oreille, parfois un souffle tubaire, comme dans l'hépatisation, dans la pneumonie, quelquefois une respiration bronchique, qu'on peut appeler broncho-pleurétique, et en faisant parler le malade, sa voix est criarde, saccadée, il y a égophonie ou broncho-pleurophonie ou pectoriloquie. Il y a céphalalgie, soif, inappétence, chaleur à la peau, fièvre et fréquence du pouls, respiration incomplète, laquelle est arrêtée par la douleur. Si la maladie doit se terminer par la guérison, cette douleur s'apaise insensiblement ainsi que la fièvre, la respiration devient facile, la matité diminue de haut en bas et l'épanchement, disparaissant insensiblement, est remplacé par un bruit de frottement, quelquefois aussi par un râle muqueux; si au contraire la maladie doit avoir une issue funeste, l'inverse a lieu, le pouls devient petit, intermittent et la faiblesse extrême.

Marche. Durée. Terminaison. — Toujours rapide, trois à quatre jours suffisent à l'état aigu; puis survient l'épanchement, qui peut durer plusieurs semaines, même quelques mois; quant à la terminaison, elle est presque toujours heureuse, à moins qu'elle ne soit double, compliquée d'une pneumonie ou aggravée par d'autres complications, une santé détériorée, etc.

Lésions anatomiques. — Épanchement séro-albumineux, quelquefois de quelques grammes, souvent d'un ou de plusieurs kilogrammes ; le liquide est d'une couleur citrine ou purulent, quelquefois mêlé de sang. Des fausses membranes ordinairement minces, peu consistantes, d'un blanc grisâtre, à moins que la maladie n'ait duré longtemps ; le tissu sous-séreux est épaissi, rouge, injecté et la plèvre est elle-même quelquefois ulcérée ; quelquefois le liquide manque et alors on dit que la pleurésie est sèche. Les viscères du voisinage se trouvent souvent déplacés, au point que le cœur peut se trouver à droite, le foie notablement abaissé, etc.

Diagnostic. — Point de côté, fièvre médiocre, toux sèche ou avec une expectoration muqueuse et quelquefois d'autres symptômes énumérés ci-dessus ; après quelques jours, un épanchement plus ou moins important.

Pronostic. — Peu grave quand la maladie est prise à temps et que la constitution n'est pas altérée par des maladies antérieures ; s'il y a complication, même d'une affection légère par elle-même, le danger s'accroît, et s'il y a perforation du poumon la maladie est toujours mortelle.

Traitement. — Saignée générale suivant la constitution et les forces du malade, l'intensité de l'inflammation, la fréquence et l'élévation du pouls. Application de sangsues ou de ventouses scarifiées en rapport avec la douleur locale. Une tisane émolliente et une potion gommeuse avec 3 à 10 centigrammes d'extrait d'opium, selon l'intensité de la toux, puis la potion calmante nº 48. Repos et diète absolus, et s'il y a embarras gastrique, état bilieux après quelques jours de traitement, le tartre stibié à dose vomitive. Si l'épanchement persiste, de larges vésicatoires volants. Le calomel à l'intérieur comme purgatif et à l'extérieur en pommade pour frictions sur le côté affecté. Le nitrate de potasse comme sédatif, diurétique ; la digitale pourprée, la scille, etc., et comme moyen extrême, la thoracentèse.

ART. 3. — De la pleurésie chronique.

Synonymie. — Pleurésie chronique. Épanchement pleurétique.

Définition. — On entend par pleurésie chronique, une affection thoracique consistant dans un épanchement de la plèvre, qui reste longtemps stationnaire et donne lieu à une fièvre hectique plutôt qu'à un état fébrile aigu.

Étiologie. — Toutes les maladies, mais surtout la tuberculisation des poumons, la pleurésie aiguë et les causes qui la produisent.

Symptômes. — Douleur nulle ou bien obscure, respiration quelquefois facile malgré l'épanchement, cependant le plus souvent dyspnée et oppression. Toux fréquente et pénible, sèche ou muqueuse, à moins chez les phthisiques. Dilatation du côté affecté, omoplate abaissé, et les espaces intercostaux effacés, les côtes immobiles. Déplacement des organes voisins surtout du cœur. Absence de vibrations quand le malade tousse ou parle, matité du son, avec résistance marquée au doigt qui percute, éloignement du bruit respiratoire, égophonie. Fièvre lente, dépérissement, teinte terreuse, souvent œdème général, parfois borné au membre supérieur du côté malade.

Marche. Durée. Terminaison. — Lente, mais continue et avec des exacerbations, durant deux mois et quelquefois plusieurs années; se terminant le plus souvent par la mort.

Lésions anatomiques. — Les mêmes qu'après la pleurésie aiguë, seulement plus prononcées.

Diagnostic. — Respiration faible ou nulle et éloignée de l'oreille, égophonie, dilatation du côté malade. Expectoration nulle ou muqueuse ou des phthisiques. Les signes d'épanchement reconnus par la percussion et l'auscultation.

Pronostic. — Le plus souvent très-grave, surtout s'il existe une fièvre hectique.

Traitement. — A peu de chose près la même médication qu'à l'état aigu, sauf les émissions sanguines; mais on insistera plus sur les dérivatifs et les exutoires. La mixture diurétique n° 99, et enfin l'opération de l'empyème suivie d'injections iodées.

N. B. — Je ne parlerai pas à part de l'hydrothorax, qui est toujours une maladie consécutive à une inflammation de quelques organes enfermés dans le thorax et dont le traitement est le même que pour la pleurésie chronique, l'anasarque.

8.

LIVRE IV

DES AFFECTIONS DES VOIES DIGESTIVES

CHAPITRE PREMIER

DES AFFECTIONS DE LA BOUCHE

Synonymie. — Stomatite simple ou érythémateuse. Gingivite. Palatite (selon la région qu'elle occupe).

Définition. — On entend par stomatite simple ou érythémateuse une inflammation très-superficielle et très-bornée de la membrane muqueuse qui tapisse les parois buccales, sur lesquelles on peut souvent constater de petites ulcérations à bords rouges, plus ou moins douloureuses.

Étiologie — Les boissons trop chaudes, les substances âcres, irritantes, caustiques ; l'accumulation du tartre sur les dents, la dentition ainsi que toutes les causes d'irritation.

Symptômes. — Un peu de gonflement avec douleur augmentant par la pression, cuisson, rougeur plus ou moins intense ; au début le plus souvent sécheresse et plus tard afflux d'une grande quantité de salive, séreuse ou filante ; goût désagréable, fétidité de l'haleine, et dans la gingivite elles sont boursouflées, excoriées et comme érodées au rebord alvéolaire, et en pressant on peut exprimer un pus sanieux, même quelquefois enlever les dents sans occasionner des douleurs.

Marche. Durée. Terminaison. — N'augmentant que tant que la cause persiste ; ne durant le plus souvent que deux à cinq jours et se terminant toujours favorablement.

Lésions anatomiques. — Par conséquent nulles.

Diagnostic. — La simple inspection et le plus souvent les renseignements du sujet suffisent.

Pronostic. — Toujours favorable.

Traitement. — Gargarismes émollients, boissons rafraîchissantes; éloigner les causes — si la gingivite est entretenue par le tartre des dents, faire nettoyer les dents. Après vingt-quatre heures à deux jours, si l'irritation est moindre on aura recours à un gargarisme légèrement astringent en même temps qu'on touche les gencives avec du chlorure de chaux sec, finement pulvérisé. L'élixir dentifrice n° 57, et quelquefois un purgatif n° 36.

ART. 2. — De la stomatite mercurielle.

Synonymie. — Stomatite mercurielle. Salivation. Ptyalisme. Aphthes mercuriels.

Définition. — On entend par stomatite mercurielle, une maladie caractérisée par une inflammation de la membrane buccale, qui se développe consécutivement à l'absorption du mercure et qui résulte de l'action spéciale que ce métal exerce sur la muqueuse et lès glandes salivaires.

Étiologie. — Les constitutions lymphatiques. L'usage du mercure, soit à l'intérieur, soit en frictions, surtout si le malade se refroidit ou se livre à des écarts de régime, des excès pendant un traitement mercuriel.

Symptômes. — Chaleur, sensibilité dans la bouche, gonflement des gencives, saignant à la moindre pression, douloureuses, blafardes, excepté vers le collet des dents où elles sont rougeâtres; les dents et la langue sont enduites d'un mucus limoneux; la muqueuse buccale et la langue s'enflamment et se tuméfient quelquefois extraordinairement; le malade a un goût métallique et un besoin continuel de cracher une salive épaisse, filante comme du blanc d'œuf et qui peut être tellement abondante qu'on l'a évaluée jusqu'à deux à trois milles grammes par jour. Fétidité de l'haleine toute spéciale; les dents s'ébranlent, se déchaussent et tombent même. Ulcération de la membrane buccale à fond bleuâtre ou grisâtre; tuméfaction des glandes salivaires. Quelquefois fièvre, insomnie complète.

Marche. Durée. Terminaison. — Toujours en augmentant à moins d'un traitement rationnel; d'une durée de sept à huit jours, quelquefois beaucoup plus longue et se terminant le plus souvent favorablement, sauf dans quelques cas où les dents tombent, les alvéoles se nécrosent, des fistules et des ulcères surviennent.

Lésions anatomiques. — Destruction de la muqueuse en cas d'ulcérations et quelquefois même des os.

Diagnostic. — La salivation, l'odeur *sui generis* et les renseignements du malade suffisent le plus souvent.

Pronostic. — Le plus souvent peu grave, à moins de nécrose des alvéoles.

Traitement. — Suspendre l'usage des préparations métalliques. Gargarismes émollients, adoucissants et narcotiques pendant la période d'irritation intense, plus tard gargarisme astringent n° 100. L'acide hydrochlorique n° 101. Des cautérisations avec le crayon de nitrate d'argent et à l'intérieur les purgatifs n° 36, le soufre, l'iode, le chlorate de potasse n° 52.

Prescriptions. — 1° Se tenir chaudement et ne manger que des mets de facile digestion et rafraîchissants.

2° Prendre tous les trois à quatre jours un bain tiède d'une bonne heure, et boire pour tisane une décoction d'orge acidulée avec du jus de citron, ou de l'acide sulfurique, édulcorée avec du miel.

3° Se gargariser toutes les heures avec une décoction de feuilles de sauge alunée ou les gargarismes n° 100 ou 101.

4° Prendre tous les trois jours, et plus tard à des intervalles plus éloignés, quarante à soixante grammes de sulfate de soude pour se purger.

Art. 3. — De la stomatite couenneuse.

Synonymie. — Stomatite couenneuse, pseudo-membraneuse, diphthéritique ou ulcéro-membraneuse. Stomacace.

Définition. — On entend par stomatite couenneuse, une inflammation des parois de la bouche, caractérisée par une production plastique, avec ou sans ulcérations légères de la muqueuse sous-jacente.

Étiologie. — On ne la rencontre que sous forme épidémique et on ignore si elle est contagieuse; on ne connaît donc pas les causes. Quelquefois on la constate dans la fièvre typhoïde, la phthisie et d'autres maladies aiguës ou chroniques graves, peu de temps avant la mort.

Symptômes. — Douleur légère aux gencives, suivie d'exsudation grisâtre, plus ou moins épaisse, qui se reproduit avec une rapidité extrême; quelquefois la face interne des lèvres et des joues, le pharynx et les fosses nasales sont envahies. Les dents sont enduites d'une espèce de boue grisâtre, quelquefois couleur de rouille ; les gencives s'ulcèrent, leur fond est gris, même noirâtre ; les bords sont gonflés et d'un rouge livide, une sérosité sanieuse s'en écoule et des lambeaux s'en détachent qui sont remplacés aussitôt par de nouvelles couches. L'haleine est d'une fétidité extrême, les glandes salivaires, les ganglions lymphatiques se tuméfient et sont quelquefois le siége d'une inflammation intense.

Marche. Durée. Terminaison. — Dans la stomatite couenneuse épidémique, la marche est ordinairement rapide, et si elle guérit, elle laisse souvent un ébranlement des dents causé par les ulcérations des bords des gencives ; mais parfois la gangrène la rend promptement mortelle. Lorsqu'elle survient dans le cours d'une maladie grave, c'est toujours un symptôme fâcheux; aussi elle se prolonge alors jusqu'à la fin, c'est à dire la mort.

Lésions anatomiques. — Pseudo-membranes plus ou moins épaisses, se détachant facilement par lambeaux, sous lesquels on constate le plus souvent de légères excoriations et quelques ulcérations aux bords des gencives.

Diagnostic. — Saillie formée par l'exsudation, plaques irrégulières, jaunâtres, molles ; lambeaux se détachant et se renouvelant avec une extrême facilité, tandis que la muqueuse est peu profondément altérée. Point de médication mercurielle.

Pronostic. — Peu grave par elle-même et à son début; mais elle dégénère facilement en une stomatite gangréneuse et alors elle ne tarde pas à devenir mortelle. Survenant dans le cours d'une autre maladie grave, elle annonce une fin prochaine.

Traitement. — Cautérisation avec l'acide hydrochlorique pur, pratiquée tous les jours avec un pinceau promené rapidement sur les points malades ou avec une solution concentrée de nitrate d'argent. Gargarismes astringents et toniques n° 63, 100, 101. Le chlorate de potasse n° 52, les amères n° 53, les antiseptiques n° 56, l'acide salicylique n° 198.

ART. 4. — De la stomatite crémeuse.

Synonymie. — Stomatite crémeuse. Muguet. Millet. Blanchet. Aphthes des nouveau-nés. Stomatite pseudo-membraneuse.

Définition. — On entend par stomatite crémeuse ou muguet,

une maladie particulière aux très-jeunes enfants et qui est caractérisée par une exsudation sur la muqueuse buccale de petites concrétions blanchâtres tantôt disséminées, tantôt confluentes et qui donnent ordinairement lieu à un grand nombre d'autres symptômes du côté du tube digestif, dont plusieurs autres points peuvent être envahis par la production pseudo-membraneuse.

Étiologie. — Les premiers mois de la vie, la faiblesse, une mauvaise alimentation. Le défaut de propreté, de soins ; la trop grande chaleur, un principe épidémique. La contagion.

Symptômes. — Avant l'apparition, une affection érythémateuse aux fesses, cuisses, etc., suivie d'une diarrhée plus ou moins intense ; fièvre et irritation de la muqueuse, qui rougit ; la langue, en la frottant légèrement, saigne avec une extrême facilité ; les papilles se gonflent et sont saillantes, puis l'exsudation pseudo-membraneuse se montre sous forme de grains qui augmentent de largeur et d'épaisseur, d'une couleur blanchâtre, quelquefois jaunâtre, molle comme du fromage frais, se reproduisant rapidement. La bouche est chaude et très-douloureuse, quelquefois sèche, plus souvent humide. Vomissements, souvent grande sensibilité à la région épigastrique et à la fosse iliaque droite ; tout l'abdomen devient douloureux et tendu ; des coliques avec des selles le plus souvent verdâtres surviennent, qui corrodent les parties environnantes ; la fièvre augmente, les poumons s'engorgent, s'enflamment ; le pouls s'élève à cent, même cent quarante pulsations et plus. La peau est sèche, la face pâle, terreuse, les yeux s'excavent, le front se ride et l'enfant maigrit sensiblement, et en cas d'issue funeste, tous les symptômes perdent rapidement leur intensité, l'abattement est suivi de faiblesse et de lenteur du pouls, la face se grippe, les extrémités se refroidissent ; les vomissements cessent et l'éruption elle-même paraît diminuer et prend une teinte grisâtre, blafarde.

Marche. Durée. Terminaison. — Période d'invasion, d'accroissement et de collapsus ; durant de sept à quinze jours, et si la période de collapsus survient, se terminant presque toujours d'une manière funeste.

Lésions anatomiques. — Exsudation pseudo-membraneuse sur la muqueuse de la bouche, quelquefois les tissus de la voûte palatine sont détruits jusqu'à l'os. L'œsophage est couvert de gros grains de muguet. L'estomac et les intestins présentent souvent quelques ulcérations et toujours la muqueuse est ramollie et épaissie. Dans la poitrine on constate fréquemment des lésions de pneumonie secondaire.

Diagnostic. — Facile à cause de l'affection de la langue et quelques symptômes ci-dessus énoncés.

Pronostic. — Souvent très-grave, surtout si les signes de collapsus existent.

Traitement. — Pour toute nourriture le sein d'une bonne nourrice, un air pur mais sans les exposer au froid. Humecter souvent les parties malades avec une décoction de racine de guimauve et faire des frictions avec du sucre en poudre; plus tard un mucilage de pepins de coings avec addition de quelques gouttes de laudanum, le borax en lotions n° 54, l'alun n° 63, une décoction de feuilles de sauge édulcorée avec du miel rosat. Des lavements émollients avec addition d'une goutte de laudanum, des cataplasmes sur le bas-ventre; des fomentations sur les parties érythémateuses; des bains entiers; et si l'enfant a déjà plusieurs mois, l'eau de riz avec le sirop de coings en boissons et en lavements. La décoction blanche de Sydenham en cas de diarrhée intense. Des lotions et lavements avec de l'acide salicylique à un gramme pour 300 grammes d'eau alcoolisée n° 198.

ART. 5. — De la stomatite folliculeuse.

Synonymie. — Stomatite folliculeuse, ulcéreuse. Aphthes.

Définition. — On entend par stomatite folliculeuse, ulcéreuse ou aphthes, une affection vésiculo-ulcéreuse, caractérisée par une éruption perlée, transparente ou grisâtre, qui a son siége principal sur les différentes parties de la muqueuse buccale.

Étiologie. — Une constitution débile, lymphatique; une mauvaise nourriture ou des digestions mal élaborées, un air malsain ou le manque d'exercice en plein air. Une alimentation échauffante ou des substances irritantes portées sur la membrane muqueuse buccale; elle coïncide souvent avec un état saburral des premières voies ou règne même épidémiquement.

Symptômes. — Aphthes discrets. Inappétence, goût acide, pesanteur à l'épigastre. Des petites élévations rouges, au milieu desquelles se montrent des petites pustules qui s'ulcèrent et laissent écouler une matière d'abord lympide, qui devient bientôt blanchâtre et puriforme. Les ulcères, le plus souvent arrondis, coupés à pic et dont les bords, plus ou moins tuméfiés, sont entourés de cercles rouges, couleur de feu, et ont un fond lardacé, grisâtre ; quelquefois aussi il se forme une espèce de petite croûte d'une matière crémeuse qui se détache assez facilement. Il y a soif, éructations acides, digestions difficiles, constipation, quelquefois au contraire diarrhée, surtout vers la fin. L'haleine est fétide et la partie malade très-sensible ; aussi la mastication et l'impression des substances chaudes exaspèrent-ils les souffrances ; chez les enfants à la mamelle, la succion paraît douloureuse, et les fluides qui baignent la bouche sont souvent assez irritants pour excorier le mamelon. Aphthes confluents. Frisson, céphalalgie, fièvre plus ou moins intense avec éruption. Déglutition plus ou moins douloureuse, sensibilité au bas-ventre, diarrhée par laquelle on peut constater que l'ulcération aphtheuse s'étend sur la muqueuse gastro-intestinale ; il survient des accidents typhoïdes et d'autres fois des accidents adynamiques sont consécutifs à la gangrène, et alors les malades ont des selles noirâtres et extrêmement fétides.

Marche. Durée. Terminaison. — Les discrets marchent ordinairement d'une manière rapide, durant rarement plus de quatre à cinq jours, à moins que les pustules ne se développent successivement ; les confluents, au contraire, durent souvent beaucoup plus longtemps. Les premiers ont ordinairement une terminaison heureuse, à moins qu'ils ne soient qu'une complication d'une autre maladie grave, comme dans la période colliquative de la phthisie pulmonaire ; quant à la seconde, elle a souvent une issue funeste, surtout chez les très-jeunes sujets, et si la gangrène survient.

Lésions anatomiques. — Pustules et petites ulcérations arrondies à fond grisâtre, lardacé, sur la muqueuse.

Diagnostic. — Pustules à la face postérieure de la lèvre inférieure et sur les bords de la langue, etc.

Pronostic. — Exceptionnellement grave, surtout si la maladie s'étend à d'autre régions que la bouche, et presque toujours mortelle en cas de gangrène.

Traitement. — Dans les aphthes discrets : Gargarismes adoucissants et légèrement acidulés, le gargarisme avec l'acide hydrochlorique n° 101 et plus tard des astringents n° 100 ; le borate de soude à l'intérieur n° 102 et en collutoire n° 103. Les gargarismes boratés n° 104 et 105, avec ou sans l'alun n° 100. Les bains, un régime doux, quelquefois des laxatifs. Dans les confluents, les mêmes moyens que ci-dessus, et les humecter souvent avec le mucilage de pepins de coings, et en cas de

grande sensibilité on ajoutera quelques centigrammes d'extrait thébaïque. Des cautérisations avec une partie d'acide hydrochlorique
pur pour deux parties de miel rosat ou avec une solution concentrée de nitrate d'argent. Quelquefois un léger purgatif, et s'il
y a, au contraire, déjà du dévoiement, l'eau de riz avec le sirop
de coings, des lavements avec une décoction de racine de guimauve ou à l'amidon, laudanisés. La décoction blanche de Sydenham. L'extrait de ratanhia avec le diascordium en pilules
nº 106, le chlorate de potasse nº 52, l'acide salicylique nº 198.

Art. 6. — De la stomatite gangréneuse.

Synonymie. — Stomatite gangréneuse. Gangrène de la bouche.
Aphthes gangréneux. Stomacace. Fégarite. Noma ou sphacèle
de la bouche.

Définition. — On entend par stomatite gangréneuse, une
affection dans laquelle les tissus qui constituent les parois de la
bouche sont frappés de mortification à une plus ou moins grande
profondeur ; quelle que soit la forme sous laquelle se soit d'abord
présentée l'inflammation.

Étiologie. — Un affaiblissement des forces vitales, à la suite
de maladies graves, d'une diète prolongée, ou d'émissions sanguines excessives. Après des pneumonies intenses, la fièvre typhoïde, les fièvres éruptives, les diarrhées chroniques, la phthisie. Les logements humides, froids, peu aérés, une alimentation
insuffisante, malsaine. Un principe épidémique, la contagion.
Toutes les causes d'irritation, comme les aspérités d'une dent
cariée, une brulûre, une plaie quelconque.

Symptômes. — Forme couenneuse. Siégeant sur les gencives,
dont le tissu est rouge, violacé, inégal, excorié, ulcéré et qui
présentent une couche grisâtre, pultacée, infecte, se renouvelant
rapidement. Forme ulcéreuse. Se manifestant sous la forme de
petits points d'un blanc jaunâtre sur la muqueuse qui est rouge,
gonflée, douloureuse ; plus tard l'épithélium se soulève, se déchire, les petites ulcérations se réunissent, et dans la profondeur
de la solution de continuité on aperçoit une couche grise et
épaisse. Forme charbonneuse. S'annonçant par un gonflement
pâle et un œdème des parties voisines. La muqueuse est blanchâtre et s'ulcère, la peau noircit et une eschare très-volumi-
neuse, molle, infecte, noire, se détache par lambeaux qui mettent
quelquefois à nu des os, et les os nécrosés sont éliminés. Les

symptômes généraux sont : Douleur, quelquefois difficulté dans la mastication, fétidité extrême de l'haleine, caractéristique de la gangrène, suintement d'un liquide sanieux, putride, déterminant une salivation plus ou moins abondante ; gonflement des ganglions lymphatiques sous-maxillaires. Tristesse, abattement des forces, assoupissement pendant le jour et insomnie la nuit. Peu d'appétit, diarrhée, rarement des vomissements, ventre tendu, douloureux, respiration embarrassée, pouls fréquent et petit, la peau froide, souvent infiltrée.

Marche. Durée. Terminaison. — Marche toujours continue ; durée variable, quelquefois très-longue, si ce n'est dans la stomatite charbonneuse, et se terminant souvent par la mort en moins de quinze jours.

Lésions anatomiques. — Ramollissement pulpeux et fétide des gencives, lesquelles sont noires ; ébranlement des dents et dénudation des cavités alvéolaires, qui sont nécrosées ; ulcérations profondes des joues, des lèvres, du palais et de la langue avec ramollissement gangréneux ou putride des parties malades, qui sont infiltrées, jaunâtres. Des pneumonies partielles ; l'engorgement de la rate ; une inflammation chronique et ramollissement du gros intestin, quelquefois de l'intestin grêle, de l'estomac ; une accumulation de sérosité dans les grandes cavités séreuses, les poumons, le cerveau, et dans la gangrène noire souvent une hépatisation du poumon, quelquefois une pleurésie.

Diagnostic. — Ulcération plus ou moins profonde sous la fausse membrane, avec infiltration d'un liquide sanieux des bords qui sont gonflés ; affection bornée à la cavité buccale ; abattement remarquable surtout dans la stomatite charbonneuse.

Pronostic. — Généralement grave, surtout chez les petits enfants, si les forces diminuent rapidement, si le pouls devient petit, fréquent et que la diarrhée colliquative survienne.

Traitement. — Le même que dans la stomatite couenneuse. Le collutoire antiseptique n° 107. Les frictions avec le chlorure de chaux sec, finement pulvérisé, qu'on répétera à des distances plus ou moins longues, selon l'intensité ; et à la chute de l'eschare, les lotions et pansements avec le vin aromatique.

ART. 7. — De la glossite.

Synonymie. — Glossite. Gonflement phlegmoneux de la langue, abcès de la langue. Glossanthrax.

Définition. — On entend par glossite, une inflammation de la langue, qui se développe soit spontanément, soit sous l'influence d'une cause irritante particulière.

Étiologie. — Un traitement mercuriel, les blessures de la langue, la brûlure de cet organe. Les substances vénéneuses, âcres ou narcotico-âcres. Les maladies fébriles comme varioles, etc.

Symptômes. — Dans la glossite superficielle, la langue est dure, rétractée, sèche, couverte d'une couche noire à la surface, fendillée, comme brûlée. Quelquefois couverte de petites ulcérations ou de papules douloureuses ; de plus elle est tuméfiée, couverte d'une couche pultacée ; les malades accusent une saveur désagréable, une bouche pâteuse, collante. Dans la glossite profonde, la langue devient ordinairement douloureuse d'une manière brusque, subite ; se tuméfie rapidement au point qu'elle ne peut plus être contenue dans la bouche. Gêne de la respiration, difficulté extrême de la déglutition et impossibilité d'articuler les sons, de parler. Quelquefois formation d'un abcès, signes d'asphyxie : congestion cérébrale, même apoplexie.

Marche. Durée. Terminaison. — Progrès incessants et extrêmement rapides, quelquefois peu d'heures suffisent pour produire l'asphyxie ; dans le cas de formation d'un abcès, l'affection marche plus lentement et souvent il faut recourir à l'instrument tranchant ; quelquefois aussi elle se termine par résolution ou est suivie d'induration. Dans le cas de gangrène, l'issue est presque toujours funeste.

Lésions anatomiques. — Gonflement, injection des tissus, abcès contenant du pus lié, quelquefois sanieux et putride, ramollissement gangréneux.

Diagnostic. — Facile à cause du gonflement notable de l'organe, quelquefois cependant il est difficile de diagnostiquer l'existence d'un abcès.

Pronostic. — Assez grave le plus souvent, parce que le sujet peut mourir d'asphyxie en peu d'heures ou par la gangrène.

Traitement. — Gargarismes et lotions émollientes, narcotiques. Saignée du bras et application de sangsues au cou et même à la langue. Le tartre stibié à dose vomitive n° 5, si le malade peut encore avaler. L'aloès, la coloquinte n° 14, comme dérivatifs sur le canal intestinal. Sinapismes sur les extrémités inférieures. Scarifications profondes de la langue. La laryngo-trachéotomie. Dans le cas d'abcès, l'ouvrir promptement et profondément ; dans le cas de gangrène, les lotions avec une décoction de sauge, de quinquina et le traitement de la stomatite gangréneuse.

ART. 8. — De la sialorrhée.

Synonymie. — Sialorrhée. Salivation. Fluxion salivaire. Ptyalisme nerveux.

Définition. — On entend par sialorrhée, une maladie caractérisée par un flux de salive plus abondant que dans l'état normal, sans lésions appréciables dans la bouche et des glandes salivaires.

Étiologie. — Les émotions morales, l'inspiration d'odeurs fortes, l'ingestion de boissons froides et acides chez les sujets hystériques. La pléthore, surtout celle occasionnée par la suppression de pertes sanguines habituelles et des menstrues; la grossesse. Certaines affections du foie et du pancréas; par métastases d'une goutte, d'une leucorrhée, d'un œdème.

Symptômes. — Écoulement continuel d'une salive abondante que le malade avale ou expectore, parfois d'une odeur fétide; de goûts divers; des troubles plus ou moins remarquables de l'estomac, un sentiment de constriction à la gorge; la constipation, des flatuosités, une soif vive, le dépérissement et souvent des accès nerveux.

Marche. Durée. Terminaison. — Chronique, avec des exacerbations; disparaissant quelquefois rapidement, et alternant souvent avec des selles ou des sueurs abondantes, et, à moins de complications, se terminant rarement d'une manière funeste.

Lésions anatomiques. — Le plus souvent que celles des complications et parfois celle du marasme ordinaire.

Diagnostic. — Facile si on ne constate pas de lésions dans la bouche et si le malade n'a pas fait antérieurement usage d'une préparation mercurielle.

Pronostic. — Rarement fâcheux, surtout si elle remplace certaines maladies graves, ce qui arrive quelquefois; aussi ce n'est que par une trop abondante perte de salive et qui dure longtemps, que le marasme peut survenir.

Traitement. — Régime doux, léger; exercice modéré et favoriser la transpiration par l'usage de la flanelle. Boissons aqueuses abondantes; purgatifs salins; les bains et chez les sujets pléthoriques ou après les suppressions habituelles d'un flux de sang ou la menstruation : saignées générales et des moyens rationnels pour rappeler ces pertes salutaires ou rétablir une fonction troublée. L'opium à haute dose, vingt à quarante centigrammes dans les vingt-quatre heures; enfin les toniques, les ferrugineux en cas d'indication, suivant les symptômes et la constitution plus ou moins détériorée des malades. Les gargarismes d'abord émollients et rafraîchissants, puis astringents.

ART. 9. — Des accidents causés par la dentition.

Synonymie. — Accidents pendant la dentition. Dentition laborieuse, difficile.

Définition. — On entend par accidents, troubles, maladies causés par la dentition, tous les dérangements qui surviennent pendant l'éruption des dents, qui ne sont pas une conséquence nécessaire et qui n'ont pas d'autres causes matérielles que cette éruption elle-même.

Étiologie. — Le trop de précocité et la dentition tardive, une constitution débile et aussi les enfants fortement constitués, sanguins. La dureté anormale des gencives ou occasionnée par le contact répété d'objets durs. Des troubles fonctionnels, comme congestion cérébrale, digestifs, respiratoires.

Symptômes. — Accidents locaux, tuméfaction de la gencive, qui est tendue, sèche, d'un rouge violacé et très-sensible à la pression. Irritation sous l'influence de laquelle on voit apparaître le muguet, des aphthes, même la gangrène de la bouche. Accidents généraux : fièvre souvent continue, inappétence, soif, irritabilité extrême; quelquefois insomnie ou somnolence; chaleur sèche, face rouge, yeux animés, urine rouge, échauffée; éruptions cutanées, des ophthalmies. Troubles du système nerveux. Réveils en sursaut; serrement du pouce placé dans la paume de la main, symptômes constants de convulsions. Troubles des voies digestives. Vomissements, constipations et plus souvent, diarrhées intenses. Troubles de l'appareil respiratoire. Bronchite, petite toux convulsive.

Marche. Durée. Terminaison. — Quelquefois lente, pouvant durer pendant tout le temps de la dentition et se terminant fréquemment d'une manière funeste.

Lésions anatomiques. — Suivant les troubles occasionnés par la dentition.

Diagnostic. — Rougeur, sécheresse ou salivation, et si quelques-uns des symptômes mentionnés plus haut existent, il n'est pas permis de douter que l'éruption des dents n'en soit la cause.

Pronostic. — Souvent grave si la diarrhée est très-intense, et d'une gravité extrême si des convulsions surviennent et se répètent souvent.

Traitement. — Aux enfants nerveux, pléthoriques, des bains simples; aux faibles, lymphatiques, des bains salés tous les deux à trois jours. Entretenir le ventre libre par des lavements à l'eau de graines de lin en cas de nécessité et modérer la diarrhée par des lavements émollients avec une décoction du racine de guimauve, quelquefois amidonnés, même avec addition d'une à plusieurs gouttes de landanum; en cas d'irritation, de tension du bas-ventre, des cataplasmes de farine de lin sur le creux de l'estomac et des sinapismes, comme dérivatifs sur les extrémités inférieures, pour prévenir les congestions vers le cerveau; quant aux autres accidents, on les combattra suivant les symptômes : en cas de nécessité, on aura recours à l'incision des gencives.

CHAPITRE II

DES MALADIES DU PHARYNX.

Art. 1er. — De la pharyngite aiguë.

Synonymie. — Pharyngite aiguë. Angine gutturale, pharyngée, catarrhale, rhumatique.

Définition. — On entend par pharyngite aiguë, une inflammation de la membrane muqueuse qui revêt l'isthme du gosier, le voile du palais, ses piliers, la luette.

Étiologie. — Le froid humide, le passage rapide d'un lieu chaud dans un lieu froid; les refroidissements, surtout des pieds, les courants d'air, la suppression de la transpiration, des vapeurs irritantes. Une constitution lymphatique, certains principes contagieux, comme scarlatine, rougeole, syphilis.

Symptômes. — Gêne de la déglutition, sentiment de sécheresse dans la gorge, voix nasonnée, besoin d'avaler continuellement la salive; avec douleurs plus ou moins fortes pour avaler un liquide qu'un corps solide. La muqueuse est rouge, l'haleine fétide, le goût fade, la bouche pâteuse, la langue chargée : inappétence, soif, souvent constipation, un peu de fièvre. Sécrétion d'un mucus filandreux très-abondant, visqueux.

Marche. Durée. Terminaison. — A moins que l'inflammation ne se termine par suppuration, la maladie dure rarement plus de deux à six jours et se termine le plus souvent d'une manière favorable ; mais elle récidive fréquemment, et si l'inflammation est violente ou le gonflement considérable, elle peut devenir très-dangereuse et même être mortelle en peu de temps, soit par gangrène, soit par suffocation ou même par asphyxie.

Lésions anatomiques. — Nulles, à moins que la maladie ne se soit terminée par gangrène ou par des complications.

Diagnostic. — Inflammation et gonflement plus ou moins considérable de la muqueuse. La luette est repoussée du côté opposé ; déglutition douloureuse, difficile, quelquefois impossible ; altération de la voix, respiration plus ou moins difficile, gêne dans l'écartement des mâchoires.

Pronostic. — Fort peu grave, à moins d'un abcès rétro-pharyngien ayant fusé intérieurement et comprimant la glotte, les carotides, etc.

Traitement. — Gargarismes émollients, adoucissants, édulcorés avec du sirop de mûres ; infusions de roses rouges, de feuilles de sauge, de ronces avec du miel rosat. L'alun en solution concentrée ou mieux la poudre en insufflations. Les dérivatifs sur les extrémités. Les vomitifs ou une ponction en cas d'abcès, même la pharyngo-trachéotomie, s'il y a menace d'asphyxie.

ART. 2. — De la pharyngite tonsillaire.

Synonymie. — Pharyngite tonsillaire. Amygdalite aiguë. Esquinancie. Angine gastrique, bilieuse.

Définition. — On entend par pharyngite tonsillaire, une inflammation du pharynx dont le caractère le plus remarquable est le gonflement, quelquefois très-considérable, des amygdales, dans lesquelles il se forme le plus souvent un ou plusieurs petits abcès.

Étiologie. — Les refroidissements, l'exposition prolongée à l'humidité surtout des pieds. Le passage brusque d'un endroit chaud à l'air froid ou dans un courant d'air. Une constitution lymphatique, un embarras gastrique, un état bilieux ; les maladies éruptives, comme rougeole, scarlatine, etc.

Symptômes. — Sensibilité au froid avec mouvement fébrile plus ou moins marqué, inappétence, même des nausées et les autres symptômes de la pharyngite aiguë. La voix est notablement altérée ; le plus souvent ce n'est d'abord que d'un côté qu'une des amygdales est affectée, et la douleur s'étend jusqu'à l'oreille correspondante, en même temps qu'il y a difficulté d'écarter les mâchoires. Si l'inflammation est très-intense, on ne tarde pas à constater un ou plusieurs abcès qui sont souvent suivis par une nouvelle inflammation de l'autre côté. Quelquefois, en place d'abcès, les amygdales se couvrent d'une exsudation épaisse, d'un blanc mat, sale ou de plaques gangréneuses.

Marche. Durée. Terminaison. — Aiguë, rapide et continue ; durant rarement au delà de cinq à huit jours et se terminant le plus souvent par résolution ou par de petits abcès s'ouvrant soit spontanément ou à la suite d'efforts pour vomir, soit par un accès de toux ou un effort pour avaler ; mais quelquefois aussi par la gangrène.

Lésions anatomiques. — Rares à moins d'une mort accidentelle, où on trouve alors les amygdales gonflées, les membranes épaissies, ramollies, contenant un liquide sanieux, visqueux, fétide ou une matière sébacée et concrète ; des fausses membranes, des abcès, et si la maladie a souvent récidivé leur volume est considérablement augmenté.

Diagnostic. — L'inspection de la bouche, en abaissant la langue, suffit le plus souvent ; quelquefois le malade ne peut pas écarter suffisamment les mâchoires, par suite du gonflement de l'arrière-gorge et des ganglions sous-maxillaires ; mais ces phénomènes, joints à quelques autres symptômes, ne laissent guère de doute.

Pronostic. — Presque toujours favorable, à moins de complications, comme gangrène, etc.

Traitement. — Quelquefois une saignée au bras ou une application de sangsues, si l'inflammation est violente, le malade pléthorique, etc. Les révulsifs sur les extrémités ; cataplasmes et bains de pieds sinapisés. Les gargarismes adoucissants avec une décoction d'orge, de graines de lin, de racine de guimauve édulcorée avec du sirop de mûres, du miel rosat ; les boissons émollientes, les cautérisations avec le nitrate d'argent ; l'insufflation d'alun finement pulvérisé, quelquefois l'incision. Les frictions avec la pommade au calomélas nº 15, et surtout un vomi-purgatif nº 62, pour produire une révulsion sur le canal intestinal. L'émétique, par les effets de son action vomitive, peut faire crever l'abcès et débarrasser les amygdales des glaires visqueuses qui entretiennent l'irritation, en même temps qu'il agit comme antiphlogistique et par son action dérivative. Après plusieurs récidives, c'est-à-dire à l'état chronique, surtout s'il y a un commencement de dégénérescence, l'extirpation.

Art. 3. — De la pharyngite couenneuse.

Synonymie. — Pharyngite couenneuse. Diphthérite. Angine maligne.

Définition. — On entend par pharyngite couenneuse, une inflammation du pharynx, dont le caractère principal est la production d'une matière plastique, étendue sur la muqueuse en forme de couches, fausses membranes plus ou moins épaisses et ayant une grande tendance à gagner les amygdales et surtout les voies aériennes, ce qui constitue alors le croup proprement dit.

Étiologie. — Les mêmes que pour le croup.

Symptômes. — Léger mouvement fébrile, avec abattement; de la rougeur dans une seule tonsille et bientôt gêne, et un peu de douleur dans la déglutition; puis apparition de fausses membranes, qui s'épaississent; de couleur d'un blanc jaunâtre, grise, même noire. Les tonsilles se tuméfient et sont couvertes de concrétions pseudo-membraneuses envahissant toutes les autres parties de la bouche. L'haleine est fétide, il y a salivation, une expuition sanguinolente et une véritable stomatite couenneuse. Souvent la pseudo-membrane se détache et est remplacée par d'autres; quelquefois on en voit apparaître même sur la peau, comme aux ailes du nez, la partie postérieure des oreilles, le pourtour de l'anus, de la vulve, des mamelons, ou sur les vésicatoires. Le pouls est petit, faible, il y a inappétence, soif, quelquefois diarrhée et même hémorrhagie intestinale, mais rarement.

Marche. Durée. Terminaison. — Continue, durant cinq à quinze jours, à moins de dégénérer en croup, où elle devient presque toujours mortelle.

Lésions anatomiques. — A peu de chose près comme dans le croup, qui le plus souvent est la cause de la mort.

9.

Diagnostic. — Formation de lambeaux pseudo-membraneux, souvent très-épais, se détachant facilement sans laisser de perte de substance très-notable.

Pronostic. — Dans sa simplicité, presque constamment sans gravité; mais souvent mortelle, si elle dégénère en croup.

Traitement. — Le même que pour le croup.

ART. 4. — De la pharyngite ulcéreuse.

Synonymie. — Pharyngite ulcéreuse. Chancre ou ulcère du pharynx.

Définition. — On entend par pharyngite ulcéreuse, une inflammation soit de la muqueuse qui tapisse le pharynx proprement dit, soit des amygdales, survenant quelquefois dans le cours d'une autre maladie grave, comme phthisie, fièvre typhoïde, etc.; parfois primitivement ou secondairement à une affection syphilitique.

Étiologie. — Les maladies graves, débilitantes et surtout la syphilis.

Symptômes. — Gêne dans la déglutition, douleurs vives; petites ulcérations, quelquefois un large ulcère siégeant sur la muqueuse ou aux amygdales, ordinairement de forme ronde, plus ou moins profonds, bords coupés à pic, saillants, fond d'un gris sale avec cercle rouge ou serpigineux et s'étendant alors sur une grande surface, ou phagédénique et rongeant profondément et rapidement les membranes, de manière à mettre à nu les parties dures, perforant le voile du palais et détruisant la luette.

Marche. Durée. Terminaison. — Ordinairement lente, les ulcères restant quelquefois même stationnaires pendant quelque temps, puis marchant avec une rapidité extraordinaire et se terminant souvent par une cachexie syphilitique.

Lésions anatomiques. — La muqueuse et le tissu sous-muqueux sont rouges, infiltrés, ramollis ou indurés; le fond des ulcères est sanieux, gangréneux; un liquide purulent, de mauvaise nature, baigne les os, mis à nu, nécrosés; quelquefois on constate la perforation du voile du palais, etc.

Diagnostic. — Il faut le baser sur les antécédents du malade, à moins de symptômes de syphilis constitutionnelle, tels que des ulcères, une éruption de syphilides, etc.

Pronostic. — Réellement grave que lorsqu'on a affaire à l'ulcère rongeant; marchant avec une extrême rapidité, si la cachexie syphilitique est confirmée.

Traitement. — Gargarismes émollients et narcotiques, l'alun en gargarisme n° 63 et en insufflations; les cautérisations avec une solution concentrée de nitrate d'argent; la pommade au calomélas n° 15 en frictions sur le cou et au pénis, la poudre en insufflation. Une tisane sudorifique avec de la salsepareille; le protoiodure de mercure, l'iodure de potassium, etc., en un mot, un traitement antisyphilitique. (Voyez Syphilis.)

ART. 5. — De la pharyngite gangréneuse.

Synonymie. — Pharyngite gangréneuse. Gangrène du pharynx.

Définition. — On entend par pharyngite gangréneuse, une violente inflammation de la membrane muqueuse qui est suivie d'eschares, occupant une plus ou moins grande profondeur des tissus.

Étiologie. — Toutes les maladies débilitantes; la rougeole, la scarlatine seule ou unie à la variole, la pneumonie, la péritonite, la fièvre typhoïde; une altération primitive du sang, une inflammation très-violente de la muqueuse.

Symptômes. — Circonscrite ou diffuse. Eschares d'une couleur livide, puis grise, noirâtre; fétidité de l'haleine; altération profonde des traits; affaiblissement, fièvre avec petitesse du pouls; inappétence, soif, dévoiement.

Marche. Durée. Terminaison. — Rapide et s'étendant promptement sur une grande surface, durant deux à six jours selon l'affaiblissement du malade ou la gravité de la maladie concomitante et se terminant le plus souvent d'une manière funeste.

Lésions anatomiques. — Dans la gangrène circonscrite on trouve des plaques arrondies ou ovales de la grandeur d'une lentille à une pièce d'un franc; à bords taillés à pic, jaunâtres, grisâtres, même noirs; exhalant une odeur de gangrène. Dans la gangrène diffuse, les eschares n'ont rien de régulier et les lésions sont plus profondes.

Diagnostic. — Siégeant sur les amygdales ou des parties accessibles à la vue, la simple inspection et l'odeur suffisent; dans les cas contraires il faut s'assurer si les poumons sont sains, et alors l'odeur caractéristique ne laisse pas de doute, surtout si la muqueuse n'est pas intacte et est excoriée en détachant l'eschare.

Pronostic. — Toujours très-grave, surtout eu égard aux conditions fâcheuses dans lesquelles elle survient.

Traitement. — Cautérisations avec le nitrate d'argent, l'acide sulfurique. Le chlorure de chaux, vingt grammes sur soixante grammes d'eau, qui agit en même temps comme antiseptique. Les lotions et gargarismes, même des injections avec une décoction de quinquina. Les vomitifs avec l'ipécacuanha, l'émétique et le charbon végétal en poudre comme antiseptique.

CHAPITRE III

DES MALADIES DE L'ŒSOPHAGE.

ART. 1er. — De l'œsophagite aiguë.

Synonymie. — Œsophagite aiguë. Angine œsophagienne. Dysphagie.

Définition. — On entend par œsophagite aiguë, une inflammation de la muqueuse qui tapisse l'œsophage; caractérisée soit par de la rougeur, une ulcération, une sécrétion morbide comme celle du muguet, des aphthes, des pseudo-membranes; soit par des abcès, même des eschares gangréneux.

Étiologie. — Les inflammations des organes voisins comme la laryngite, pharyngite, le muguet chez les petits enfants. La stomatite mercurielle et en général l'ingestion de médicaments irritants, de substances âcres et corrosives ou le passage de corps trop volumineux, durs, vulnérants comme arêtes, fragments d'os ainsi que leur séjour longtemps prolongé ou les tentatives pour les extraire, les faire passer dans l'estomac.

Symptômes. — Douleur surtout lors du passage des aliments ou même des liquides, sensation de brûlure ou de déchirement sur le point qui est le siége de l'inflammation, avec expulsion plus ou moins difficile et abondante de matières glaireuses; quelquefois avec toux gutturale; soif intense; quelquefois un hoquet, et si l'inflammation est assez intense il n'est pas rare de voir apparaître un ou plusieurs abcès; le pouls est fréquent, dur; il y a de l'agitation; plus ou moins de fièvre, même des convulsions, etc.; dans le cas de gangrène, le pouls devient petit, faible, intermittent et les forces diminuent considérablement.

Marche. Durée. Terminaison. — Continue, rapide; durant tout au plus six à sept jours, à moins de suppuration, ou elle se prolonge de beaucoup; se terminant dans les cas légers par résolution, quelquefois par suppuration et rarement par gangrène; mais dans ce cas c'est toujours par la mort.

Lésions anatomiques. — Rougeur, injection de la muqueuse, ramollissement, épaississement de la membrane, sécrétion abondante de mucosités épaisses, quelquefois puriformes; destruction de l'épithélium. Les abcès se trouvent en dessous de la membrane et la gangrène se présente sous la forme d'eschares limités, couleur de suie, ou envahissant toute l'étendue de l'œsophage.

Diagnostic. — Douleur violente sur un point, lors du passage des aliments; pendant la déglutition, spasmes et vomissements; s'il se forme un abcès, durée plus longue de la maladie, avec fièvre, pouls dur, et si la maladie doit se terminer par la gangrène, pouls petit, prostration extrême des forces.

Pronostic. — Rarement funeste, mais pénible lorsqu'elle produit un rétrécissement considérable, et constamment mortelle si la gangrène survient.

Traitement. — Saignée du bras; ventouses, sangsues sur le point douloureux. Frictions avec des liniments calmants, opiacés, n° 17; la pommade au calomélas avec l'huile de jusquiame n° 49, sinapismes aux extrémités, vésicatoires entre les épaules, sur le sternum; les moxas. Les boissons émollientes, mucilagineuses; les bains prolongés. L'abstinence d'aliments solides, le silence, le repos. Les purgatifs drastiques, les potions opiacées, la morphine sous forme de sirop et par la méthode endermique.

ART. 2. — De l'œsophagisme ou spasme de l'œsophage.

Synonymie. — Œsophagisme. Spasme de l'œsophage. Constriction, ténesme œsophagien. Dysphagie nerveuse.

Définition. — On entend par œsophagisme, une constriction convulsive de l'œsophage, qui empêche la déglutition des corps soit solides, soit liquides, produisant une dysphagie absolue.

Étiologie. — L'hystérie; l'hypochondrie, les affections morales, les passions violentes. L'imagination.

Symptômes. — Apparition brusque d'un spasme empêchant la déglutition; douleur, efforts de régurgitation. Gêne, constriction, sensation d'un corps étranger, d'une boule; hoquet. Les uns prétendent qu'ils ne peuvent avaler que les boissons chaudes, les aliments solides, les autres c'est tout le contraire, chez d'autres on constate les symptômes de l'hydrophobie.

Lésions anatomiques. — Nulles.

Diagnostic. — Spasme survenant brusquement pendant la déglutition.

Pronostic. — Peu grave, à moins que l'imagination des malades ne soit fortement frappée de manière à produire une espèce d'hydrophobie.

Traitement. — Les antispasmodiques comme castoréum, l'asa fœtida en frictions, lavements et à l'intérieur si c'est possible. Les narcotiques, l'opium, la belladone, la jusquiame et surtout la morphine par la méthode endermique. L'onguent mercuriel en frictions, sur le cou; la glace. Le cathétérisme de l'œsophage.

N. B. — Quant aux hémorrhagies, aux dilatations et rétrécissements, aux tumeurs et dégénérescences, à la rupture, perforation, paralysie et au cancer du pharynx et de l'œsophage, ce sont des affections rares et le plus souvent au-dessus des ressources de l'art; et pour ce qui concerne les ulcérations de ces organes, ils ont le plus souvent pour cause un principe syphilitique.

CHAPITRE IV

DES AFFECTIONS DE L'ESTOMAC

ART. 1er. — De la gastrorrhagie et de l'hématémèse.

Synonymie. — Gastrorrhagie. Gastro-hémorrhagie. Accumulation de sang dans l'estomac. Hématémèse. Vomissement de sang.

Définition. — On entend par gastrorrhagie, une hémorrhagie qui se fait à la surface de l'estomac; et par hématémèse, le rejet du sang accumulé, par le vomissement.

Étiologie. — La vie sédentaire, les maladies du cœur, un tempérament pléthorique avec prédisposition à un état variqueux. Des corps étrangers, tels que des os, des éclats de verres, des pièces de monnaies, produisant un ulcère; les vers intestinaux. Une altération de l'estomac, entraînant une rupture de cet organe. Une interruption d'un flux sanguin habituel, la suppression des menstrues, l'âge critique, la grossesse.

Symptômes. — Lipothymies. Pâleur, refroidissement, sueur froide et visqueuse, horripilations; oppression, douleur vive à l'épigastre; matité, agitation, anxiété; des nausées, puis des vomissements de sang en plus ou moins grande quantité, sans toux, quelquefois d'une couleur rouge vermeille, souvent noir, ce qui indique qu'il a séjourné dans l'estomac, même quelquefois mélangé d'aliments plus ou moins digérés; déjections alvines, mêlées avec du sang décomposé, souvent coliques, faiblesse extrême, même perte complète de connaissance.

Marche. Durée. Terminaison. — Quelquefois foudroyante; souvent par accès répétés plusieurs fois à des intervalles plus ou moins variables, se terminant fréquemment d'une manière funeste, si l'hémorrhagie a pour cause une maladie organique grave ou une lésion artérielle.

Lésions anatomiques. — Accumulation d'un sang noir dans l'estomac, qui en est distendu, muqueux, d'un rouge foncé, injecté; souvent une tumeur squirrheuse ou une altération de nature cancéreuse. Altération de l'artère coronaire ou seulement d'une artériole.

Diagnostic. — Des symptômes antérieurs du côté de l'estomac, comme anorexie, digestions difficiles, amaigrissement indiquant une lésion grave, un ulcère ou cancer. La matité à la région épigastrique, des nausées puis des vomissements de sang; l'anxiété, des horripilations, des sueurs froides et visqueuses, le refroidissement des extrémités, des syncopes, un pouls faible, petit, misérable, filiforme doivent toujours faire soupçonner une gastrorrhagie.

Pronostic. — Toujours grave, à moins que l'hémorrhagie ne puisse être regardée comme suppléant des hémorrhoïdes, etc.

Traitement. — Emissions sanguines. Glace dans la bouche. Les acides comme suc de citron, la potion acide n° 73, l'acétate de plomb n° 108, le ratanhia, le seigle ergoté, le tannin. L'alun n° 75, le carbonate et le perchlorure de fer n° 74, l'opium, la jusquiame, la belladone. Les applications froides sur la région épigastrique. Les dérivatifs sur les extrémités ; les sangsues à l'anus, à la vulve. De légers purgatifs ; des lavements pour faciliter l'évacuation du sang extravasé qui peut se trouver dans les intestins. Une infusion de millefeuilles froide pour boisson et en lavements ; la diète absolue et le repos.

Prescriptions. — 1° Diète absolue et repos dans une pièce dont la température est peu élevée. Éviter les émotions morales.

2° Appliquer des compresses trempées dans l'eau froide ou une vessie avec de la glace pilée, sur la région épigastrique.

3° Faire fondre des morceaux de glace dans la bouche et pour tisane de la limonade citrique froide ou une infusion de millefeuilles en même temps qu'on fera prendre une cuillerée à bouche toutes les vingt minutes, en diminuant la dose à mesure que l'état du malade s'améliore, de la potion n° 73.

4° Promener des sinapismes sur les extrémités inférieures et favoriser les évacuations alvines par des lavements froids, même légèrement purgatifs ou des laxatifs par la bouche.

ART. 2. — De l'embarras gastrique.

Synonymie. — Embarras gastrique ou des voies digestives, subdivisé en gastrique intestinale et gastro-intestinale avec état bilieux, saburral, muqueux de l'estomac. Dyspepsie.

Définition. — On entend par embarras gastrique, un état anormal dans une plus ou moins grande étendue de l'appareil digestif, occasionné par un amas plus ou moins considérable de matières morbides, caractérisé par la perte de l'appétit, un enduit sur la langue, un goût fade ou amer dans la bouche ; un sentiment de plénitude à l'épigastre, avec céphalalgie, malaise général, des nausées et même des vomissements.

Étiologie. — Les habitations dans des lieux froids, humides, obscurs et insuffisamment aérés ; une mauvaise nourriture ; les excès de travaux, les veilles prolongées, les travaux d'esprit, la vie sédentaire. Les fortes émotions morales, les passions vives, les excès vénériens et tout ce qui peut troubler les digestions ou affaiblir l'économie. Les surcharges habituelles de l'estomac, une indigestion ou les mets de difficile digestion, les boissons prises en trop grande abondance, surtout pendant les fortes chaleurs.

Symptômes. — Anorexie, dégoût pour les aliments. Goût fade,

bouche pâteuse, amère; langue chargée, enduite d'une substance collante, limoneuse qui engage à cracher; haleine fétide.
Rapports aigres, nidoreux; nausées, quelquefois vomissements,
d'un goût quelquefois aigre, quelquefois amer, quelquefois de
matières alimentaires. Gêne et plus ou moins de sensibilité à la
région épigastrique, quelquefois soif, constipation, alternant
parfois avec quelques selles liquides, accompagnées de fèces
ayant l'odeur de l'hydrogène sulfuré. Céphalalgie frontale.

Marche. Durée. Terminaison. — Rapide; durant rarement
huit à dix jours et se terminant presque toujours d'une manière
heureuse à moins de complications graves.

Lésions anatomiques. — Nulles.

Diagnostic. — Si on constate quelques-uns des symptômes
ci-dessus et si la région épigastrique n'est pas très-douloureuse
surtout à la pression et s'il n'y a pas de fièvre, mais une céphalalgie frontale persistante très-incommode, nul doute qu'on a
affaire à un simple embarras gastrique.

Pronostic. — Toujours favorable, à moins de complications.

Traitement. — Vomitifs avec le tartre stibié ou l'ipécacuanha,
les purgatifs salins n° 62 ou 93. Diète, plus tard alimentation
légère, poudre stomachique n° 96, surtout si l'haleine est fétide
ou les évacuations alvines d'une très-forte odeur, et en cas de
gaz on ajoutera de la poudre d'anis, de semence de fenouil, etc.

ART. 3. — De la gastrite simple aiguë.

Synonymie. — Gastrite simple aiguë. Inflammation de l'estomac.

Définition. — On entend par gastrite simple aiguë, une inflammation de l'estomac, caractérisée par une grande sensibilité de l'épigastre, une langue rouge à ses bords et à sa pointe,
parfois sèche au milieu; de la soif avec envie ou un sentiment
de besoin de manger.

Étiologie. — Les chagrins, les émotions morales vives et
tout ce qui peut vicier les digestions; une alimentation insuffisante ou malsaine, indigeste. Les excès de table, les indigestions. Des aliments trop échauffants, des médicaments irritants,
âcres, corrosifs, surtout longtemps continués. Les poisons proprement dits. Les corps étrangers, s'ils sont trop volumineux;
les violences extérieures, les refroidissements surtout des pieds.

Marche. Durée. Terminaison. — Rapide; durant cinq à quinze jours et se terminant toujours d'une manière favorable à moins que la maladie ne soit survenue pendant une affection grave, comme fièvre typhoïde, etc., ou se soit renouvelée plusieurs fois, ou elle prend alors une tendance à la chronicité.

Lésions anatomiques. — Rougeur, ramollissement, épaississement de la muqueuse, diminution de la capacité de l'estomac.

Diagnostic. — Douleur constante, surtout en exerçant une pression plus ou moins forte; appétit perdu ou très-notablement diminué; nausées, vomissements bilieux, mouvement fébrile plus ou moins prononcé, avec légère céphalalgie.

Pronostic. — Presque toujours favorable, à moins qu'elle ne passe à l'état chronique par suite d'un traitement mal dirigé.

Traitement. — Quinze à vingt sangsues à l'épigastre ou des ventouses, des cataplasmes émollients; des boissons douces, et la diète. Quelquefois un léger purgatif à l'huile de ricin ou au calomélas, surtout s'il existe de la constipation. En cas de vomissements opiniâtres, quelques pilules opiacées. Des bains prolongés.

ART. 4. — De la gastrite chronique.

Synonymie. — Gastrite chronique. Inflammation chronique ou dégénérescence de l'estomac. Ramollissement, mamelonnement de la membrane muqueuse de l'estomac.

Définition. — On entend par gastrite chronique, une inflammation de l'estomac plus ou moins violente et persistante, consécutive, le plus souvent, à des gastrites aiguës.

Étiologie. — Les mêmes que pour la gastrite aiguë, surtout si elles se sont fréquemment reproduites ou si elles ont longtemps duré. Une misère profonde, les souffrances de la faim souvent répétées, des excès alcooliques. Les empoisonnements.

Symptômes. — Les mêmes que dans la gastrite aiguë. Altération des fonctions digestives. Constipations alternant souvent avec la diarrhée qui devient colliquative vers la fin; douleurs surtout après les repas ou au moins un sentiment de plénitude très-incommode, éructations souvent nidoreuses, acides, âcres; quelquefois des vomissements de matières glaireuses, aigres, noirâtres, et plus tard amaigrissement notable, peau jaune, terreuse, brune, tirant vers l'ocre ou la couleur de la lie de vin.

Marche. Durée. Terminaison. — Ordinairement lente; durant

parfois des mois, même des années, à moins de complications, lesquelles hâtent souvent le terme fatal, car la guérison est très-rare.

Lésions anatomiques. — Muqueuse grisâtre, ardoisée ou brune; épaissie, plus consistante ou ramollie.

Diagnostic. — Altération de l'appétit et troubles digestifs depuis plus ou moins longtemps. Anorexie, nausées, vomissements; épigastre douloureux avec rémissions plus ou moins longues, jusqu'à la mort.

Pronostic. — Quelquefois favorable, si la maladie n'est pas trop ancienne et le malade très-docile, mais souvent funeste, surtout eu égard aux complications.

Traitement. — Quelquefois quelques sangsues à l'épigastre ou des vésicatoires surtout contre les vomissements. Les opiacés à l'intérieur et extérieurement de concert avec les cataplasmes, liniments n° 17, pommades n° 15. Des lavements rafraîchissants. Les eaux alcalines de Vichy, etc.

ART. 5. — De la gastrite ulcéreuse.

Synonymie. — Ulcère simple de l'estomac. Ulcère perforant.

Définition. — On entend par gastrite ulcéreuse, une affection caractérisée par la présence dans l'estomac d'un ulcère, qui n'offre aucun des caractères du cancer.

Étiologie. — Le grand âge, la phthisie, les irritations répétées, une forte dose d'une substance âcre; les poisons.

Symptômes. — Défaut absolu d'appétit ou appétit bizarre, digestions laborieuses; malaise ou douleur sourde à l'épigastre, quelquefois douleurs extrèmement vives pendant le travail de la digestion, ou même à l'état de vacuité de l'estomac. Tristesse, amaigrissement, constipations, vomissements noirs.

Marche. Durée. Terminaison. — Quelquefois rapide, plus souvent lente avec des intermittences qui peuvent imposer pour une guérison; se prolongeant parfois pendant plusieurs années et se terminant le plus souvent d'une manière funeste.

Lésions anatomiques. — Ulcération de la grandeur d'une pièce de vingt centimes à une pièce de cinq francs en argent et quelquefois plus grande, siégeant presque toujours sur la moitié pylorique et pénétrant à une plus ou moins grande profondeur de la paroi stomacale, près ou sur la petite courbure, rarement très-rapproché du pylore, où on constate parfois des traces de vraies cicatrices; parfois aussi dans son centre une perforation.

Diagnostic. — Difficile, parce qu'on constate les mêmes symptômes que dans la gastrite chronique ou dans le cancer de l'estomac.

Pronostic. — Toujours grave, si le malade vomit du sang, cependant quelquefois le malade peut guérir.

Traitement. — Abstinence d'aliments et même de boissons autant que possible. Application de sangsues s'il y a douleur à l'épigastre, suivie d'un bain de plusieurs heures. Plus tard, régime lacté, gélatineux; bouillon de veau, de poulet ou de fécules de riz, d'avoine; pour boissons de l'eau gazeuse simple, quelquefois l'eau de chaux à la dose de deux cuillerées dans une tasse de lait, une ou deux fois par jour.

Art. 6. — Du squirrhe et du cancer de l'estomac.

Synonymie. — Squirrhe. Cancer. Carcinome de l'estomac.

Définition. — On entend par squirrhe, cancer de l'estomac, une dégénérescence spécifique des parois de cet organe, succédant le plus souvent à des inflammations répétées.

Étiologie. — L'âge, surtout de quarante à soixante ans; des gastrites antérieures, les émotions vives, les chagrins. Les violences externes. L'hérédité.

· *Symptômes.* — Diminution de l'appétit. Douleurs plus ou moins vives, et d'autres troubles digestifs avec diminution des douleurs après avoir mangé. Souvent des vomissements d'aliments et vers la fin de matières noirâtres comme du marc de café. Plus tard faiblesse, dépérissement, gonflement dans la région épigastrique; éructations, aigreurs. Constipation le plus souvent, et vers la fin diarrhée colliquative, marasme. Par la palpation on constate souvent vers l'ombilic et presque toujours à droite une tumeur de grandeur variable, bosselée, le plus souvent dure. La face est amaigrie au point que la peau paraît collée sur les os; elle est pâle ou bien d'un jaune paille, sale, terreuse, noirâtre, et dans les derniers temps il se joint un œdème partiel, quelquefois général.

Marche. Durée. Terminaison. — Quelquefois rapide, mais le plus souvent lent; durant parfois plusieurs mois, mais aussi quelquefois plusieurs années et se terminant après de longues souffrances toujours par la mort; mais souvent quelques complications, une phlegmasie des voies respiratoires, etc., viennent abréger l'existence.

Lésions anatomiques. — Diminution de volume, surtout vers la région pylorique, quelquefois, au contraire, augmentation considérable de l'estomac. Adhérences avec les organes voisins, tels que le foie, le pancréas, la capsule surrénale droite, etc. La lésion cancéreuse a pour siége de prédilection le pylore et la petite courbure dont les muqueuses sont plus ou moins largement ulcérées, du moins la plupart du temps dans le cancer proprement dit; s'il y a seulement état squirrheux, les tissus sont épaissis, forment une substance dure, d'un blanc bleuâtre ou légèrement grisâtre, demi-transparente, luisante à la coupe, parfois criant sous le scalpel et cassante. Le tissu sous-muqueux est blanc ou blanc grisâtre, jaunâtre, rosé, bleuâtre, tacheté comme marbré et la membrane musculaire d'un blanc mat, opaque, et présente les mêmes transformations que les muqueuses et les sous-muqueuses. L'estomac peut quelquefois ne contenir qu'une petite quantité de mucosités, parfois un liquide épais, noirâtre. Dans l'abdomen, une accumulation de sérosité et d'autres lésions qui accompagnent l'hydropisie consécutive.

Diagnostic. — Vomissements d'aliments ou de mucosités, avec persistance dans les symptômes malgré un traitement rationel; absence de fièvre et plus tard vomissements noirâtres, etc., signes de la cachexie cancéreuse; tumeur à l'ombilic.

Pronostic. — Toujours grave, et si les vomissements se répètent tous les jours à plusieurs reprises, si l'œdème survient et se généralise, la mort est prochaine.

Traitement. — Plutôt palliatif que curatif. Les narcotiques à l'intérieur et extérieurement; l'opium, la ciguë, la jusquiame, la belladone, le mercure, surtout le calomel. L'eau de Seltz, de Vichy, de Bussang. La magnésie dans les cas d'acidité. Les bains d'eau minérale. Les vésicatoires volants, pansés avec la pommade au calomel n° 15 fortement morphinée.

ART. 7. — De la gastralgie.

Synonymie. — Gastralgie. Cardialgie. Névralgie cœliaque. Gastrodynie. Coliques, spasmes, crampes d'estomac.

Définition. — On entend par gastralgie, un trouble nerveux plus ou moins considérable de l'estomac, avec perturbation des digestions et ordinairement des douleurs plus ou moins vives.

Étiologie. — Le séjour des grandes villes, les chagrins et émotions morales longtemps prolongés et tout ce qui peut troubler les digestions. La grossesse, la lactation trop prolongée, le jeûne et les aliments maigres pendant le carême. La chlorose, l'anémie, l'hystérie. Les dérangements de menstrues, les pertes excessives de sang, avec leucorrhée abondante et d'autres causes débilitantes, comme onanisme, excès vénériens; l'époque de la puberté et de la ménopause. Certaines boissons, certains aliments indigestes ou des substances médicamenteuses plus ou moins irritantes.

Symptômes. — Sensation et contractions spasmodiques, douloureuses; pesanteurs à la région épigastrique, périodiques ou continues. Développement d'une grande quantité de gaz, quelquefois vomissements muqueux, mêlés d'un peu de bile ou d'aliments. Rapports nidoreux ou acides, âcres, bilieux. Quelquefois le hoquet, une anxiété extrême, des syncopes; l'appétit est conservé chez les uns, aboli chez d'autres, exagéré chez quelques-uns et irrégulier chez la plupart. Douleurs vives, parfois insupportables à l'épigastre, le plus souvent exaspérées par l'ingestion des aliments, mais rarement par la palpation, qui peut même la diminuer. Constipations avec gonflement du ventre, coliques.

Marche. Durée. Terminaison. — Irrégulière et lente, durant souvent des années, même toute la vie, et se terminant quelquefois par la guérison, mais plus souvent par une autre maladie.

Lésions anatomiques. — Nulles. C'est l'absence de toute espèce de lésion qui confirme le diagnostic et qui fait qu'on devrait la ranger plutôt parmi les névroses.

Diagnostic. — Douleur à l'estomac, quelquefois nausées, mais seulement pendant le travail de la digestion ou le matin. Douleur à la pression nulle, quelquefois même soulagement; pas de fièvre et, en dehors des paroxysmes, souvent une apparence de santé complète.

Pronostic. — Rarement fâcheux, surtout si les accès sont séparés par de longs intervalles.

Traitement. — La chaleur sèche ou des cataplasmes émollients et narcotiques sur l'épigastre; une infusion de tilleul et de feuilles d'oranger en petite quantité, très-chaude, ou à la glace; dans le cas d'acidité, la magnésie calcinée, le sous-nitrate de bismuth nº 109, le quinquina, la rhubarbe nº 96, le quassia, le colombo, la gentiane, le carbonate de fer, le charbon

végétal, la valériane, l'éther, la morphine, l'opium, la jusquiame,
l'aconit, le fiel de bœuf épaissi, la pepsine, la canelle, la camomille, la mélisse, l'eau de Vichy, etc., ont tour à tour et en certains cas donnés de bons résultats; de même qu'extérieurement
les vésicatoires morphinés, les injections sous-cutanées avec la
morphine; les affusions froides, les bains prolongés, les frictions
avec un liniment calmant n° 17.

Prescriptions. — 1° Pour tisane, une infusion de camomille,
bien chaude.

2° Avant chaque repas, une cuillerée de sirop de morphine.

3° Frictions sur la région épigastrique avec le liniment n° 17.

4° Couvrir le bas-ventre d'un large cataplasme de farine de
lin et lavements émollients et narcotiques.

5° Une poudre avec parties égales de charbon végétal et magnésie calcinée, un dé à coudre une heure avant les repas, où la
poudre stomachique n° 96 ou celle n° 109.

ART. 8. — Du vomissement nerveux.

Synonymie. — Vomissement nerveux, essentiel, spasmodique,
incoercible.

Définition. — On entend par vomissement nerveux, une affection dans laquelle des vomissements fréquents, le plus souvent
muqueux, très-rarement bilieux, finissant au bout d'un certain
temps, par l'impossibilité qui en résulte de prendre des aliments, par amener un état très-grave et souvent la mort, sans
qu'aucune lésion de l'estomac explique l'apparition de ces vomissements, leur persistance et leur conséquence funeste.

Étiologie. — Les chagrins, les émotions vives, fréquemment
répétées. Une nourriture insuffisante, l'âge critique et surtout
la grossesse ou les irritations utérines.

Symptômes. — Sentiment de pesanteur à l'épigastre, parfois
des nausées ou un liquide aqueux venant à la bouche le matin;
puis des vomissements souvent répétés, jusqu'à trente à quarante. Quelquefois des éructations, un peu de constipation; dépérissement lent, absence complète de fièvre, jusque vers les
derniers jours où le pouls devient fréquent et petit, la peau sèche,
l'haleine acide avec bouche sèche, enflammée ; la soif augmente,
le délire survient avec d'autres accidents cérébraux, qui annon-
cent une fin prochaine.

Marche. Durée. Terminaison. — Lente dans le commencement

et dans la seconde période presque toujours rapide ; durant parfois deux à quatre mois et souvent beaucoup plus longtemps en cas de guérison ; mais ne se terminant malheureusement que trop souvent par la mort.

Lésions anatomiques. — Nulles, car celles qu'on rencontre sont toujours consécutives ; c'est donc encore une névrose.

Diagnostic. — Vomissements aqueux, sans fièvre ni aucune douleur, si ce n'est des points douloureux, par conséquent une complication avec une véritable névralgie.

Pronostic. — Toujours très-grave, si les vomissements durent depuis longtemps et si l'estomac rejette indistinctement tous les aliments ; cependant beaucoup moins chez les femmes enceintes, à moins qu'ils ne durent avec beaucoup de violence pendant toutes leurs grossesses.

Traitement. — La morphine par la méthode endermique ; le laudanum, le castoréum en lavements. La mixture n° 110 à prendre trente gouttes toutes les huit heures. La belladone, la jusquiame en frictions ; la noix vomique à l'intérieur, l'eau magnésienne, l'eau de Vichy, le charbon végétal, le sous-nitrate de bismuth. L'eau froide en douches ; glacée par la bouche. Des cataplasmes émollients et narcotiques ou avec la menthe crépue, cuite dans du vin ; les sinapismes, les ventouses sèches à l'épigastre, sur les extrémités.

ART. 9. — De l'indigestion.

Synonymie. — Indigestion. Fausse digestion. Inaction du travail digestif.

Définition. — On entend par indigestion, la suspension accidentelle ou passagère du travail digestif, chez un sujet en bonne santé ou déjà malade, mais qui d'ordinaire digère convenablement.

Etiologie. — Le défaut de mastication et par conséquent l'absence des dents ; les excès vénériens, les travaux intellectuels, une émotion vive, le dégoût, un refroidissement et avant tout l'ingérence d'une trop grande quantité d'aliments, de boissons.

Symptômes. — Pesanteur et gonflement à l'épigastre, rapports acides, nidoreux, odeur d'œufs pourris ; hoquet, dégoût, nausées, puis vomissements et enfin coliques et déjections alvines.

Marche. Durée. Terminaison. — Aiguë ; ne durant ordinairement que quelques heures et se terminant le plus souvent heureusement, à moins de complications surtout du côté du cerveau.

Lésions anatomiques. — Dilatation de l'estomac par accumulation d'une grande quantité de matières solides et liquides et distension par le sang du système circulatoire.

Diagnostic. — Pesanteur à l'épigastre, quelques heures après avoir mangé; vomissements d'aliments non ou mal digérés, après lesquels le malade se sent soulagé, puis coliques suivies de selles liquides.

Pronostic. — Rarement grave, à moins qu'on ne craigne la rupture de l'estomac ou quelques troubles du côté du cerveau, c'est-à-dire une indigestion apoplectique, ce qui arrive souvent à un certain âge et fréquemment chez les vieillards.

Traitement. — Infusion de fleurs de camomille le plus chaudement possible et en abondance. Si le vomissement se fait attendre, porter le doigt dans le pharynx ou titiller la luette avec la barbe d'une plume et favoriser les vomissements par quelques verres d'eau tiède ou même avec addition de dix à quinze centigrammes de tartre stibié. Plus tard on revient à la camomille ou à une infusion de fleurs de tilleul et de feuilles d'oranger; on administre des lavements simples ou purgatifs et on couvre le ventre de cataplasmes émollients très-chauds. En cas qu'on craigne une apoplexie, on pourra avoir recours à la saignée et aux dérivatifs sur les extrémités.

ART. 10. — De la polydipsie.

Synonymie. — Polydipsie. Soif inextinguible. Hydromanie. Diurèse. Dans le cas que l'excrétion de l'urine dépasse la quantité de liquide prise, polyurie.

Définition. — On entend par polydipsie, une affection caractérisée par une soif excessive, suivie d'une émission d'urine aqueuse proportionnée à la quantité de liquide pris, durant quelquefois toute la vie sans altérer notablement la santé.

Étiologie. — L'hérédité, l'hystérie, les fièvres intermittentes, les affections du foie.

Symptômes. — Soif dévorante, qui réveille presque à chaque heure les malades pendant leur sommeil. Peau sèche, parfois rougeuse; urine claire, peu ou point colorée.

Marche. Durée. Terminaison. — Souvent aiguë, quelquefois intermittente; durant souvent un grand nombre d'années, même toute la vie et récidivant fréquemment, mais sans jamais occasionner la mort.

Lésions anatomiques. — Nulles.

Diagnostic. — Émission d'urine considérable, sans que la chaleur et l'acide nitrique la trouble et qu'on puisse constater la présence d'un principe sucré. Point d'amaigrissement notable ou d'altération dans les fonctions des organes génitaux. Appétit plutôt diminué qu'augmenté, avec un certain dégoût pour les viandes.

Pronostic. — Jamais grave quant à l'issue, mais très-fâcheux à cause de sa persistance et de l'impuissance des traitements.

Traitement. — L'opium, la valériane, le camphre, la poudre de Dower, le calomel, le nitrate de potasse. Les bains chauds, les bains de mer. Les eaux de Carlsbad. Le lycopode à l'intérieur.

CHAPITRE V

DES AFFECTIONS DU CANAL INTESTINAL

ART. 1er. — De l'entérorrhagie.

Synonymie. — Entérorrhagie. Entéro-hémorrhagie. Hémorrhagie intestinale.

Définition. — On entend par entérorrhagie, un écoulement de sang qui a lieu dans l'intérieur de l'intestin, depuis le duodénum jusqu'au rectum.

Étiologie. — Une constitution lymphatique, le scorbut. L'introduction d'un corps étranger ou de substances irritantes. Un polype, le cancer. L'invagination intestinale occasionnant des érosions; les ulcères, dans la fièvre typhoïde.

Symptômes. — Faiblesse. Défaillances. Coliques plus ou moins vives; besoin d'aller à la garde-robe, perte de sang plus ou moins notable, et si les pertes se répètent, refroidissement des extrémités, sueurs froides, évanouissements. Dans le cas où le sang ne peut pas se faire jour au dehors, la percussion donne un son mat et tous les symptômes de l'hématémèse apparaissent.

Marche. Durée. Terminaison.—Intermittente, se reproduisant à des intervalles plus ou moins éloignés et ne se terminant que très-rarement d'une manière foudroyante; mais en détériorant la constitution, elle favorise les progrès de l'affection principale, dont elle n'est le plus souvent qu'un symptôme.

Lésions anatomiques. — Les intestins contiennent un sang liquide, des caillots mêlés avec des matières fécales et les altérations propres aux affections mentionnées comme causes occasionnelles.

Diagnostic. — Si les symptômes ci-dessus énoncés existent et si le malade n'a pas d'hémorrhoïdes, et s'il est au contraire affecté d'une des maladies mentionnées, il n'y a pas le moindre doute.

Pronostic. — Rarement grave par elle-même, à moins d'une perte extrêmement abondante et récidivant à de courts intervalles; mais toujours d'une extrême gravité, si elle survient dans le cours d'une fièvre typhoïde, etc.

Traitement. — Les boissons acidulées avec l'acide sulfurique, froides; le perchlorure de fer en potion n° 74 ; les lavements à l'eau froide ou astringents avec l'extrait de ratanhia; les applications froides sur le ventre et en général les médications prônées contre les hémorrhagies. En cas d'indication une émission sanguine.

ART. 2. — De l'entérite.

Synonymie. — Entérite. Inflammation des intestins, comprenant la duodénite, la colite et celle du rectum. Colique inflammatoire.

Définition. — On entend par entérite, une inflammation d'une partie ou de la totalité du canal intestinal, caractérisée par une grande sensibilité des parois de l'abdomen; constipation au début et plus tard diarrhée.

Étiologie. — Les constitutions délicates, les sujets débilités par de longues maladies; les convalescences. Les refroidissements, surtout le froid humide des pieds; les boissons froides, prises le corps étant en sueur. Les constipations opiniâtres et tout ce qui peut irriter le tube digestif; les aliments échauffants, âcres, fruits non mûrs, mal digérés; les médicaments drastiques, les poisons. Les métastases rhumatismales, arthritiques; chez les enfants, la dentition, une nourriture trop abondante, grossière, disproportionnée à leurs forces digestives.

Symptômes. — Constipation de plus ou moins de durée, opiniâtre; coliques souvent très-douloureuses, vives, intermittentes, durant peu de temps, mais revenant à de courts intervalles, surtout à la région ombilicale; sensibilité du ventre; suivie bientôt d'évacuations d'une bile âcre, corrosive, ou des selles séreuses, écumeuses; quelquefois ténesme, même déjections alvines d'un mucus sanguinolent. Fièvre le plus souvent légère, parfois un peu de céphalalgie, perte d'appétit, soif, langue rouge souvent chargée, lassitude.

Marche. Durée. Terminaison. — Aiguë et rapide; durant de trois à huit jours, à moins d'écarts de régime, cas où elle peut devenir chronique; se terminant le plus souvent d'une manière favorable, si ce n'est chez de très-jeunes sujets où elle devient souvent funeste; ou chez des vieillards ou malades épuisés depuis longtemps.

Lésions anatomiques. — Rougeur, tuméfaction, ramollissement de la membrane muqueuse et du tissu sous-muqueux dans une plus ou moins grande étendue du canal intestinal.

Diagnostic. — Constipation intense et les symptômes énoncés ci-dessus, suivie le plus souvent de diarrhée.

Pronostic. — Rarement d'une certaine gravité, si on est appelé à temps, à moins que l'affection ne survienne pendant le cours d'une autre maladie ou chez les petits enfants et les vieillards.

Traitement. — Les boissons émollientes, mucilagineuses; l'opium à petites doses, l'eau de riz gommée, édulcorée avec sirop de coings; des lavements à l'eau de guimauve et de pavot, qu'on répétera à mesure que le malade sera obligé à les rendre, en ne donnant que des demi-lavements, même des quarts pour pouvoir les garder; des cataplasmes sur le ventre, souvent renouvelés; l'extrait de ratanhia en pilules et en lavements, la diète absolue. Une potion émulsionnée nº 111. Des frictions avec le liniment calmant nº 17, les bains de siége émollients, les grands bains, et en cas d'indication, les émissions sanguines.

ART. 3. — De la diarrhée.

Synonymie. — Diarrhée. Flux de ventre. La colique. Catarrhe intestinal.

Définition. — On entend par diarrhée, une excrétion alvine de matières liquides, se répétant à de courts intervalles, produite par des digestions imparfaites, vicieuses ou par une trop abondante sécrétion de bile, occasionnant une irritation du canal intestinal et par suite une supersécrétion de toute la muqueuse et des séreuses.

Étiologie. — Les affections inflammatoires antérieures des organes digestifs, comme gastrites, entérites, indigestions répétées; les excès de table, surtout les mets trop échauffants, épicés; les fruits non mûrs, acides, froids, indigestes; les boissons acides, frelatées; l'eau en trop grande quantité, surtout pendant les fortes chaleurs de l'été, ou une eau de mauvaise qualité. Les refroidissements, surtout le froid et l'humidité des pieds, les variations thermométriques subites d'une température très-élevée à une plus basse. Les émotions vives, surtout de fortes contrariétés, une vive colère.

Symptômes. — Borborygmes, gargouillements dans le ventre plus ou moins ballonné; coliques plus ou moins intenses par intervalles, suivies d'évacuations de matières liquides, le plus souvent au commencement, d'aliments mal digérés, très-fétides ou parfois sans odeur; bilieuses, jaunâtres, verdâtres, séreuses, muqueuses ou semblables à une sorte de purée, même sanguinolentes. Dégoût pour les aliments ou au moins appétit peu prononcé, soif plus ou moins intense. Abattement et grande faiblesse dans les jambes. Sensibilité au froid.

Marche. Durée. Terminaison. — Aiguë ou chronique, souvent intermittente; ne durant parfois que quelques heures, deux ou trois jours, quelquefois des semaines, même plusieurs mois et des années; récidivant facilement et se terminant très-souvent de soi-même d'une manière favorable, par un régime sévère; mais parfois aussi elle est rebelle et occasionne des complications, ou n'est elle-même qu'une complication qui hâte une issue funeste.

Lésions anatomiques. — Nulles, à moins de complications qui ont amené la mort.

Diagnostic. — Évacuations alvines se répétant à des intervalles très-rapprochés, avec coliques et une grande fatigue dans les jambes.

Pronostic. — Rarement de quelque gravité et seulement si la diarrhée a lieu ou survient pendant une autre maladie plus ou moins grave; car alors elle peut agir par épuisement et amener le terme fatal.

Traitement. — Diète absolue; boissons émollientes, mucilagineuses, eau de riz coupée avec une solution de gomme et édul-

corée avec du sirop de coings. L'extrait de ratanhia avec le diascordium en pilules n° 112, l'opium, la rhubarbe ; l'ipécacuanha,
dix grammes en poudre pour 120 grammes d'eau bouillante, à
prendre une cuillerée de quart en quart d'heure ; la décoction
blanche de Sydenham, le sous-nitrate de bismuth uni au charbon végétal, une décoction de myrtilles dans du vin de Bordeaux
rouge. Des lavements avec une décoction de racine de guimauve et de pavot dans laquelle on ajoutera une solution d'un
gramme d'acide salicylique, ou avec une décoction d'ipécacuanha,
vingt grammes pour cinq cents grammes, à prendre par quart
de lavement à mesure que le malade va à la garde-robe. Des
cataplasmes sur le bas-ventre préparés avec de la farine de lin
délayée dans une décoction de pavot, ou simplement de la laine
bien chaude, et parfois, si les coliques sont vives, une application
de huit à dix sangsues à l'anus suivie d'un bain de siége.

ART. 4. — De la dysenterie.

Synonymie. — Dysenterie. Flux de sang. Colite aiguë.

Définition. — On entend par dysenterie, une affection caractérisée par des douleurs de ventre plus ou moins vives et un
besoin fréquent et presque continuel d'aller à la selle, suivies
d'une excrétion de matières rendues en petite quantité à la fois,
muqueuses, mucoso-sanguinolentes ou d'une sérosité rougeâtre,
existant à l'état sporadique et plus souvent régnant épidémiquement.

Étiologie. — Dans tous les climats, dans toutes les saisons, à
tout âge on observe la maladie à l'état endémique ; cependant,
dans les régions intertropicales et même dans les contrées tempérées, surtout au commencement de l'automne, au passage rapide des grandes chaleurs à un froid humide, elle règne fréquemment épidémiquement. Une nourriture insuffisante ou malsaine, les fruits verts, froids, non mûrs, les excès qui débilitent
ou irritent le canal intestinal ; la suppression des fonctions de la
peau, les exhalaisons miasmatiques ou les déjections alvines des
malades, les corps en putréfaction, peuvent donner lieu à une
dysenterie sporadique ou bien, l'épidémie existant, occasionner
la maladie.

Symptômes. — La maladie débute presque toujours par de la
céphalalgie, de la soif, quelquefois de véritables vomissements,
un abattement général, une grande sensibilité pour le froid et

un pouls faible, petit, ralenti, quelquefois de la fièvre. Bientôt
surviennent des coliques plus ou moins violentes, un besoin
pressant d'aller à la garde-robe, des ténesmes fatigants et des
évacuations fréquentes, liquides, bilieuses et suivies bientôt
d'un mucus sanguinolent ou une sérosité rougeâtre, visqueuse,
parfois spumeuse, et même jusqu'à rendre des débris pseudo-
membraneux, du pus, des détritus gangréneux, si la maladie
est arrivée à son summum d'intensité et de malignité.

Marche. Durée. Terminaison. — Rapide et continue, rechu-
tant facilement par un léger écart de régime et récidivant souvent; durant de quelques jours à deux septénaires et plus et se
terminant, dans la dysenterie sporadique, la plupart du temps
favorablement, mais, pendant les épidémies, fréquemment d'une
manière funeste.

Lésions anatomiques. — Tous les signes d'une inflammation
violente : rougeur, épaississement et ramollissement de la muqueuse, bosselures, gonflement notable des follicules, ulcérations profondes au point d'envahir la membrane péritonéale,
production de pseudo-membranes, eschares gangréneuses, même
perforations de l'intestin. Accumulation d'un mucus sanguinolent, de sang pur, de détritus gangréneux, de matières purulentes.

Diagnostic. — En se rappelant les symptômes ci-dessus et
surtout les évacuations sanguinolentes on ne peut confondre
guère la dysenterie avec les hémorrhoïdes internes, surtout si
on a soin de s'assurer par le toucher rectal.

Pronostic. — Dans les cas légers, bénin, presque toujours
favorable, dans les épidémies si la maladie est intense, surtout
si la gangrène se manifeste, très-fâcheux.

Traitement. — Un purgatif salin ou l'huile de ricin, l'opium
à l'intérieur à la dose de deux à trois centigrammes de deux en
deux heures, et pour boisson l'eau albumineuse, quatre blancs
d'œufs délayés dans mille grammes d'eau froide, qu'on boit par
verres dans les vingt-quatre heures. L'ipécacuanha à la dose de
vingt centigrammes toutes les heures; le calomel à l'intérieur et
en frictions sur le bas-ventre avec la pommade n° 15, le ratanhia à l'intérieur et en lavements, les myrtilles cuits dans du
vin rouge, la noix vomique n° 113. Des quarts de lavements à
l'eau de guimauve et de pavot après chaque évacuation. Des
lavements avec dix grammes de poudre d'ipécacuanha qu'on fait
bouillir dans cent cinquante grammes d'eau. Des cataplasmes de

farine de lin arrosés de quinze à vingt gouttes de laudanum.
Garder le lit, se couvrir le corps de flanelle et diète absolue.

Art. 5. — Du rétrécissement, de l'étranglement interne et de l'invagination
intestinale.

Synonymie. — Rétrécissement, etc. Iléus. Volvulus.

Définition. — Par ces différentes dénominations on entend
des affections caractérisées, soit par une diminution de largeur
(rétrécissement) sur une étendue plus ou moins grande ou un
point quelconque de l'intestin, produite par des inflammations
répétées ou une ulcération tuberculeuse, des affections cancéreuses; soit par oblitération (hernie) causée par une pression
externe; soit par pénétration (invagination d'une anse intestinale) d'une plus ou moins grande portion de l'intestin dans l'intérieur du même organe.

Étiologie : Du rétrécissement : des constipations opiniâtres,
des ulcérations, les tubercules et les squirrhes, le cancer de
l'intestin. De l'étranglement : des brides, des adhérences,
l'entortillement de l'intestin sur lui-même, ou le passage d'une
portion au travers d'une ouverture anormale; le voisinage de tumeurs. De l'invagination : les efforts de vomir, le tiraillement
d'un polype, etc.

Symptômes. — Constipations alternant avec des diarrhées,
tension du ventre au-dessus de l'obstacle, ballonnement, des
bosselures produites par des anses d'intestin, sous les parois
du bas-ventre; le hoquet, des nausées, des vomissements
alimentaires, bilieux, même des matières fécales. Vers la fin,
perte d'appétit, consomption, matières fécales rubannées; les
constipations deviennent opiniâtres, l'anxiété extrême, et enfin
des symptômes de péritonite apparaissent pendant la terminaison fatale.

Marche. Durée. Terminaison. — Dans le rétrécissement : lente,
chronique; durée indéterminée et toujours mortelle. Dans
l'étranglement : beaucoup plus prompte, en peu d'heures à
quelques jours, et se terminant presque toujours par la mort, si
on n'a pas recours à temps à des moyens chirurgicaux. Dans
l'invagination : si la terminaison n'est pas fatale, il survient le
plus souvent une hémorrhagie ou des selles sanguines, sanieuses,
muqueuses, et il s'opère une élimination d'une portion de l'in-

testin ; mais dans ce cas, le malade peut également succomber en peu de jours.

Lésions anatomiques. — Traces d'inflammations antérieures, de formations de brides cellulo-fibreuses, d'adhérences de l'appendice vermiculaire , d'entrelacements d'anses intestinales; état pathologique de l'ovaire, de la rate ou d'autres tumeurs, et souvent des lésions d'une péritonite comme maladie consécutive. Dans l'invagination, gangrène.

Diagnostic. — Quelques symptômes mentionnés ci-dessus, et plus tard vomissements de matières fécales. Si le rétrécissement se trouve dans le rectum, difficulté dans l'émission de l'urine, et alors on peut souvent le constater par le toucher rectal. Dans tous les cas, il faudrait avoir soin d'examiner alternativement les régions inguinales, l'ombilic, la ligne blanche, pour s'assurer qu'il ne s'agit pas d'une hernie qui serait du ressort de la chirurgie ordinaire.

Pronostic. — Toujours très-grave et souvent promptement mortelle, si on ne parvient pas à rétablir le cours des matières.

Traitement. — Les délayants, les purgatifs doux, l'huile de ricin, l'huile de lin nouvellement préparée, par cuillerée, d'heure en heure. Le calomel, l'opium; l'eau froide et la glace en application sur le bas-ventre. Les bains tièdes prolongés, les frictions et cataplasmes calmants, les lavements émollients, antispasmodiques, huileux.

ART. 6. — De l'entéralgie ou de la colique nerveuse.

Synonymie. — Entéralgie. Coliques nerveuses, végétales, sèches, d'Espagne, du Poitou, etc.

Définition. — On entend par entéralgie, colique nerveuse, une affection caractérisée par des coliques très-violentes, avec une grande anxiété, des vomituritions, et une constipation opiniâtre.

Etiologie. — Les variations brusques de la température, surtout l'action du froid sur la peau. Tous les débilitants, l'abus du coït, les maladies antérieures, les convalescences, les violentes émotions.

Symptômes. — Malaise dans la région abdominale, peu d'appétit et plus tard anorexie complète. Langue blanchâtre, courbature avec frissons, constipation et teinte ictérique ; puis coliques plus ou moins violentes, revenant par intervalles souvent très-courts, par exacerbations pendant lesquelles la pression, qui soulage dans les autres moments, est impossible, insupportable. Hoquet, éructations, nausées, vomissements d'abord d'aliments, de boissons et de matières muqueuses, puis de bile ou très-acide. Émission d'urine, rare, avec ténesme vésical, oppression, anxiété précordiale; pouls faible, inégal; crampes principalement aux extrémités; douleurs intolérables dans le rachis, respiration pénible. Amaurose, surdité, aphonie, convulsion, délire.

Marche. Durée. Terminaison. — Continue avec exacerbation, durant deux septénaires à quelques mois, et se terminant souvent favorablement, à moins qu'elle ne soit très-intense, où il survient alors des attaques d'épilepsie mortelles, même parfois une paralysie des extrémités.

Lésions anatomiques. — Presque toutes consécutives ou dues aux complications qui sont survenues dans les derniers temps de l'existence.

Diagnostic. — Embarras gastrique avec des douleurs dans les membres et aucun indice que la maladie soit due à une intoxication saturnine.

Pronostic. — Peu grave quand la maladie est légère, mais si l'affection se présente avec une grande intensité, on doit redouter un issue funeste.

Traitement. — Le tartre stibié, l'ipécacuanha; l'huile de ricin, les sels purgatifs, le calomélas, l'aloès, le jalap, la rhubarbe et surtout l'huile de croton tiglium à la dose de six gouttes en pilules dans les vingt-quatre heures, à répéter deux à quatre jours de suite. L'opium à haute dose, l'alun à la dose de quatre grammes dans une potion calmante, en même temps que des lavements au séné. Pour boissons, une décoction de chiendent nitrée, les sirops acidules. Les bains prolongés, et en général le traitement de la Charité, employé contre la colique saturnine.

ART. 7. — De la constipation.

Synonymie. — Constipation. Resserrement du ventre.

Définition. — On entend par constipation, un état des voies digestives caractérisé par la rareté et la difficulté d'évacuations alvines dures, sèches.

Étiologie. — Le tempérament nerveux, la vie sédentaire; la grossesse, les déviations, rétroversion ou rétroflexion de l'utérus;

les tumeurs, les dégénérescences des parois qui ont pour effet de rétrécir ou oblitérer le calibre de l'intestin. Les aliments échauffants, les liqueurs alcooliques ; les narcotiques, les astringents et une sorte d'habitude résultant de ne pas aller à la garde-robe au premier besoin qui se fait sentir. L'inertie de la contractilité intestinale. Une altération de la sécrétion des muqueuses ; une diminution de l'exhalaison intestinale ; un trouble des fonctions du foie.

Symptômes. — Tension du bas-ventre, dureté, bosselures donnant un son mat à la percussion ; céphalalgie, étourdissements, tendance au sommeil, éblouissements, vertiges ; souvent peu d appétit, éructations, ballonnement du ventre, nausées, vomissements, douleurs lombaires.

Marche. Durée. Terminaison. — Essentiellement chronique, durant souvent toute la vie et se terminant quelquefois d'une manière funeste à la suite d'une accumulation de matières fécales qui peuvent occasionner des maladies consécutives très-graves, comme entérite aiguë, congestion ou apoplexie cérébrale, même une rupture intestinale.

Lésions anatomiques. — La distension ; une perforation et les lésions des maladies consécutives.

Diagnostic. — Si quelques-uns des symptômes ci-dessus existent sans que l'état général de la santé permette de croire à une affection organique profonde, et s'il n'y a pas de dépérissement, il est permis de diagnostiquer une simple constipation, surtout si on peut, par le toucher rectal, gratter avec l'ongle ou amener quelques parcelles de matières fécales qui sont souvent petites, rondes et dures, ressemblant à des crottins de moutons.

Pronostic. — Seulement grave par les complications d'affections secondaires qui en sont les suites.

Traitement. — Exercice journalier, régime rafraîchissant, végétal ; les fruits de la saison ; l'eau pure, le lait, la bière, l'usage du tabac à fumer, les bains tièdes. Les lavements simples ou une décoction de graine de lin, même avec addition de quelques cuillerées de gros miel, de mélasse, de sel de cuisine, d'huile ; une infusion de séné, des pilules purgatives n° 114, ou 115 ou 116 ; l'huile de croton tiglium. Des suppositoires avec du calomélas et l'extrait de belladone n° 25, si la constipation peut être attribuée à un resserrement spasmodique du sphincter. L'hydrothérapie. La curette ou le manche de la cuiller et mieux le doigt.

ART. 8. -- Du carreau.

Synonymie. — Carreau. Phthisie mésentérique. Entéro-mésentérite. Écrouelles mésentériques.

Définition.—On entend par carreau, une affection caractérisée par la tuberculisation des ganglions mésentériques ou glandules intestinales et un développement plus ou moins considérable du ventre, accompagné d'un amaigrissement très-marqué du restant du corps et surtout des extrémités.

Étiologie. — Une nourriture malsaine, grossière, un excès d'alimentation chez les jeunes enfants ; des irritations intestinales répétées, qui occasionnent l'engorgement des glandes mésentériques, qui à leur tour empêchent la chylification. La phthisie et les causes qui peuvent l'engendrer. Une diathèse scrofuleuse. Le rachitisme.

Symptômes. — Développement du ventre, tumeurs plus ou moins grosses, dures, bosselées, non douloureuses. Amaigrissement, diarrhée, et dans les derniers temps, fièvre hectique et marasme.

Marrhe. Durée. Terminaison. — Essentiellement chronique ; durant de six mois à plusieurs années et se terminant presque constamment par une tuberculisation générale, quelquefois par suppuration, même une perforation.

Lésions anatomiques. — Tubercules quelquefois gros comme des marrons, quoique encore crus ou un peu ramollis ; souvent tous les ganglions mésentériques ne forment qu'une masse bosselée, immobile.

Diagnostic. — Ventre gonflé avec tumeurs dures ; appétit excessif, vorace, et cependant émaciation générale ; constipation alternant avec la diarrhée, peau flétrie et tous les symptômes de la phthisie intestinale.

Pronostic. — Toujours très-grave si la maladie a déjà duré quelque temps ou si on constate des tubercules dans les poumons.

Traitement. — Nourriture légère, principalement de bouillon, d'œufs à la coque ; le café de glands de chêne. Une habitation saine, exposée aux rayons du soleil ; l'air de la campagne, une grande propreté. Des frictions sèches sur tout le corps et avec des pommades fondantes, surtout au calomélas n° 15, sur le ventre. Des cataplasmes émollients et des lavements en guise de bains locaux. Des bains tièdes au malt. A l'intérieur, la magnésie avec la rhubarbe, l'extrait de pissenlit, le calomélas à doses fractionnées, et tous les moyens qu'on emploie dans la phthisie ou contre les maladies à base scrofuleuse.

ART. 9. — Des hémorrhoïdes.

Synonymie. — Hémorrhoïdes. Flux hémorrhoïdal de sang. Pertes anales.

Définition. — On entend par hémorrhoïdes, des dilatations variqueuses des veines, principalement à la partie inférieure de l'intestin ou rectum, formant tumeurs avec ou sans écoulement de sang.

Étiologie. — Une alimentation succulente et épicée et les excès de table; les boissons alcooliques, la vie sédentaire, la suppression d'hémorrhagies supplémentaires, de la menstruation; une constitution lymphatique, la dilatation des veines par relâchement. La constipation, qui agit comme cause mécanique sur les veines en empêchant le sang de circuler; l'action des matières âcres, irritantes qui le font affluer en trop grande quantité; la grossesse ou d'autres tumeurs au voisinage du rectum, les efforts pour aller à la garde-robe; les drastiques et autres causes congestionnelles, les sangsues à l'anus, les emménagogues.

Symptômes. — Un sentiment incommode, une pesanteur dans la région du rectum et du périnée; douleurs lombaires s'étendant jusque dans les parties génitales, dysurie; chaleur, prurit avec suintement séreux au pourtour de l'anus qui est dur et sur lequel on peut constater une ou plusieurs tumeurs plus ou moins volumineuses, de couleur violette, lesquelles sont le siége d'élancements; envie d'aller à la garde-robe; défécation difficile, ce qui occasionne des déchirures suivies de pertes sanguines plus ou moins abondantes.

Marche. Durée. Terminaison. — Lente, graduelle, intermittente; ne survenant quelquefois qu'à des époques plus ou moins éloignées, souvent à la suite d'écarts de régime; durant le plus souvent pendant toute la vie et se terminant exceptionnellement par gangrène, plus souvent par des fistules, des ulcérations, et, si les pertes sont fréquentes, copieuses, par l'anémie, même par la mort.

Lésions anatomiques. — Dilatation des vaisseaux sanguins,

contenant soit du sang noir ou liquide, soit des caillots plus ou moins décolorés, formant tumeurs siégeant à la marge de l'anus, hémorrhoïdes externes, ou s'insérant sur la muqueuse, hémorrhoïdes internes. Traces de fissures, d'ulcérations, d'abcès cicatrisés, provenant de la rupture des sacs variqueux et d'autres lésions consécutives à des maladies concomitantes, comme affections organiques du foie, tumeurs abdominales, des dégénérescences squirrheuses, cancéreuses, etc.

Diagnostic. — Attaques, précédées de quelques-uns des symptômes ci-dessus, tumeurs de couleur violette qui se durcissent et se flétrissent tour à tour ; soulagement après l'écoulement du sang.

Pronostic. — Peu grave en ce sens qu'on n'a presque jamais une issue funeste à craindre, mais on ne peut pas facilement promettre une guérison. Si les pertes sont abondantes, et surtout si la gangrène survient, une terminaison fâcheuse est à craindre.

Traitement. — Prendre beaucoup d'exercice, éviter de s'asseoir ou de se coucher mollement et d'avoir des vêtements serrés. S'abstenir d'aliments échauffants, de boissons excitantes, et entretenir le ventre libre. Frictionner le bas-ventre avec de la flanelle bien chaude et éviter les excès vénériens. Lotions, bains de siége, grands bains ; des quarts de lavements d'eau froide. Cataplasmes émollients et frictions avec la pommade au calome n°15. Soixante grammes d'huile de lin matin et soir et pour tisane une infusion à froid de mille feuilles ; des boissons tempérantes. Le soufre avec la crème de tartre n° 117, le calomel à dose purgative. Dans le cas de pertes abondantes ou survenant à la suite d'opérations, on emploiera les moyens indiqués à l'article *Épistaxis*, etc., comme une solution d'alun, de sulfate de fer, le tamponnement, la cautérisation avec le nitrate d'argent, le cautère actuel. L'extirpation, l'excision par le chirurgien, la destruction par le caustique de Vienne ; les suppositoires astringents n° 118, le collodion, les mèches enduites d'extrait d'opium, de belladone, de cérat saturné, la pâte de Ward ; les pilules n° 119. Quant aux fissures, ulcérations, on les pansera avec la pommade au calomel n° 15, à laquelle on fera ajouter l'extrait de ratanhia ; la chute du rectum par la réduction, les applications d'eau froide et des bandages appropriés pour le maintenir ; la gangrène par les émollients et le pansement avec la pommade au calomel n° 15, en même temps qu'on cautérisera avec le nitrate d'argent pour hâter la chute des parties mortifiées, après quoi on

emploiera des pommades astringentes, toniques, dessiccatives ;
les pertes blanches ou leucorrhées anales par des lotions avec
l'eau albumineuse. Dans le cas d'accidents causés par une trop
brusque suppression, on aura recours à la pommade avec l'aloès
et aux pilules aloétiques ; aux applications de quelques sangsues,
peu à la fois, mais réitérées, au moins tous les dix à quinze
jours, puis tous les mois à l'anus.

Art. 10. — Des vers intestinaux.

Synonymie. — Vers intestinaux. Entozoaires. Parasites intérieurs.

Définition. — A. Ascarides lombricoïdes. On entend par
ascarides lombricoïdes des parasites de vingt à vingt-cinq centimètres de long, d'une couleur blanc jaunâtre ou tirant sur le
rouge, lisses, luisants et demi-transparents, dont le mâle est
moins grand que la femelle et qu'on rencontre le plus fréquemment dans l'intestin grêle.

Étiologie. — L'enfance surtout de trois à douze ans, une
nourriture exclusivement végétale, une alimentation grossière,
indigeste.

Symptômes. — Douleurs, coliques, picotements, principalement
dans la région de l'ombilic. Ballonnement du ventre, diarrhée
séro-muqueuse. Abattement, céphalalgie, dilatation des pupilles.
Démangeaisons au nez et à l'anus. Hémorrhagies nasales.
Pâleur, bouffissure de la face, yeux cernés, bleuâtres. Grincement
des dents pendant le sommeil, qui est souvent agité. Quelquefois
vomissements, convulsions.

Marche: Durée: Terminaison. — Variable, irrégulière,
continue ou intermittente, ne durant quelquefois que peu de temps,
quelquefois pendant toute la vie, et se terminant le plus souvent, à
la suite d'un emploi rationnel des anthelminthiques, favorablement, à moins d'accidents produits par la migration, comme abcès
vermineux, l'introduction dans le canal cholédoque, la vésicule
biliaire, le foie, l'estomac, l'œsophage, le larynx, même les
bronches, la trachée-artère, ou en occasionnant des affections
nerveuses, comme convulsions, chorée, la méningite.

Lésions anatomiques. — Presque toujours aucune, si ce n'est
que par les accidents indiqués ci-dessus..

Diagnostic. — Si l'on constate quelques-uns des symptômes

mentionnés, mais surtout si le sujet a rendu un ou plusieurs vers, on doit supposer leur présence.

Pronostic. — Rarement grave, à moins de migration, où alors les accidents consécutifs peuvent occasionner une issue funeste.

Traitement. — La mousse de Corse à l'intérieur en infusion à la dose de quatre à seize grammes, suivant l'âge de l'enfant, dans cent vingt grammes d'eau ou de lait fortement sucré, à boire le matin à jeun en même temps qu'on fait prendre le lavement n° 120. Après trois jours de cette médication, on prendra, deux heures après la troisième dose, toutes les heures, un paquet de la poudre purgative n° 121 jusqu'à effet. Le semen-contra à la dose d'un à douze grammes suivant l'âge, dans du miel ou du lait sucré ; la santonine, la spigélie anthelminthique, l'absinthe marine, la tanaisie, en suivant du reste la même médication que ci-dessus quant aux purgatifs, pour favoriser l'expulsion de ces parasites.

Définition. — B. Ascarides vermiculaires. Oxyures vermiculaires. On entend par ascarides, oxyures vermiculaires, des petits vers de deux à quatre millimètres de long, minces et très-blancs, dont la femelle a souvent le double de grandeur et qu'on rencontre exclusivement dans la dernière portion intestinale, le rectum, et même fréquemment à la marge de l'anus, au pli des aines et même, chez la femme, au vagin.

Symptômes. — Démangeaisons insupportables à l'anus, quelquefois excitation des organes génitaux, portant à la masturbation et occasionnant un écoulement vaginal, des pertes blanches, et chez l'homme des pertes séminales.

Diagnostic. — Facile, parce qu'on peut presque toujours constater leur présence par un examen attentif.

Pronostic. — Pas de gravité réelle, si ce n'est qu'ils peuvent priver les malades de leur sommeil.

Traitement. — Les mêmes remèdes que contre les ascarides lombricoïdes, quelquefois des lavements à l'eau froide, à l'huile d'olives, avec quarante grammes de sel pour deux cent cinquante grammes d'eau ; la suie de bois tamisée qu'on fait bouillir un quart d'heure dans deux cents grammes d'eau, qu'on donne plusieurs jours de suite en guise de lavements aux enfants en les couchant, et mieux encore des suppositoires préparés avec vingt-cinq à soixante centigrammes de calomel et quantité suffisante de beurre de cacao.

Définition. — C. Trichocéphales. On entend par trichocéphales, des vers de quatre à cinq centimètres de long, linéaires, amincis du côté de la tête, habitant principalement le cæcum et le côlon et qu'on combat avec les mêmes moyens mentionnés plus haut.

Définition. — D. Ver solitaire ou tænia et le bothriocéphale ou tænia à larges anneaux. On entend par tænia un ver rubanné, aplati, mou, blanc, formé d'articulations ; long de huit à douze mètres et quelquefois plus ; logé presque toujours seul dans les voies digestives, de là son nom, ver solitaire.

Étiologie. — L'âge adulte, le sexe féminin, un certain régime, comme laitage, la viande crue, etc.

Symptômes. — Douleurs indéfinissables dans l'abdomen et la région épigastrique, avec intermittence, coliques fréquentes, augmentation de l'appétit jusqu'à la voracité ; quelquefois simulant la boulimie. Grande lassitude, crampes aux extrémités, pâleur de le face, amaigrissement. Lipothymie, vertiges, tremblement des membres, convulsions, attaques épileptiformes, etc.

Marche. Durée. Terminaison. — Intermittente ; durant plus ou moins longtemps, même persistant toute la vie, si on ne cherche pas, par des moyens efficaces, à en débarrasser le malade; mais sans occasionner une issue funeste, du moins directement.

Lésions anatomiques. — Nulles.

Diagnostic. — Avant tout, l'expulsion d'un ou plusieurs fragments, car les autres symptômes, même tous réunis, sont douteux.

Pronostic. — Presque toujours favorable, si on a recours aux moyens énergiques dont on se sert aujourd'hui.

Traitement. — L'écorce fraîche de la racine de grenadier à la dose de soixante grammes n° 122, à prendre en trois fois de demi en demi-heure, même pendant plusieurs jours, et en tout cas dans un moment où le malade rend des anneaux du tænia. Une heure après chaque troisième verre, on administre soixante grammes d'huile de ricin. Le cousso ou fleurs de brayera anthelminthica à la dose de vingt grammes, qu'on laisse infuser, après l'avoir pulvérisé, dans deux à trois cents grammes d'eau bouillante, et qu'on boit en une seule fois le matin à jeun, ou encore en poudre dans un verre d'eau fortement sucrée. La racine de fougère mâle, ou mieux encore l'huile éthérée de la fougère mâle à la dose de douze grammes associée à un gramme de calomélas; l'étain, les graines de courge, l'essence de térébenthine, suivie d'un purgatif au calomel et de poudre de jalap.

LIVRE V

CHAPITRE PREMIER

DES MALADIES DU FOIE

Art. 1er. — De la congestion du foie.

Synonymie. — Congestion du foie. Engorgement du foie. Hyperhémie du foie.

Définition. — On entend par congestion hépatique, un afflux plus abondant suivi d'une stase de sang avec accumulation de bile, occasionnée par un obstacle dans les conduits de la vésicule ou par supersécrétion de bile due à l'irritation du foie.

Étiologie. — Le refroidissement, la compression ou une contusion, un spasme ; des concrétions pierreuses, etc., dans les canaux; une métastase, des fièvres intermittentes.

Symptômes. — Par la palpation et la percussion, on constate une augmentation de volume, laquelle occasionne une compression du poumon et rend la respiration laborieuse. Teinte ictérique plus ou moins prononcée. Anorexie et digestions difficiles, éructations amères, langue chargée d'un enduit bilieux, dépérissement sans fièvre.

Marche. Durée. Terminaison. — Quelquefois aiguë, récidivant souvent et facilement, ne durant quelquefois que peu de temps, surtout s'il survient un flux hémorrhoïdal, et se terminant le plus fréquemment d'une manière favorable, à moins de complications, comme abcès, hémorrhagie, apoplexie hépatique.

Lésions anatomiques. — Le tissu est rouge ou faiblement mélangé de jaune, quelquefois violacé; par l'incision, on constate un suintement notable de sang veineux.

Diagnostic. — Augmentation brusque ou du moins très-rapide du volume du foie et quelques-uns des autres symptômes mentionnés ci-dessus.

Pronostic. — Dans nos climats, rarement grave; mais dans les pays chauds, souvent funeste.

Traitement. — Application de sangsues à l'hypochondre droit et mieux encore à l'anus. Saignée générale. Purgatifs salins, doux, frictions avec la pommade n° 15, révulsifs comme sinapismes, bains chauds. Fomentations émollientes et onctions calmantes. Diète, repos; l'hydrothérapie.

ART. 2. — De l'hépatite aiguë.

Synonymie. — Hépatite aiguë. Inflammation du foie.

Définition. — On entend par l'hépatite aiguë, une inflammation du foie qui parcourt rapidement ses périodes.

Étiologie. — Les climats chauds et les saisons froides et humides; le refroidissement subit; d'autres maladies inflammatoires des viscères du bas-ventre, comme la dysenterie. Des contusions, des blessures au foie qui produisent l'inflammation au moins partielle. L'abus des liqueurs fermentées, les passions violentes, tristes, la colère, peuvent produire l'ictère et par suite une accumulation de bile, de là l'engorgement et l'inflammation du foie. Des suppressions de flux diarrhéique, hémorrhoïdal, de métastases d'un principe dartreux, syphilitique. Les calculs biliaires, les fièvres intermittentes et autres.

Symptômes. — Douleur le plus souvent à l'hypochondre droit avec ictère plus ou moins prononcé; fièvre, soif vive, anorexie; la bouche est pâteuse, la langue molle, blanchâtre et couverte d'un léger enduit, ou rouge et pointillée au centre. Sensibilité de l'organe qui a augmenté de volume; quelquefois des nausées, même des vomissements bilieux; quelquefois dévoiement alternant avec des constipations; les matières fécales sont décolorées, parfois sanguinolentes avec urines rouges, brunâtre et troubles.

Marche. Durée. Terminaison. — Continue et rapide; durant rarement plus de quinze jours à trois semaines, à moins qu'il ne se forme plusieurs abcès successivement et se terminant soit par résolution, soit par une évacuation de l'abcès par une voie artificielle comme l'intestin ou la paroi abdominale, même par les bronches. Quelquefois elle passe à l'état chronique et plus rarement encore elle se termine d'une manière fâcheuse, par la gangrène ; dans ce cas, la langue devient sèche et brune et les selles purulentes; le pouls petit, faible et irrégulier, et la mort ne tarde pas à survenir.

Lésions anatomiques. — Augmentation de volume, ramollissement; des foyers de pus, multiples, de véritables abcès; des perforations communiquant avec le côlon, le péritoine, les plèvres, le poumon ou avec le dehors, par un trajet fistuleux.

Diagnostic. — Il y a hépatite aiguë si on constate une augmentation de volume du foie avec tension et une forte sensibilité de l'hypochondre droit, frissons avec redoublement de fièvre, état ictérique.

Pronostic. — Toujours très-grave, surtout pendant les premiers jours.

Traitement. — Saignée générale qu'on répétera suivant les indications ; applications de sangsues surtout à l'anus, ventouses scarifiées à la région hypochondriaque droite. Cataplasmes émollients, frictions avec la pommade au calomel n° 15 ou même avec l'onguent mercuriel double; des liminents avec huile de jusquiame et le laudanum. Des lavements émollients, huileux, qu'on engagera de garder en guise de bain intérieur, après qu'on aura eu une évacuation. Des purgatifs légers avec le sulfate de soude, de magnésie, l'huile de ricin, le tamarin, le calomel n° 123; une potion avec le muriate d'ammoniaque n° 124. Des boissons rafraîchissantes, tempérantes; le repos, les grands bains tièdes, les bains de siége longtemps prolongés.

Art. 3. — De l'hépatite chronique.

Synonymie. — Hépatite chronique. Hypertrophie du foie. Engorgement chronique du foie. Hépatisation ou induration du foie.

Définition. — On entend par hépatite chronique, une inflammation avec congestion du foie, parcourant lentement ses périodes sans qu'on puisse constater de la fièvre, occasionnant le plus souvent à la longue un engorgement, puis une hépatisation de cet organe qui dégénère plus tard souvent en squirrhe, cancer.

Étiologie. — Les hépatites aiguës antérieures. Les contusions non suivies d'inflammation immédiate ou peu intenses. La répercussion d'un exanthème, de la goutte, du rhumatisme.

Symptômes. — Une tumeur avec gêne et pesanteur à l'hypo-

chondre droit; douleurs sourdes, élancements dans l'organe
à des intervalles plus ou moins éloignés, avec troubles intestinaux, diarrhée alternant avec la constipation, teinte ictérique
moins prononcée, mais plutôt terreuse. Par la palpation, on
constate une augmentation de volume et de la dureté, surtout
sur les bords de l'organe; la percussion donne un son mat; pas
de fièvre marquée, sauf vers les derniers jours, si la maladie
doit se terminer d'une manière funeste. Amaigrissement lent,
mais progressif, quelquefois apparition d'abcès, sans que rien
en ait averti. Œdème des extrémités, même anasarque.

Marche. Durée. Terminaison. — Continue, mais souvent avec
des intervalles considérables de soulagement, au point qu'on
peut croire à une guérison complète; durant souvent une,
même plusieurs années, surtout si on emploie une médication
rationnelle, mais se terminant enfin, soit par dégénérescence de
l'organe, ramollissement, induration, soit par la formation d'un
ou plusieurs abcès, une fièvre hectique, l'anasarque, le marasme.

Lésions anatomiques. — Les mêmes que dans l'hépatite
aiguë; des tubercules, diverses perforations, des adhérences
avec d'autres organes environnants. Des dégénérescences
graisseuses, adipo-cireuses, gélatineuses, squirrheuses, cancéreuses.

Diagnostic. — Facile, il faut seulement ne pas confondre
avec une simple congestion sanguine et surtout le cancer, dans
lequel la surface de l'organe offre des saillies dures et où le
dépérissement est rapide.

Pronostic. — Toujours très-grave, si la maladie dure depuis
longtemps, et surtout si on est réduit à espérer la guérison par
l'ouverture d'un abcès.

Traitement. — Les mêmes moyens que dans l'hépatite aiguë,
sauf les émissions sanguines. Les extraits de pissenlit, chiendent,
les sucs d'herbes de ces plantes; le bicarbonate de potasse en
pilules avec du savon médicinal, la gomme ammoniaque n° 125,
les pilules purgatives avec l'aloès n° 126, le calomel à doses
fractionnées, mais longtemps continué. Les eaux de Vichy, de
Carlsbad. Les frictions mercurielles ou iodées avec l'extrait de
belladone. Les emplâtres résolutifs de Vigo, etc.; les bains
tièdes, alcalins, savonneux, les bains de siége. Les cautères, etc.;
l'ouverture par les moyens chirurgicaux, si on constate de la
fluctuation. L'émigration dans des régions plus tempérées.

ART. 4. — Du cancer du foie.

Synonymie. — Cancer du foie. Carcinome hépatique. Squirrhe du foie. Fongus, affection carcinomateuse du foie. Encéphaloïde.

Définition. — On entend par cancer du foie, toute dégénérescence carcinomateuse, squirrheuse ou encéphaloïde, entraînant constamment une terminaison funeste et qui est plus souvent précédée d'une altération cancéreuse dans un autre organe, surtout à l'estomac.

Étiologie. — L'âge avancé ou une affection cancéreuse dans un autre organe ; l'abus des boissons alcooliques, les violences externes et toutes les affections graves du foie ou d'une longue durée.

Symptômes. — D'abord les mêmes que pour le cancer de l'estomac. Douleurs contusives, lancinantes dans l'hypochondre droit, augmentées parfois par les mouvements et constamment exaspérées par la pression sur l'organe, qui est plus volumineux, bosselé. A une époque plus avancée, épanchement séreux dans le péritoine, ascite. Troubles des fonctions digestives, constipation, et dans les derniers temps diarrhées, des selles involontaires. Essoufflement, oppression, le pouls est naturel, sauf à l'approche du moment fatal, où il devient accéléré, faible. Amaigrissement, marasme.

Marche. Durée. Terminaison. — Intermittente, mais augmentant progressivement ; au début, le plus souvent, lent, plus tard arrivé à la période de ramollissement très-rapide ; durant parfois quelques mois et même des années, mais se terminant constamment par la mort.

Lésions anatomiques. — Augmentation du volume au point de peser jusqu'à dix kilogrammes. Masses blanchâtres, jaunâtres, rouges, brunes, de la grosseur d'une noisette à celle d'une tête d'enfant : quelquefois dures, criant sous le scalpel ; quelquefois molles, de la consistance du cerveau.

Diagnostic. — Si on constate quelques-uns des symptômes ci-dessus, et si d'un autre côté le malade est affecté d'un cancer dans un autre organe, nul doute que le foie participe à la diathèse cancéreuse.

Pronostic. — Toujours très-fâcheux, et si la complication du côté du poumon, de la plèvre surgit ou que l'ascite se déclare, le moment fatal n'est pas éloigné.

Traitement. — Purement palliatif. Les émissions sanguines locales ; les frictions avec les liniments et pommades calmants, narcotiques nº 17, 20, 49, 84. Les vésicatoires volants ; les eaux minérales de Vichy, Néris, Carlsbad. L'opium à l'intérieur, en lavements, contre la diarrhée. De légers purgatifs et des lavements laxatifs en cas de constipation, et en général une médication rationnelle pour combattre les complications diverses. Régime doux et rafraîchissant.

Art. 5. — Des hydatides du foie.

Synonymie. — Hydatides du foie. Acéphalocystes. Hydropisie enkystée. Tumeurs aqueuses, vésicules ou vessie aqueuse.

Définition. — On entend par hydatides, des kystes contenant un ou un plus grand nombre de poches ou vésicules appelées acéphalocystes, renfermant un certain nombre d'échinocoques.

Étiologie. — Inconnue.

Symptômes. — Gêne, pesanteur, douleur dans l'hypochondre droit, augmentation de volume et quelquefois déformation du foie. Appétit souvent diminué, diarrhée fréquente, même continuelle, et dans les évacuations on constate souvent des hydatides tantôt entières, tantôt rompues ou altérées ; dans le cas que la tumeur se vide dans l'estomac, le malade peut rendre des entozoaires parfaitement reconnaissables et quelquefois même par l'expectoration. A l'approche de la mort, dépérissement rapide, marasme.

Marche. Durée. Terminaison. — Intermittente, tantôt apparence d'une notable amélioration, tantôt des exacerbations ; les progrès, quoique lents, sont toujours continus. Durée ordinairement très-longue, même de plusieurs années, et se terminant généralement par la mort, occasionnée par une maladie intercurrente, une hépatite chronique, la rupture du kyste dans le péritoine, la plèvre

Lésions anatomiques. — Kystes plus ou moins nombreux, renfermant une seule, et le plus souvent une quantité innombrable d'hydatides.

Diagnostic. — Douleur sourde, obscure, profonde, légère fluctuation ; marche lente, pas de fièvre, si ce n'est à l'approche d'une terminaison fatale, tumeur élastique, indolente.

Pronostic. — Toujours mortel, si la rupture a lieu dans le péritoine, et très-grave si l'évacuation se fait par une autre voie, mais moins funeste si, par une opération ou la rupture, le kyste se vide par une ouverture à travers les parois abdominales.

Traitement. — Les applications émollientes, les frictions avec les pommades fondantes dans la vue de favoriser la rupture; mais surtout la ponction avec le trois-quarts, suivant les procédés chirurgicaux de Récamier, Jobert de Lamballe et autres.

CHAPITRE II

DES AFFECTIONS DES VOIES BILIAIRES

Art. 1er. — Des inflammations de la vésicule biliaire.

Synonymie. — Inflammation de la vésicule biliaire. Cholécystite.

Définition. — On entend par inflammation de la vésicule biliaire, une phlegmasie de la vésicule du fiel, s'étendant quelquefois jusqu'aux canaux hépatique, cystique et cholédoque, et qui est occasionnée le plus souvent par la présence de calculs biliaires.

Étiologie. — La présence de calculs biliaires; des coups sur la région du foie, une chûte ou d'autres violences extérieures; l'inflammation d'un organe voisin, surtout du foie.

Symptômes. — Vomituritions et même vomissements de matières aqueuses ou verdâtres; douleurs très-vives au niveau du rebord des fausses côtes droites, augmentées par la pression, la respiration, le décubitus sur le dos; ne durant souvent que quelques heures après lesquelles apparaît l'ictère. Le pouls est petit, serré; fièvre, soif vive, constipation et urine ictérique. Plus tard tumeur, empâtement, puis un point rouge; fluctuation, ouverture d'un abcès, spontanément ou par la chirurgie.

Marche. Durée. Terminaison. — Très-rapide, aiguë; durant quatre à cinq jours et plus s'il se forme un abcès, par lequel sortent des calculs le plus souvent et qui donne lieu à des fistules; mais quelquefois ils se terminent heureusement par résolution, parfois par une perforation intestinale, mais aussi souvent d'une manière funeste et devenant promptement mortelle, si la perforation se fait dans la cavité du péritoine.

Lésions anatomiques. — Epaississement, ramollissement, parfois ulcération muqueuse, qui est rouge, gonflée, friable; pus mêlé ou non à de la bile; calculs et souvent plusieurs perforations; et si l'épanchement s'est fait dans le péritoine, traces d'une péritonite violente.

Diagnostic. — Si quelques-uns des symptômes ci-dessus existent, et si on constate une fluctuation au-dessous des fausses côtes et derrière le muscle droit, on doit présumer une inflammation de la vésicule biliaire, surtout si l'ictère n'est pas intense et ne s'est pas manifesté très-promptement.

Pronostic. — Toujours très-grave, à moins que l'abcès ne se fraye un passage à travers les parois abdominales ou par une perforation intestinale, ce qui est extrêmement rare.

Traitement. — Saignée générale, sangsues en petit nombre, mais répétées à de courts intervalles, ventouses scarifiées, cataplasmes émollients, fréquemment des bains de plusieurs heures. Le calomel à dose purgative. Les moyens chirurgicaux, surtout l'incision, l'extraction des calculs.

Art. 2. — Des calculs biliaires et de la colique hépatique.

Synonymie. — Calculs biliaires. Pierres cystiques.

Définition. — On entend par calculs biliaires, la présence de concrétions pierreuses dans la vésicule du fiel ou dans les derniers conduits excréteurs de la bile, occasionnant ce qu'on appelle la colique hépatique.

Étiologie. — La vie sédentaire. L'hérédité. Les vives émotions, les passions violentes; les violences extérieures, mais surtout une cause inconnue.

Symptômes. — Gêne, sentiment de pesanteur et de tension dans l'hypochondre droit; quelquefois douleur, et par la palpation on peut constater la présence d'un ou un plus grand nombre de calculs. Troubles digestifs, vomissements, constipation. Coliques hépatiques qui ont lieu par accès, de véritables attaques, et qui sont quelquefois tellement douloureuses que les malades éprouvent des convulsions, ont du délire, et même occasionnent des syncopes. Ictère. Hypochondrie. Péritonite. Inflammation aiguë ou chronique du foie. Evacuation de calculs soit dans les selles, soit par perforation.

Marche. Durée. Terminaison. — Chronique et intermittente, avec évacuations pierreuses; d'une durée illimitée, par accès variant entre quelques minutes à quelques heures, exceptionnellement plusieurs jours et se terminant presque toujours par une autre affection, comme une péritonite, qui amène alors promptement la mort.

Lésions anatomiques. — Traces d'inflammations chroniques, épaississements, ulcérations, ramollissements. Dilatation de la vésicule par un ou plusieurs calculs, qu'on rencontre aussi très-souvent dans les conduits excréteurs du fiel.

Diagnostic. — Très-difficile s'il n'existe pas d'inflammation de la vésicule biliaire ou une colique hépatique, qu'on peut elle-même confondre, du moins dans les premiers moments, à son début, avec une péritonite par perforation ou un iléus, étranglement ou invagination intestinale, même avec des douleurs néphrétiques ou un empoisonnement par des poisons minéraux; mais dans le premier cas, le malade a déjà souvent rendu quelques calculs néphrétiques, et il n'y a pas de rétraction du testicule comme dans les affections des reins, et dans le second on trouve des traces de poison et tout le ventre est douloureux.

Pronostic. — Seulement alors très-grave, s'il survient une lésion concomitante du foie. L'inflammation de la vésicule ou une rupture des canaux occasionnant toujours promptement la mort.

Traitement. — Le remède de Durande n° 127, avec la térébenthine et l'éther sulfurique. Le suc d'herbes fondant alcalin, composé avec le pissenlit, chicorée, laitue, cerfeuil, et quatre grammes d'acétate de potasse pour cent vingt grammes de suc, le matin à jeun en deux fois à une demi-heure de distance. Les eaux minérales de Vichy, Carlsbad, en bains et boissons et contre la colique hépatique, la saignée générale et plus souvent une application de sangsues; l'opium par la bouche, en lavements, en frictions, ainsi que la belladone. Les purgatifs doux, comme l'huile de ricin, le sulfate de magnésie, de soude. Les émollients à l'intérieur et en cataplasmes, les demi-bains prolongés; enfin, en cas d'abcès, l'ouverture par les procédés chirurgicaux.

ART. 3. — De la rétention de la bile.

Synonymie. — Rétention de la bile ou engorgement hépatique.

Définition. — On entend par rétention de la bile, une accumulation de bile occasionnée par un obstacle, soit dans le canal hépatique donnant lieu à une rétention, soit dans le canal cystique, rétention dans la vésicule biliaire, soit dans le canal cholédoque, dans le foie et dans la vésicule biliaire à la fois.

Étiologie. — Les calculs biliaires, l'introduction d'un entozoaire; une tumeur, l'adhésion des parois des canaux entre elles par suite d'inflammation; les contractions spasmodiques des canaux; l'invagination du canal cholédoque.

Symptômes. — A. Rétention de la bile, par suite d'un obstacle dans le canal hépatique. Une gêne, une pesanteur, même quelquefois une douleur assez vive dans l'hypochondre droit; souvent augmentation de volume, ictère; des troubles digestifs, vomissements bilieux, constipation et décoloration des matières fécales avec urines ictériques, jaune rougeâtre, et si l'obstacle est occasionné par un calcul biliaire, accès de coliques hépatiques. B. Rétention de la bile occasionnée par un obstacle dans le canal cholédoque. Tous ces symptômes ci-dessus réunis et très-intenses; par la percussion, on constate une matité due au gonflement de la vésicule biliaire qui peut même se rompre et occasionner une péritonite promptement mortelle.

Marche. Durée. Terminaison. — Intermittente ou continue, durant plus ou moins longtemps et se terminant souvent d'une manière heureuse, à moins de complications, ou par hydropisie ou rupture de la vésicule.

Lésions anatomiques. — Dilatation de la vésicule et des conduits biliaires au-dessus de l'obstacle; épaississement de leurs parois; et en cas de rupture, lésions consécutives à la péritonite.

Diagnostic. — Si dans les accès on observe l'ictère et ses conséquences, sans distension de la vésicule, l'obstacle occupe le canal hépatique; si, au contraire, la vésicule est distendue, sans qu'il y ait ictère, on peut admettre un obstacle dans le canal cystique, et si la distension de la vésicule et l'ictère coïncident ensemble, l'occlusion occupe le canal cholédoque.

Pronostic. — Toujours très-grave, si l'obstacle est permanent, s'il y a un grand nombre de calculs ou si ces corps étrangers ont produit des altérations de la vésicule.

Traitement. — Même médication que pour les calculs biliaires.

Art. 4. — De l'ictère.

Synonymie. — Ictère ou jaunisse.

Définition. — On entend par ictère, une coloration de la peau en jaune, due à la présence des éléments de la bile dans le sang.

Étiologie. — Les tempéraments bilieux, nerveux. Les affections antérieures des viscères du bas-ventre, surtout du foie, ou une irritation, l'inflammation de cet organe. La colère, la frayeur, et en général les émotions morales vives. Un refroidissement; les affections ou altérations de la vésicule du fiel ou des canaux hépatiques, cystiques, cholédoques, par la présence de calculs biliaires; un ver. L'inflammation ou la compression exercée sur les parois par une tumeur extérieure, circonstances qui toutes s'opposent à ce que la bile puisse couler dans le duodénum. La fièvre jaune, la morsure de certains animaux venimeux.

Symptômes. — Abattement, malaise, fatigue et frissons, quelquefois céphalalgie; anorexie, douleurs de ventre, nausées, vomissements bilieux; dévoiement et plus souvent constipation. Décoloration des matières fécales, urine peu abondante, jaune foncé, souvent d'un rouge brun, épaisse. Coloration en jaune d'abord des sclérotiques et insensiblement de tout le corps. Démangeaisons; région du foie plus ou moins sensible, quelquefois gonflée, pouls souvent ralenti.

Marche. Durée. Terminaison. — Quelquefois très-rapide, mais aussi souvent mettant plusieurs jours pour envahir tout le corps; durant souvent plusieurs septénaires pour disparaître lentement en sens inverse de son apparition, et se terminant presque toujours d'une manière heureuse, à moins de complications du côté des organes essentiels à la vie; dans ce cas, la coloration ictérique peut durer indéfiniment et la terminaison être fatale.

Lésions anatomiques. — Dans l'ictère simple, nulles, sauf la coloration plus ou moins jaune de presque toutes les parties, même des os, et dans l'ictère avec complications les désordres qu'on rencontre ordinairement dans ces affections.

Diagnostic. — Facile si la teinte ictérique est survenue à la suite d'une des causes ci-dessus mentionnées et s'il existe quelques-uns des symptômes énumérés plus haut sans ou au moins avec peu de fièvre.

Pronostic. — Peu grave, à moins de complications.

Traitement. — Dans le cas d'irritation et surtout d'inflammation manifeste avec une grande sensibilité à l'hypochondre droit, saignée suivie d'une application de sangsues, plus les frictions mercurielles, les cataplasmes, des lavements émollients, les bains tièdes. La limonade au citron avec addition de crème de tartre soluble, le sulfate de soude à dose purgative tous les trois à quatre jours. Le suc de carottes, de pissenlit, deux à trois jaunes d'œufs dans du bouillon, tous les matins; la rhubarbe, l'aloès, l'extrait de pissenlit; l'opium combiné avec le savon médicinal, le calomélas, la gomme ammoniaque n° 128; les eaux alcalines, comme l'eau de Carlsbad, de Marienbad, de Pullna, et un régime doux, rafraîchissant, principalement herbacé.

CHAPITRE III

DES MALADIES DE LA RATE

ART. 1er. — De la splénite, etc.

Splénite ou inflammation de la rate. Engorgement, hypertrophie; induration, squirrhe, cancer, rupture, kystes, hydatides, etc., de la rate.

N.B.—L'engorgement et l'hypertrophie sont souvent occasionnés par des fièvres intermittentes; du reste, mêmes causes, mêmes symptômes, excepté que le siége de l'affection occupe la région hypochondriaque gauche; marche ordinairement lente; durant par la même raison le plus souvent longtemps et se terminant de la même manière que les maladies du foie. Le traitement est également le même que pour les affections hépatiques, sauf qu'on a quelquefois retiré de bons effets en administrant, surtout dans l'engorgement et l'hypertrophie de la rate, le sulfate de quinine à la dose de quarante centigrammes trois fois par jour, en augmentant graduellement jusqu'à trois grammes dans les vingt-quatre heures.

CHAPITRE IV

DES MALADIES DU PANCRÉAS

Mêmes états pathologiques que pour la rate.

N. B. — Toutes ces affections ont peu d'importance pour le praticien, d'abord parce qu'elles sont encore peu connues et rarement primitives, et de plus presque toujours seulement une complication aggravant une autre affection. Il suffit donc de savoir que les symptômes dominants sont une douleur siégeant entre l'épigastre et l'ombilic, et des selles liquides, séreuses, ressemblant à de la salive, parfois graisseuses, alternant souvent avec une supersécrétion salivaire ; aussi l'a-t-on attribuée à l'usage du mercure et conseillé les moyens contre la salivation mercurielle.

CHAPITRE V

DES MALADIES DES REINS ET DE LA VESSIE

ART. 1er. — De l'hématurie ou hémorrhagie rénale uréthrale, vésicale.

Synonymie. — Hématurie. Pissement de sang.

Définition. — On entend par hématurie, un écoulement de sang provenant d'une hémorrhagie rénale.

Étiologie. — Les causes traumatiques, comme contusions, plaies des reins, de l'urèthre, de la vessie ; un effort violent, l'équitation prolongée, les cahots d'une voiture. Une irritation ou lésion occasionnée par la présence de calculs, irritant la surface des bassinets, distendant outre mesure les uretères ou enflammant la muqueuse de la vessie. Des médicaments âcres, les cantharides. Un flux sanguin habituel, la suppression des hémorrhoïdes ou des menstrues. L'inflammation des reins ou de la vessie, l'état variqueux surtout du col vésical, la vieillesse, les dégénérescences cancéreuses, etc.; le scorbut, le purpura hemorrhagica, la variole maligne, la fièvre jaune.

Symptômes. — Douleurs plus ou moins vives dans la région lombaire, ou pesanteur, sentiment de chaleur au périnée, vers l'anus; envies d'uriner et plus tard expulsion d'une certaine quantité de sang pur ou mêlé à de l'urine; quelquefois rétention d'urine, parce qu'un caillot de sang empêche la miction; malaise, anxiété, frissons irréguliers.

Marche. Durée. Terminaison. — Variable, intermittente, quelquefois périodique; ne durant que quelques heures à plusieurs jours, quelquefois plusieurs mois, même pendant toute la vie, et se terminant souvent favorablement; mais aussi souvent d'une manière funeste par des dégénérescences des reins, de la vessie ou d'autres complications graves.

Lésions anatomiques. — Quelquefois accumulation de sang dans le bassinet, même dans la vessie, souvent des calculs, un acéphalocyste, un caillot volumineux et les lésions consécutives au cœur et autres affections.

Diagnostic. — Très-difficile en ce sens qu'on est souvent embarrassé à dire si l'écoulement sanguin vient des reins, des uretères ou seulement de la vessie, et quelquefois parce que la quantité est si minime qu'on a de la peine à constater sa présence dans l'urine sans une analyse chimique.

Pronostic. — Si elle n'est pas abondante, peu grave; dans le cas contraire et surtout si elle se répète souvent, elle peut à la longue entraîner la mort en affaiblissant insensiblement le sujet; elle est toujours excessivement grave, si elle survient pendant une maladie aiguë, les fièvres éruptives, la fièvre typhoïde, la variole.

Traitement. — Repos, position horizontale; lavements émollients et quelquefois avec de l'eau froide, avec addition de vinaigre ou quelques gouttes d'acide sulfurique. Applications froides sur les lombes, le périnée. Régime doux, léger; boissons adoucissantes, quelquefois acidulées, froides, à la glace; une infusion de millefeuilles longtemps continuée; le petit-lait aluné, les eaux minérales de Spa, Contrexéville, et la médication exposée à l'épistaxis.

ART. 2. — De la néphrite simple aiguë.

Synonymie. — Néphrite. Inflammation des reins. Fièvre néphrétique.

Définition. — On entend par néphrite, une inflammation des reins, caractérisée par une douleur pongitive dans la région lombaire et une suppression plus ou moins complète des urines; laissant après la mort les produits ordinaires de l'inflammation, comme rougeur, gonflement, ramollissement, suppuration.

Étiologie. — Les refroidissements, surtout des extrémités, une contusion, de violentes secousses, une blessure, un obstacle au cours des urines, la présence d'un calcul.

Symptômes. — Frissons plus ou moins intenses et prolongés, fièvre le soir. Douleur dans la région rénale, s'irradiant le long des uretères, à la vessie, au canal de l'urèthre et même vers le cordon spermatique; le testicule du côté affecté est souvent rétracté et il y a engourdissement de la cuisse. Par les mouvements, secousses, etc., les douleurs s'exaspèrent; il y a diminution, même suppression presque complète des urines; soif, anorexie, chaleur et sécheresse à la peau; pouls fréquent, élevé, dur, et plus tard, si la maladie marche vers une issue funeste, il devient petit, serré, et la peau se couvre d'une sueur visqueuse, froide, avec odeur urineuse.

Marche. Durée. Terminaison. — Le plus souvent rapide avec des alternatives d'exacerbation et de sédation; durant rarement plus de sept à dix jours et se terminant souvent par la guérison, à moins de suppuration, où elle est alors presque toujours mortelle.

Lésions anatomiques. — Augmentation souvent considérable du volume du rein; rougeur, ramollissement et parfois suppuration, même gangrène.

Diagnostic. — Suppression de l'urine ou au moins diminution notable, avec des douleurs dans la région lombaire, le plus souvent d'un côté seulement.

Pronostic. — Peu grave si elle est la suite d'un refroidissement, d'un coup ou autre violence externe; beaucoup plus grave si elle peut être attribuée à une affection calculeuse, etc., et presque toujours mortelle en cas de suppuration.

Traitement. — Emissions sanguines, saignées générales, applications de sangsues, ventouses scarifiées à la région lombaire. Des bains tièdes de plusieurs heures, des lavements émollients pour remédier à la constipation et en guise de bains intérieurs. Des boissons délayantes, une décoction de graines de lin ; l'acide benzoïque à la dose de deux grammes dans les vingt-quatre heures, soit dissous dans de l'eau, soit dans une émulsion de graines de chènevis n° 129. En cas d'obstacle à l'émission de l'urine, chercher à y remédier par les moyens chirurgicaux. Diète et repos absolu.

Art. 3. — De la néphrite simple chronique.

Synonymie. — Néphrite chronique. Phthisie rénale.

Définition. — On entend par néphrite chronique, une maladie caractérisée par des douleurs habituelles dans une des régions rénales ou dans les deux côtés, coincidant avec une diminution de l'acidité, avec l'état neutre et surtout avec l'alcalinité de l'urine.

Étiologie. — Les récidives de la néphrite aiguë ; l'irritation permanente causée par la présence de calculs ; les obstacles à l'émission de l'urine, comme rétrécissements de l'urèthre, etc., et les maladies chroniques de la vessie.

Symptômes. — Emissions d'urine fréquentes, troubles, quelquefois avec dépôt muqueux ou purulent, peu acides, neutres ou alcalines. Douleurs sourdes aux lombes, augmentant par moments, surtout en palpant et pressant les régions lombaires. Amaigrissement lent.

Marche. Durée. Terminaison. — Ordinairement continue et très-lente ; durant par conséquent souvent des mois, même des années, et se terminant le plus souvent d'une manière funeste, par complication de désordres occasionnés par des calculs dans les calices, le bassinet, les uretères, ou d'autres affections.

Lésions anatomiques. — Atrophie plus ou moins prononcée, quelquefois hypertrophie du rein. Induration avec état rugueux, grenu ou marbré.

Diagnostic. — Urine trouble, occasionnée par la présence des phosphates en suspension. Diminution de la sécrétion et difficulté de l'excrétion des urines.

Pronostic. — Toujours très-grave, surtout s'il surgit des complications.

Traitement. — Remédier aux causes locales ou occasionnelles ; les exutoires à la région lombaire. Le régime animal et le repos.

ART. 4. — De la gravelle.

Synonymie. — Gravelle. Gravier. Sable dans la vessie.

Définition. — On entend par gravelle, toute concrétion qui, formée dans les reins, peut sortir par les conduits urinaires en déterminant ou non les symptômes connus sous la dénomination de colique néphrétique.

Étiologie. — La néphrite, la goutte ; la vie sédentaire ; l'hérédité. Les obstacles à l'écoulement des urines. Le régime azoté, l'oseille et les aliments contenant de l'acide oxalique. Les boissons spiritueuses. Mais les véritables causes sont encore à trouver.

Symptômes. — Douleurs sourdes, fourmillement, engourdissement dans la région des reins ; urine foncée, déposant un sédiment rougeâtre, et plus tard évacuation de sables, de gravelles ou de graviers, selon que les concrétions sont plus ou moins volumineuses, avec l'urine. Si les graviers sont petits, ils occasionnent un sentiment de chaleur, une simple irritation dans leur parcours ; mais s'ils sont d'un certain volume, ils produisent un resserrement spasmodique du canal ; l'hématurie, la colique néphrétique et quelquefois une suppression de la miction.

Marche. Durée. Terminaison. — Variable, intermittente avec plus ou moins de souffrances, suivant le volume ; durant le plus souvent toute la vie et se terminant toujours par la mort, qui est amenée par la dégénérescence et d'autres complications.

Lésions anatomiques. — Des dépôts de sable dans diverses parties des conduits urinaires, de véritables graviers dans les calices et le bassinet, dans la vessie. Dilatation des reins, les signes de l'inflammation, épaississement, ulcérations de la muqueuse, du pus, des abcès.

Diagnostic. — Facile en ce sens que déjà des concrétions ont été constatées dans les urines ; mais l'analyse chimique seule peut nous éclairer sur la nature de leur composition, qui varie à l'infini. Gravelle urique ou rouge. Gravelle phosphatique ou phosphate ammoniaco-magnésienne ou grise. Graviers de phosphate ou de carbonate de chaux ou gravelle blanche. Gravelle oxalite de chaux, oxalique jaune, brune, noirâtre, enfin la gravelle pileuse.

Pronostic. — Toujours grave en ce sens que rarement on obtient une véritable guérison, de manière que tôt ou tard les malades succombent à la suite d'altérations consécutives des organes avec lesquels elles sont en contact.

Traitement. — Voir le traitement des calculs rénaux et de la colique néphrétique. Les gouttes lithontriptiques de Palmieri préparées par ébullition selon l'art avec du soufre et de l'eau de goudron, à prendre à la dose de dix à vingt gouttes par jour. Les eaux de Contrexéville, Vichy, de Vittel, prises à la source même.

ART. 5. — Des calculs rénaux et vésicaux.

Synonymie. — Calculs des reins. Pierres vésicales. Concrétions calculeuses, pierreuses de la vessie.

Définition. — On entend par calculs, etc., des concrétions plus ou moins dures, dépassant le volume d'un gros pois, et qui, par leur présence dans les reins ou la vessie, occasionnent des altérations notables dans ces organes.

Étiologie. — Le séjour, la stagnation prolongée de l'urine dans les reins ou la vessie. Un vice de sécrétion des reins.

Symptômes. — Douleurs, sentiment de pesanteur à la région lombaire ou au fond du bassin, au périnée; diminuant en se couchant et s'exaspérant par la station, les mouvements brusques, l'équitation. Accès de douleurs néphrétiques, avec nausées, vomissements. Hématurie. Besoin d'uriner avec suspension subite du jet; douleurs très-vives pour rendre les dernières gouttes. Chatouillement désagréable à l'orifice de l'urèthre; dépôt muqueux, quelquefois sanguinolent, dans l'urine. Inflammation des reins, de la vessie; suppuration, dépérissement, fièvre hectique.

Marche. Durée. Terminaison. — Presque toujours continue; durant plus ou moins longtemps et se terminant, surtout si on ne cherche pas par des moyens chirurgicaux à y remédier, constamment d'une manière funeste.

Lésions anatomiques. — Signes d'inflammation, d'induration, de suppuration, de désorganisation, et des calculs de différentes grosseurs.

Diagnostic. — Quelques-uns des symptômes ci-dessus et surtout leur présence constatée par la sonde, le toucher rectal.

Pronostic. — Toujours fâcheux à cause des alternatives

consécutives qu'ils produisent, si on ne parvient pas à débarrasser le malade de leur présence dans la vessie.

Traitement. — Quelquefois saignées générales ou locales. Boissons abondantes avec addition de nitrate de potasse. Tisanes avec la racine de fraisier, le chiendent, les queues de cerises, la busserolle, le suc des jeunes pousses du bouleau. Bains tièdes, les eaux sulfureuses en bains et intérieurement.

Régime doux, végétal. Eaux de Contrexéville, de Vichy, de Carlsbad, ou à leur défaut le bicarbonate de soude, la lithotritie, la taille.

ART. 6. — De la colique néphrétique.

Synonymie. — Colique néphrétique. Attaque de gravelle, néphrétite. Pyélite calculeuse. Néphralgie.

Définition. — On entend par colique néphrétique, des accès de douleurs violentes, souvent intolérables, résultant de l'irritation produite par divers corps étrangers dans la partie supérieure des voies urinaires.

Étiologie. — Les affections calculeuses des reins, gravelle et calculs rénaux, et surtout leur passage à travers l'uretère. L'hématurie occasionnant une distension du rein par obstruction de l'uretère; les vers rénaux.

Symptômes. — Souvent d'abord douleurs sourdes, plus tard très-violentes, aiguës, pongitives, s'étendant suivant le trajet du bassinet et de l'uretère jusque dans la vessie, dans l'aine, la cuisse, et produisant chez l'homme la rétraction du testicule correspondant. Battements et élancements dans la région des reins et douleur déchirante au point que les malades poussent des gémissements, se tordent, se lèvent pour marcher, se couchent sur le carreau et prennent les positions les plus bizarres jusqu'à ce que l'accès s'apaise; mais après quelques moments de repos, un second, un troisième, même plusieurs accès se suivent à de courts intervalles. L'urine le plus souvent est rare, rouge, épaisse, et souvent une certaine quantité de sang, du muco-pus, du pus, se trouve mélangé à l'urine, qui est rendue avec un véritable ténesme vésical. L'appétit est nul, la soif souvent intense, constipation, parfois nausées, vomissements, hoquet. La peau est couverte d'une sueur froide, le malade est pris d'un tremblement, même de convulsions. Le pouls est petit, déprimé, filiforme, quelquefois imperceptible.

Marche. Durée. Terminaison. — Intermittente; durant quelques heures à deux jours et se terminant par une apparente santé, jusqu'à ce que des attaques réitérées produisent une inflammation chronique et la désorganisation du rein.

Lésions anatomiques. — A peu de choses près les mêmes qu'à l'article précédent.

Diagnostic. — Douleurs sans fièvre violente, avec exacerbation et expulsion d'une certaine quantité de sable ou de gravier et excrétion goutte à goutte d'urine rouge, etc. Pouls petit, faible pendant les accès.

Pronostic. — Peu grave dans les premiers temps de la maladie; mais plus tard presque toujours mortelle, si on ne réussit pas à éloigner la cause déterminante.

Traitement. — Bains prolongés; boissons abondantes, alcalines, et en général les moyens indiqués dans la gravelle; pour tisane une décoction de graines de lin avec le bicarbonate de soude nº 130, le lycopode en potion nº 26, l'opium à haute dose pour calmer les douleurs atroces; la belladone en frictions nº 84; le chloroforme en inhalation. Les eaux de Vichy, Carlsbad, Contrexéville, Vittel, etc., et si la redoutable complication de résorption urinaire apparaît, des purgatifs drastiques et journellement deux à quatre grammes d'acide benzoïque dans une tisane de queues de cerises, etc.

Art. 7. — De l'hydronéphrose ou rétention de l'urine dans les cavités rénales.

Synonymie. — Hydronéphrose. Distension hydrorénale. Rétention de l'urine dans les reins.

Définition. — On entend par hydronéphrose, une accumulation lente de l'urine dans les reins, occasionnée par un obstacle dans les uretères, soit d'un corps étranger, soit d'un vice de conformation ou une dégénérescence qui empêche son passage dans la vessie.

Étiologie. — Un vice de conformation, un corps étranger, une tumeur souvent cancéreuse comprimant et oblitérant l'uretère.

Symptômes. — Rétention d'urine plus ou moins complète. Tumeur fluctuante à la région lombaire. Par la sonde, on n'obtient, si les reins sont le siége de l'affection, pas une goutte d'urine, du moins très-souvent. Il y a agitation et un mouvement fébrile très-marqué.

Marche. Durée. Terminaison. — Lente, s'il n'y a qu'un rein malade; mais dans le cas contraire, l'affection acquiert en très-peu de temps une extrême intensité; dure dans le premier cas quelquefois des années; mais si les deux reins sont envahis, la mort survient en quelques jours. Par l'expulsion du corps étranger, elle peut se guérir quelquefois très-promptement, mais le plus souvent sa terminaison est une issue funeste.

Lésions anatomiques. — Distension énorme des calices et du bassinet, urine anormale et contenant toujours de l'urée.

Diagnostic. — Tumeur indolente, urine filante et muqueuse.

Pronostic. — S'il y a un seul rein affecté, peu grave le plus souvent, mais l'hydronéphrose double et permanente est toujours mortelle.

Traitement. — Bains prolongés, lavements émollients, frictions avec la pommade belladonée n° 84, et dans les cas très-graves même la ponction.

Art. 8. — De la rétention d'urine.

Synonymie. — Rétention d'urine. Paralysie de la vessie. Ischurie.

Définition. — On entend par rétention d'urine, une affection caractérisée par une impuissance de la contraction de la vessie pour expulser l'urine, produite soit par une paralysie, soit par un spasme vésical ou une cause mécanique.

Étiologie. — La vie sédentaire, une distension excessive de la vessie par suite de la rétention trop prolongée au besoin d'uriner. La paralysie de l'organe; l'inflammation. Les affections du cerveau, la compression de la moelle, une commotion; une congestion hémorrhoïdale, des métastases rhumatismales, goutteuses; la débauche, la vieillesse; une constriction spasmodique du sphincter vésical, les calculs, les caillots de sang ou un autre obstacle, comme une tumeur; l'engorgement de la prostate, les rétrécissements uréthraux, les pessaires, la pression exercée par la matrice pendant les derniers mois de la grossesse, ou la déviation, l'abaissement de cet organe.

Symptômes. — Difficulté de la miction, jet faible, souvent interrompu, ou impossibilité absolue. Gêne avec besoin d'uriner, douleurs, ténesme vésical. Tumeur à l'hypogastre produite par la distension de la vessie et matité de cette région, quelquefois complication avec le catarrhe vésical.

Marche. Durée. Terminaison. — Quelquefois très-lente et

graduelle, d'autres fois débutant d'une manière brusque ; durant pendant toute la vie, quelquefois que quelques heures et se terminant souvent heureusement ; mais aussi parfois d'une manière funeste, suivant les causes occasionnelles ou compliquées par d'autres affections graves.

Lésions anatomiques. — Amincissement et dilatation des parois de la vessie, les altérations du catarrhe vésical chronique, des rétrécissements uréthraux, l'hypertrophie de la prostate.

Diagnostic. — Tumeur s'affaissant par l'introduction d'une sonde. La percussion donne un son mat à la région hypogastrique pendant qu'on constate dans les flancs et les fosses iliaques de la sonorité.

Pronostic. — Presque toujours favorable si la rétention est causée par une simple distension ; plus grave si elle est produite par une cause mécanique ; souvent fâcheux en cas de complications, comme affections des centres nerveux suivies de paralysies, ou s'il survient une inflammation qui peut être suivie de gangrène, et toujours mortelle en cas de rupture suivie d'épanchement dans le bas-ventre.

Traitement. — Introduction de la sonde. Applications de compresses froides. Bains prolongés. Le seigle ergoté à la dose d'un à quatre grammes par jour en infusion, et les moyens employés contre le catarrhe vésical ou les complications. Contre les fréquentes envies d'uriner, la potion avec le lycopode n° 26.

ART. 9. — De l'incontinence de l'urine.

Synonymie. — Incontinence d'urine. Paralysie ou faiblesse du col de la vessie.

Définition. — On entend par incontinence d'urine, un écoulement involontaire de ce liquide, soit d'une manière continue, goutte à goutte, soit d'une manière intermittente, mais avec impossibilité de la retenir et due principalement à la paralysie du col de la vessie.

Étiologie. — L'enfance, la vieillesse, les lésions graves de cet organe et surtout la paralysie provenant des lésions du cerveau et de la moelle épinière ; les tumeurs, et de plus, chez les femmes, les déplacements ou le développement pendant la grossesse de la matrice, qui pèse et comprime la vessie. Les émotions vives, violentes ; l'asphyxie, les convulsions.

Symptômes. — Emission involontaire de l'urine.

Marche. Durée. Terminaison. — Quelquefois brusque, le plus souvent apparaissant par gradation ; durant souvent jusqu'à l'âge de la puberté, mais aussi par exception pendant toute la vie et se terminant ordinairement par les progrès des maladies graves qui les ont occasionnées, par la mort ; à moins qu'il ne s'agisse d'incontinence d'urine dans le jeune âge où la terminaison est le plus souvent heureuse.

Lésions anatomiques. — Les lésions des maladies propres à l'organe même, comme le catarrhe vésical, le squirrhe, le cancer de la vessie ou les affections du cerveau, de la moelle épinière, etc.

Diagnostic. — L'écoulement involontaire de l'urine suffit ; mais il est toujours indispensable d'approfondir si l'affection provient d'une paralysie du col ou de quelque autre lésion grave des centres nerveux, soit d'une maladie organique ; ou si elle est simplement occasionnée par une cause matérielle locale.

Pronostic. — Toujours grave, sauf dans le jeune âge, et toujours mortel en cas de lésions organiques de la vessie.

Traitement. — Bains de siége froids, douches sur le périnée ; les bains entiers tièdes. Le quinquina, l'opium, les cantharides n° 131, la noix vomique n° 132, la belladone n° 133, le seigle ergoté n° 134. Pour boissons une décoction de graines de lin ; la flanelle, le repos et un régime doux. L'introduction d'une sonde, la cautérisation du col de la vessie, et chez les enfants jusqu'à l'âge de la puberté la privation des boissons dans la seconde moitié de la journée.

Art. 10. — De la cystite aiguë.

Synonymie. — Cystite aiguë. Inflammation de la vessie.

Définition. — On entend par cystite aiguë une inflammation plus ou moins violente de la vessie ou seulement du col de cet organe.

Étiologie. — Les coups, la compression, surtout pendant l'accouchement, l'action des cantharides, les refroidissements, surtout l'humidité froide des pieds ; la suppression des hémorrhoïdes, des menstrues, d'un exanthème ou la rétrocession de la goutte. L'inflammation d'un organe voisin, comme une blennorrhagie intense, une vaginite, une métrite, une péritonite ; l'introduction, le séjour d'une sonde, les concrétions pierreuses et autre corps étrangers.

Symptômes. — Douleur sourde, pesanteur au périnée, chaleur incommode avec de fréquentes envies d'uriner, ténesme vésical et contractions pénibles pour rendre les dernières gouttes à la fin de la miction. Urine contenant souvent du mucus ou du muco-pus. Frissons, véritable fièvre avec pouls plein, fréquent.

Marche. Durée. Terminaison. — Continue, durant de cinq à quinze jours, si elle doit se terminer par résolution; dans le cas contraire elle peut passer à l'état chronique, se terminer même par suppuration, voire par gangrène ou par une perforation, et occasionner promptement la mort.

Lésions anatomiques. — Les lésions de l'inflammation, épaississement, ramollissement, etc., et celles des complications qui ont entraîné la mort.

Diagnostic. — Facile si quelques-uns des symptômes ci-dessus existent et si les douleurs vésicales ne peuvent pas être attribuées à une névralgie ou un principe rhumatismal ou la présence d'un calcul.

Pronostic. — Rarement fâcheux; cependant, si la maladie n'est pas assez vigoureusement attaquée à son début, elle peut passer à l'état chronique, même devenir mortelle par la suppuration ou la gangrène du réservoir urinaire.

Traitement. — Repos, quelquefois une application de sangsues à l'hypogastre ou au périnée avant d'avoir recours au cathétérisme, si l'introduction de la sonde est par trop douloureuse. Bains tièdes prolongés, bains de siége, cataplasmes émollients; lavements à l'eau de graines de lin. Boissons émollientes et rafraîchissantes; l'opium, une émulsion huileuse avec addition de la poudre de lycopode n° 26, ou avec le chènevis n° 129. Les frictions avec la pommade au calomel n° 15, des suppositoires n° 25.

ART. 11. — De la cystite chronique.

Synonymie. — Cystite chronique. Catarrhe vésical. Cystorrhée.

Définition. — On entend par cystite chronique, un état morbide particulier, caractérisé par une exagération et une perversion de la sécrétion de la membrane interne de la vessie et occasionné par des inflammations antérieures ou par des irritations produites par la présence de corps étrangers.

Étiologie. — La vieillesse. Les inflammations et irritations antérieures de l'appareil urinaire, par des graviers, un calcul;

le séjour prolongé des sondes, les gonflements, l'induration de la prostate, les rétrécissements de l'urèthre.

Symptômes. — Les mêmes que dans la cystique aiguë, seulement on voit dans l'urine une espèce de nuage qui produit plus tard un dépôt d'un blanc grisâtre et qui acquiert en se refroidissant une odeur ammoniacale.

Marche. Durée. Terminaison. — Intermittente, mais constamment continue progressivement ; durant souvent des années, et ne se terminant, à moins de complications occasionnées par des calculs, etc., le plus souvent que par des maladies intercurrentes qui acquièrent alors beaucoup plus de gravité.

Lésions anatomiques. — Epaississement plus ou moins notable avec ramollissement de la muqueuse qui est d'un rouge foncé, quelquefois des taches d'un rouge brun ou ardoisées ; des ulcérations, des abcès, des concrétions pierreuses, un état squirrheux, le cancer.

Diagnostic. — Facile à cause des symptômes, seulement il est parfois difficile d'affirmer qu'il n'y a pas de complications du côté des reins, des uretères, de la prostate.

Pronostic. — Grave, en ce sens qu'il est rare qu'on obtienne une véritable guérison.

Traitement. — Couvrir le corps de flanelle, éviter le froid et l'humidité ; régime doux et rafraîchissant. Point de boissons alcooliques, de mets épicés. Bains tièdes simples, le calomel avec la poudre de lycopode dans une émulsion par cuillerées à bouche n° 200 ; la busserolle, le goudron, les eaux sulfureuses, le copahu, la térébenthine à l'intérieur et en injections. Vider souvent la vessie. Les moyens chirurgicaux contre les rétrécissements uréthraux, l'engorgement de la prostate, les calculs.

N. B. — Quant à la perforation et la rupture de l'estomac ainsi qu'au ramollissement, à l'induration, à la cirrhose du foie ; à l'hypertrophie et l'atrophie du foie et des reins, ainsi qu'à la névralgie du foie, des reins et de la vessie ; à la néphrite rhumatismale ou goutteuse ; à l'apoplexie rénale, l'hémorrhagie de l'urèthre ou vésicale ; les tubercules, les kystes simples ou acéphalocystes des reins, la présence du strongle géant, du spiroptère, dactylius aculeatus, des reins et de la vessie et à leur déplacement ou à leur dégénérescence cancéreuse : ce sont pour la plupart du temps des affections qu'on suppose bien plus souvent qu'on ne les constate pendant la vie ; il suffit donc au praticien, pour se rendre compte dans certaines circonstances des phénomènes qu'il constate, de connaître la possibilité de leur existence ; quant aux autres, dans la pluralité des cas, on est réduit à combattre quelques symptômes, tout en confessant, pour le plus grand nombre, l'impuissance à les traiter avec quelque succès.

LIVRE VI

DES AFFECTIONS DES ORGANES DE LA GENERATION *

CHAPITRE PREMIER

DES MALADIES DES ORGANES GÉNITAUX DE L'HOMME.

Art. 1er. — De la balanite.

Synonymie. — Balanite. Posthite. Balano-posthite.

Définition. — On entend par balanite, une affection caractérisée par une sécrétion de muco-pus très-fétide, qui a lieu à la surface du gland et la face interne du prépuce, produite par l'irritation de la muqueuse préputiale et des petites follicules sébacées.

Étiologie. — Le défaut de propreté, surtout chez les sujets qui ont habituellement le gland couvert et le prépuce à ouverture étroite. Le frottement et par suite les érections fréquentes. C'est peut-être une des causes majeures à la prédisposition de contracter les maladies contagieuses, comme uréthrite syphilitique, chancres, et qui, par le prurit intense, fait contracter l'habitude de la masturbation ou occasionne des pertes séminales, etc.

Symptômes. — Irritation de la muqueuse, gonflement, chatouillement, prurit et, si on parvient à découvrir le gland, à décalotter, accumulation de matières sébacées, muco-pus et parfois ulcération plus ou moins étendue de la muqueuse.

Marche. Durée. Terminaison. — Continue et rapide si on n'éloigne pas la cause, et souvent la maladie se complique d'un phimosis qu'il faut chercher à combattre en même temps et surtout éviter de changer ce dernier en paraphimosis, ce qu'on a quelquefois fait sans tenir compte du danger de cette dernière maladie ; en employant contre la balanite un traitement rationnel, elle dure rarement plus de quelques jours et se termine dans ce cas toujours d'une manière favorable, à moins de complications, comme phimosis, paraphimosis, à la suite desquels il peut arriver que la gangrène s'y développe.

Lésions anatomiques. — Nulles, sinon celles des maladies consécutives.

Diagnostic. — Difficile en ce sens qu'il est quelquefois impossible de savoir si on a affaire à des ulcérations simples ou à de véritables chancres.

Pronostic. — Toujours peu grave, à moins de gangrène.

Traitement. — Remédier à la malpropreté par des lotions émollientes, des bains locaux, des injections entre le gland et le prépuce, et dès que l'inflammation diminue, après vingt-quatre à trente-six heures, on les remplace par un mélange d'eau et d'acétate de plomb liquide. Dans le cas d'ulcérations, les toucher avec le nitrate d'argent, soit en solution, soit au crayon, et les panser avec de la charpie enduite de pommade au calomel n° 15. En cas de phimosis même traitement, et faire trois à six fois par jour des injections avec une légère solution de nitrate d'argent, et mieux encore avec la solution gommeuse dans laquelle on tient en suspension deux grammes de protochlorure de mercure n° 135. En cas de paraphimosis, bains émollients et panser avec la même pommade n° 15.

Art. 2. — De la blennorrhagie aiguë chez l'homme.

Synonymie. — Blennorrhagie aiguë. Uréthrite aiguë. Gonorrhée. Chaudepisse. Ecoulement urétrhal.

Définition. — On entend par blennorrhagie aiguë, une affection caractérisée par un écoulement muco-purulent de l'urèthre, avec des signes d'inflammation aiguë de la muqueuse ou produite par une infection syphilitique.

Etiologie. — Une excitation permanente des organes de la génération, la prolongation du coït et le manque de propreté, surtout chez la femme après l'acte de la copulation. Les excès vénériens, les attouchements, la masturbation, l'équitation. Un corps étranger dans le canal uréthral, comme une sonde et tout ce qui peut irriter l'urèthre, comme pertes blanches, leucorrhées, les menstrues ; l'écoulement résultant d'un engorgement du col de la matrice, de cancers ulcérés de l'utérus ; enfin et le plus souvent la contagion par le vice vénérien.

Symptômes. — Pour la gonorrhée bénigne : coït le plus souvent depuis peu de jours, deux à trois; douleurs, cuissons peu intenses en urinant. Rougeur et gonflement du méat urinaire. Suintement, plus tard écoulement d'une humeur filante, le plus souvent d'un jaune serin, peu épaisse, sans ou peu d'odeur. Pour la gonorrhée virulente ou vénérienne, coït, plus ou moins suspect, remontant à au moins six à neuf jours, même plus ; temps d'incubation. Ecoulement d'une couleur plus ou moins foncée, jaune sale, verdâtre, souvent sanguinolent et d'une odeur particulière. Erections fréquentes et douloureuses, inflammation le plus souvent intense du canal de l'urèthre, excoriations à l'entrée; bosselé, parfois noueux tout le long de son trajet. Dans certains cas, la verge est dirigée dans un sens anormal, ce qu'on est convenu d'appeler chaudepisse cordée. Quelquefois hémorrhagie uréthrale, mais qui est presque toujours de peu d'importance. Si l'inflammation s'étend jusqu'à la prostate, au cordon spermatique, au testicule, au col de la vessie, etc., la maladie se complique facilement d'une prostatite, d'orchite, de cystite, etc., d'autres fois les glandes lymphatiques s'engorgent, s'enflamment, entrent en suppuration. Dans ce cas la maladie, surtout si elle est de nature syphilitique, se complique de bubons, d'une ophthalmie blennorrhagique purulente; il surgit alors souvent un phimosis ou un paraphimosis, même une phlébite de la veine dorsale de la verge, affections qui peuvent être suivies de gangrène.

Marche. Durée. Terminaison. — Aiguë, progressive, puis stationnaire et enfin diminuant insensiblement, soit quant à la douleur, soit pour ce qui concerne l'écoulement ; durant de quinze jours à six semaines et se terminant le plus souvent favorablement en suivant un traitement rationnel ; mais récidivant facilement par un écart de régime, une grand fatigue et surtout le coït, et alors elle devient souvent chronique.

Lésions anatomiques. — Si on ouvre des cadavres de sujets affectés de blennorrhagie, on trouve souvent la membrane muqueuse d'un rouge vif, foncé, livide surtout dans la fosse naviculaire. Induration des glandes de Cowper, oblitération de leurs canaux excréteurs, gonflement de la prostate, obstruction des canaux éjaculateurs; la membrane muqueuse et même la membrane fibreuse sont épaissies, d'un aspect granulé, ramollie, et on constate des ulcérations plus ou moins étendues, des coarctations, des rétrécissements surtout vers la région prostatique.

Diagnostic. — Facile à cause de l'écoulement, mais souvent très-difficile en ce sens, à savoir si l'écoulement est de nature vénérien.

Pronostic. — Peu grave par elle-même, mais souvent elle laisse un rétrécissement, occasionne des altérations de la prostate ou se complique de bubons, d'orchites et d'autres symptômes d'infection générale et se prolonge indéfiniment.

Traitement. — Emissions sanguines locales ; bains tièdes, bains locaux et de siége, boissons rafraîchissantes, émulsions huileuses, lavements émollients. Injections abortives avec une solution concentrée de nitrate d'argent n° 136. A l'intérieur le copahu pur, le poivre cubèbe, des opiats antigonorrhéiques, des injections astringentes avec le sulfate de zinc, le tannin pur. Un régime doux et rafraîchissant et point de fatigue. Dans le cas où l'on soupçonne une infection syphilitique, un traitement antisyphilitique.

Prescriptions. — 1°. Suivre un régime doux et rafraîchissant et s'abstenir de boissons alcooliques, fermentées, échauffantes.

2° Se tenir chaudement vêtu et éviter surtout le froid et l'humidité des pieds ; fatiguer le moins possible.

3° Prendre tous les trois à quatre jours un grand bain tiède d'un bonne heure et tous les soirs des bains locaux, des bains de siége dans une décoction de racine de guimauve.

4° Entretenir le ventre libre par des lavements à l'eau de graines de lin, qu'on cherchera à garder le plus longtemps possible, pour agir en guise de bains intérieurs.

5° Boire pour tisane une légère décoction de graines de lin sucrée avec du miel, ou du sirop de guimauve.

6° Tant que les douleurs sont fortes on prendra tous les jours en trois fois, le matin à jeun, à midi et le soir, toujours, une bonne heure avant de manger ou deux heures au moins après le repas, l'émulsion n° 129, et si les envies d'uriner sont fréquentes on y fera ajouter six à huit grammes de poudre de lycopode, et alors on la prendra d'heure en heure, deux cuillerées à bouche, en ayant soin d'agiter chaque fois fortement la fiole.

7° Dès que les douleurs seront moindres et si la nature de l'écoulement est d'un jaune clair serin, on arrêtera la médication ci-dessus et on prendra, trois fois par jour, quinze gouttes de copahu pur sur une cuillerée d'eau sucrée, en augmentant la dose graduellement de manière à prendre le second jour trois fois vingt gouttes, puis trois fois vingt-cinq, et ainsi de suite jusqu'à quarante et plus, à moins que le médicament ne produise des évacuations répétées; dans ce cas on n'augmentera plus la dose ou on supprimera même le copahu pur, pour avoir recours à l'opiat n° 137, dont on prendra également, trois fois par jour, gros comme une noisette, en augmentant la dose si on le supporte bien.

8° Si l'estomac le refuse on n'en donnera que peu, et on aura recours au traitement local par les injections, trois à quatre par jour, soit avec l'acétate de plomb ou le sulfate de zinc, soit avec le mélange n° 138, ou on introduira tous les soirs une sonde en gomme élastique enduite avec la pommade n° 15, qu'on laissera chaque fois cinq à huit minutes. C'est aussi le meilléur moyen pour combattre la gonorrhée chronique, les suintements appelés ordinairement goutte militaire.

§Arт. 3. — De la blennorrhagie chronique.

Synonymie.— Blennorrhagie chronique. Uréthrite chronique. Gonorrhée chronique.

Définition. — On entend par blennorrhagie chronique, une maladie caractérisée par un écoulement uréthral plus ou moins abondant, succédant pour la plupart du temps à une blennorrhagie aiguë chez l'homme, et chez la femme à une inflammation de la vulve, du vagin ou du col utérin.

Étiologie. —· Un tempérament lymphatique, le vice scrofuleux, les excès de tout genre qui entretiennent ou réveillent une irritation quelconque des parties sexuelles, surtout le coït, la marche, l'équitation, les grandes fatigues, les écarts de régime et la négligence apportée par les malades dans les traitements de la blennorrhagie aiguë; un traitement irrationnel. L'engorgement, une inflammation chronique de la prostate, les rétrécissements de l'urèthre.

Symptômes. — Suintement plus ou moins marqué et le plus souvent une goutte épaisse le matin après être resté pendant la nuit sans uriner, et qu'on appelle vulgairement goutte militaire.

Marche, Durée, Terminaison.—Très-lente, revenant à la suite d'une des causes ci-dessus, avec plus d'intensité, au point qu'on ne sait pas toujours si on n'a pas affaire à une nouvelle infection; durant souvent indéfiniment et se terminant quelquefois cependant par la guérison, si les malades se soumettent à un traitement rationnel.

Lésions anatomiques. — Toutes celles propres aux inflammations chroniques des muqueuses : rétrécissements sur quelques points du canal de l'urètre chez l'homme, et chez la femme, souvent ulcération dans le vagin, engorgement et érosions au col de l'utérus.

Diagnostic. — Même facilité que pour les blennorrhagies aiguës, dans les deux sexes ; mais là aussi la seule difficulté est de savoir si la maladie est entretenue par un principe contagieux.

Pronostic. — Rarement fâcheux à moins de complications graves, comme rétrécissements infranchissables, dégénérescences de la prostate, ou chez la femme une affection utérine, etc.

Traitement. — Le même que pour les blennorrhagies aiguës, mais il faut agir avec plus d'énergie et surtout de persévérance. Plus les amers, le quinquina, les injections avec le tannin, l'extrait de ratanhia, l'alun. Les bains de siéges, les bains salés, les douches froides sur le périnée ; les frictions avec la pommade n° 15, sur la même région ; l'introduction de bougies en gomme élastique, enduites préalablement avec la même pommade, tous les jours ou tous les deux ou trois jours, suivant la sensibilité du canal de l'urètre ; les injections avec le mélange n° 138, enfin les pilules n° 139, dont on prendra trois fois par jour trois pilules, en augmentant graduellement jusqu'à quinze, à vingt, dans les vingt-quatre heures.

Art. 4. — De l'orchite aiguë.

Synonymie. — Orchite aiguë. Inflammation du testicule. Chaude-pisse tombée dans les bourses.

Définition. — On entend par orchite aiguë, une inflammation du cordon spermatique et du testicule, caractérisée principalement par une notable augmentation de son volume et une excessive sensibilité.

Étiologie. — Les injections irritantes et astringentes, le coït, les écarts de régime, l'introduction d'une sonde, l'équitation, les cahots d'une voiture, la danse, une longue marche, une violence externe comme compression, un coup, le frottement et les tiraillements du cordon spermatique ; un refroidissement, surtout chez un sujet affecté d'urétrite ou infecté d'un principe syphilitique, quelquefois d'autres organes phlogosés du voisinage.

Symptômes. — Douleurs sourdes et léger gonflement de l'épididyme, surtout à l'insertion du cordon sur le testicule, qui augmente rapidement de volume, devient dur et extrêmement douloureux. Fièvre, pouls fort, dur et accéléré ; quelquefois nausées, vomissements ; soif ; urine souvent rouge, et si la cause déterminante est une blennorrhagie, l'écoulement le plus souvent a diminué ou cessé complétement.

Marche. Durée. Terminaison. — Rapide, quelquefois quelques heures suffisent ; envahissant rarement les deux testicules à la fois, mais passant souvent de l'un à l'autre, même en alternant plusieurs fois de suite et récidivant facilement ; durant rarement plus d'un à deux septénaires, à moins d'un traitement irrationnel, négligé, ou la maladie peut passer à l'état chronique et se terminer alors par suppuration, gangrène, dégénérescence ; cependant la terminaison ordinaire est la résolution ; il est vrai qu'il reste le plus souvent, au point d'insertion du cordon spermatique au testicule, un engorgement plus long et plus difficile à résoudre.

Lésions anatomiques. — Le plus souvent pas d'autres lésions que celles provenant de complications anciennes.

Diagnostic. — Facile à cause de l'augmentation du volume et de la sensibilité de l'organe affecté.

Pronostic. — Rarement fâcheux à moins d'anciennes complications.

Traitement. — Repos absolu, régime doux ; même, en cas d'une forte fièvre, diète absolue ; boissons rafraîchissantes ; émissions sanguines, surtout locales ; cataplasmes de farine de lin ; lavements à l'eau de guimauve et légèrement purgatifs, en cas de nécessité pour entretenir la liberté du ventre ; bains prolongés, bains de siége, frictions avec la pommade nº 15, même avec l'onguent mercuriel double. Une fois qu'on peut se lever, l'emprisonnement dans un emplâtre de Vigo *cum mercurio*, soutenu et maintenu par un suspensoir ; et quand la résolution est obtenue, des applications de compresses trempées dans de l'eau blanche, des lotions avec de l'eau froide pour tonifier les parties.

Art. 5. — De la spermatorrhée.

Synonymie. —Spermatorrhée. Pertes séminales involontaires. Pollutions nocturnes ou diurnes.

Définition. — On entend par spermatorrhée, une évacuation abondante de sperme, trop souvent répétée, et qui a lieu soit pendant le sommeil, avec ou sans érection ni plaisir, soit aussi pendant la veille avec un certain orgasme ou un commencement d'érection ou même pendant la défécation ou la miction.

Etiologie. — Tempérament nerveux, une imagination ardente; les affections dartreuses au prépuce ou à l'anus, ou les accumulations de matières sébacées autour du gland; la présence de vers intestinaux, surtout les oxyures; la gonorrhée et les irritations ou engorgements de la prostate. Les hémorrhoïdes et les constipations opiniâtres, le décubitus dorsal, les excès vénériens et surtout la masturbation.

Symptômes. — Peu d'aptitude au travail, grande fatigue en se réveillant, état de langueur, rêves lascifs suivis d'"éjaculations sans érection, ou écoulement de sperme pendant la défécation ou la miction. Gêne, pesanteur, douleurs vers l'hypogastre, le périnée, la région anale. Impuissance. Troubles des fonctions digestives, digestions laborieuses, développement de gaz. L'ouïe et la vue s'affaiblissent, le sommeil est peu réparateur, le caractère est irritable, irascible; tristesse, découragement et bientôt le dégoût de la vie; des idées de suicide assiégent le malade; les cheveux tombent, le malade est tourmenté par des palpitations, et souvent une phthisie ou le marasme général terminent l'existence.

Marche. Durée. Terminaison. — Ordinairement lente, mais progressive; durant quelquefois plusieurs années et se terminant le plus souvent par une mort prématurée, si on n'a pas cherché à temps à enrayer les progrès de la maladie.

Lésions anatomiques. — La prostate est quelquefois doublée, triplée de volume et gorgée d'un pus concret, ferme et jaunâtre, semblable à un tubercule; les canaux éjaculateurs, les vésicules séminales, les canaux déférents, les testicules et même les tissus environnants sont le siége d'une inflammation aiguë ou chronique.

Diagnostic. — Pollutions plus ou moins abondantes pendant le sommeil, sans érection véritable et le plus souvent sans que le malade en ait la conscience à son réveil, ou érection incomplète à la moindre cause, suivie d'un épanchement de liqueur spermatique, qu'on constate aussi fort souvent après la défécation ou après l'émission de l'urine. Dépérissement et abattement général.

Pronostic. — Si les pertes sont modérées, il y a peu de gravité, surtout si elles ont lieu pendant le sommeil ; si elles surviennent aussi le jour, lors de la défécation ou de la miction, elles ont une gravité réelle, mais un traitement rationnel en triomphe le plus souvent et fait en sorte que l'affection, si elle ne se complique pas avec d'autres maladies graves, est rarement assez dangereuse pour se terminer d'une manière funeste.

Traitement. — Combattre les causes. Dans les cas de dartres, les bains sulfureux, la pommade n° 15; dans le cas d'étroitesse du prépuce ou d'irritations locales, les lotions émollientes, l'excision ou la circoncision. Dans le cas d'oxyures, des lavements avec de l'eau à vingt-cinq, puis à vingt, même à quinze degrés, aussi abondants que possible, cinq à six heures après les repas du soir et plus tard, avec addition d'une à trois cuillerées de chlorure de sodium. Après quelques jours, on laissera reposer le malade, puis on aura recours aux lavements de santonine ou d'armoise, d'absinthe. A l'intérieur, le calomel à dose purgative. On combattra de même, avec des moyens appropriés, la constipation, les hémorrhoïdes. Les bains froids, les douches, les fomentations d'eau froide sur le périnée. La lupuline à la dose d'un à deux grammes, la digitaline, la noix vomique, le copahu à doses fractionnées, le seigle ergoté, la térébenthine, l'eau de goudron à petites doses. L'eau de Spa, les ferrugineux, les toniques, les astringents, les opiacés; les prescriptions n°s 140, 141, 142, produisent souvent de bons effets; enfin, comme moyen héroïque, la cautérisation de la prostate et du col de la vessie, avec le nitrate d'argent, suivant le procédé du professeur Lallemand, de Montpellier.

Prescriptions : 1° Se tenir à l'abri du froid, surtout des pieds.

2° Coucher sur un lit dur et éviter de se couvrir trop chaudement pendant la nuit ou de se coucher sur le dos.

3° Se lever de bonne heure et prendre beaucoup d'exercice en plein air.

4° Prendre tous les trois à quatre jours un grand bain tiède de vingt-huit à trente degrés centigrades au plus, d'une bonne heure, et dans les intervalles des bains de siége et faire tous les matins en sortant du lit des lotions avec de l'eau froide sur les parties génitales et le périnée.

5° Entretenir le ventre libre par des lavements à l'eau de graines de lin pour avoir journellement une bonne et facile garde-robe.

6° Régime doux, s'abstenir de vins purs ou autres spiritueux et de mets échauffants, excitants, épicés et ne manger que de la soupe le soir.

7° Comme médication générale, faire usage des n⁰ˢ 140, 141, 142 avec persévérance, tout en combattant les causes exceptionnelles.

N.B. Je ne ferai que mentionner le phimosis, le paraphimosis, où le plus souvent le repos, le régime, des bains émollients locaux et de grands bains prolongés ; des onctions avec la pommade n° 15, quelquefois des cataplasmes suffisent. Je n'en dirai pas plus des végétations, qu'il faut détruire par les ciseaux et le nitrate d'argent et après, panser avec la pommade au calomel n° 15; ni de la prostatite où quelquefois l'introduction de la sonde enduite de la même pommade et des frictions sur le périnée et la région prostatique avec le calomelas rendent souvent de bons services. Je m'abstiens de traiter de l'hématocèle ou épanchement de sang dans le tissu du scrotum ; de l'hydrocèle ou accumulation de sérosité dans la tunique vaginale ; de l'hydrocèle enkystée, du cystocèle, du varicocèle, de l'œdème des bourses, du sarcocèle, de l'hydro-sarcocèle ; de la hernie qui peut faire commettre une erreur ; de la gangrène, de l'état squirrheux des testicules et des cordons spermatiques; des abcès, de l'atrophie de ces organes, car toutes ces affections sont plutôt du ressort de la chirurgie.

CHAPITRE II

DES MALADIES DES ORGANES GÉNITAUX ET DE LA GÉNÉRATION DE LA FEMME

ART. 1. — De la vulvite.

Synonymie. — Vulvite. Folliculite vulvaire.

Définition. — On entend par vulvite, une inflammation des parties génitales de la femme comprises principalement entre les grandes et les petites lèvres, caractérisée par de la rougeur, du gonflement et un prurit occasionné par une secrétion des follicules mucipares.

Étiologie. — L'enfance, la constitution lymphatique, scrofuleuse, une santé détériorée par des maladies antérieures, une nourriture malsaine, le séjour dans les lieux humides, peu aérés, la malpropreté, la masturbation ou des violences extérieures, la présence de vers et toutes les causes qui peuvent produire une irritation.

Symptômes.— Chaleur, cuisson, prurit, tuméfaction, rougeur, écoulement plus ou moins épais et abondant, d'une couleur blanche, jaunâtre, quelquefois fétide. Le passage de l'urine est incommode et la marche difficile, tant que la maladie est à l'état aigu ; plus tard, tous ces symptômes s'amendent et il ne reste guère qu'un écoulement muco-purulent.

Marche. Durée. Terminaison. — Quelquefois très-aiguë, au point que parfois la gangrène peut survenir en peu de jours, surtout chez de très-jeunes filles ; ne durant le plus souvent que peu de jours et se terminant presque toujours d'une manière favorable.

Lésions anatomiques. — Nulles, excepté en cas de gangrène, où parfois les parties sexuelles sont détruites plus ou moins complétement.

Diagnostic. — Si les symptômes ci-dessus existent, facile ; mais il est souvent difficile de se prononcer, si on doit attribuer la maladie à un attentat de viol ou à une autre cause, à une infection syphilitique, etc.

Pronostic. — Ordinairement peu grave, à moins d'autres complications qui peuvent augmenter la débilité ; mais constamment fâcheux en cas de gangrène.

Traitement. — Repos, régime doux et rafraîchisssant, lotions émollientes, narcotiques, des bains prolongés, des bains de siége. Des onctions avec la pommade n° 15 ou des injections et des compresses imbibées avec le mélange n° 138. Badigeonner les parties phlogosées avec une légère solution de nitrate d'argent pour modifier l'inflammation ; plus tard des astringents, une décoction de feuilles de noyer, une solution d'alun, de borax et dans les cas opiniâtres, à l'intérieur les amers, le traitement des scrofules.

ART. 2. — De la blennorrhagie aiguë de la femme.

Synonymie. — Blennorrhagie aiguë. Vaginite. Gonorrhée. Urétrite. — Urétro-vaginite.

Définition. — On entend par blennorrhagie aiguë de la femme, une inflammation de la vulve s'étendant jusqu'à l'urètre et envahissant le plus souvent le vagin et même le col utérin, caractérisée par un écoulement d'un muco-pus qui par le coït engendre chez l'homme une pareille maladie.

Étiologie. — La malpropreté, toutes les causes qui peuvent contribuer à produire de l'irritation dans les parties sexuelles et surtout la communication d'un principe contagieux, syphilitique.

Symptômes. — Sentiment de cuisson en urinant, incommodité en marchant, changement de couleur dans l'écoulement, s'il préexistait une perte blanche, qui en cas d'infection syphilitique est d'une couleur d'un jaune sale, verdâtre, brune, quelquefois sanguinolent et d'une odeur *sui-generis*. Par l'exploration avec le speculum on découvre tous les signes d'inflammation : des granulations, des papules, des végétations, de larges ulcérations et souvent, des abcès dans les grandes lèvres.

Marche. Durée. Terminaison. — Voyez Blennorrhagie chez l'homme.

Lésions anatomiques. — Voyez Blennorrhagie chez l'homme.

Diagnostic. — Idem.

Pronostic. — Idem, sauf à tenir compte des complications qui surgissent bien souvent, comme chancres, bubons, érosions, granulations, engorgement du col, abcès des grandes lèvres, du périnée; la cystite, la métrite, une métrorrhagie.

Traitement. — Grands bains, bains de siége émollients, injections émollientes et narcotiques, lavements avec une décoction de graines de lin qu'on cherchera à garder autant que possible; les opiacés. Plus tard des injections avec quinze grammes d'acétate de plomb liquide pour cinq cents grammes d'eau; des cautérisations avec le nitrate d'argent. Injections, pansements et tamponnement avec le mélange nº 138 et dans les cas d'infection syphilitique, un traitement anti-syphilitique. Voyez l'art. Chancre.

ART. 3. — De la leucorrhée.

Synonymie. — Leucorrhée. Fleurs ou flueurs blanches. Pertes blanches. Catarrhe utérin.

Définition. — On entend par leucorrhée, un écoulement d'une matière muqueuse assez abondant pour incommoder la femme, mais sans altération appréciable des organes génitaux, du moins dans le plus grand nombre des cas.

Étiologie. — Le tempérament lymphatique, la constitution scrofuleuse, les climats froids et humides; le séjour dans les grandes villes, les habitations privées d'air et de lumière, malsaines; une vie sédentaire, des passions tristes, l'abus du coït, l'onanisme; un corps étranger dans le vagin, comme pessaire, l'existence d'un polype ou d'oxyures et tout ce qui peut entretenir une fluxion permanente et occasionner une congestion des organes génitaux; ce qui fait que beaucoup de femmes voient en blanc à la suite d'un dérangement menstruel ou seulement à l'approche des règles et quelques jours après leur cessation. La suppression de la transpiration ou d'autres évacuations critiques; de certains exanthèmes et en général toutes les causes d'affaiblissement ou d'irritation, comme une gastrite, une entérite, etc.

Symptômes. — Écoulement inodore ou d'une odeur fade, aqueux ou albumineux, d'un blanc sale, quelquefois mêlé d'un peu de sang ou jaunâtre, rarement verdâtre; d'un aspect purulent, ce qui dénote une affection de l'intérieur de la matrice; si le mucus est abondant et âcre, on rencontre des excoriations à la vulve, le vagin est plus ou moins le siége d'irritation, le col utérin gonflé, rouge, rosé, grenu, et parfois on y constate des granulations. Les femmes sont languissantes, pâles, se fatiguent facilement, sont irritables, ont des palpitations, de l'oppression, des tiraillements d'estomac, un appétit capricieux, des goûts bizarres, des bâillements, des douleurs gastralgiques, entéralgiques, des borborygmes et souffrent presque constamment de constipations opiniâtres.

Marche. Durée. Terminaison. — Essentiellement chronique, s'établissant d'une manière insensible le plus souvent, même avant l'écoulement menstruel qu'elle peut parfois en quelque sorte remplacer; durant souvent avec des intermittences plus ou moins longues, jusqu'à l'âge critique, si on ne les combat pas d'une manière rationnelle et avec une grande persévérance; mais se terminant rarement d'une manière funeste, à moins de complications.

Lésions anatomiques. — Nulles le plus souvent, quelquefois la membrane muqueuse du vagin est pâle et le col de l'utérus engorgé.

Diagnostic. — Si, après un examen attentif avec le spéculum, on ne constate ni une maladie spéciale dans le vagin, ni sur le col de l'utérus, et si l'écoulement n'est pas d'un aspect suspect, nul doute qu'on a affaire à une leucorrhée simple.

Pronostic. — Rarement favorable en ce sens que si la maladie existe depuis longtemps on obtient difficilement une guérison complète et durable et si elle ne compromet pas l'existence, elle ne constitue pas moins une maladie désagréable pour la femme et qui entretient souvent chez elle un état maladif des plus pénibles.

Traitement. — Si elle n'est qu'accidentelle et alors souvent aiguë, quelques bains tièdes, des injections et lavements rafraîchissants avec une décoction de graines de lin, un régime doux, le repos et la continence suffisent le plus souvent ; mais dans le cas de chronicité, ou si on peut supposer un principe herpétique, il faut tenir compte de ces causes occasionnelles, avoir recours aux injections avec une décoction de feuilles de noyer, une solution de borate de soude ou d'alun ou même employer une solution de nitrate d'argent pour modifier la nature de la muqueuse, même cautériser avec le crayon en cas de nécessité et administrer intérieurement les amers, les toniques, les ferrugineux, les pilules n° 139, dont on prendra trois fois par jour trois pilules, en augmentant tous les cinq jours d'une jusqu'à quinze à vingt dans les vingt-quatre heures. Une tisane de millefeuilles, les eaux ferrées, les bains de mer, seconderont favorablement ces médications, et en désespoir d'un résultat favorable on aura recours au cautère actuel sur la région lombaire, même sur le col utérin directement.

ART. 4. — De la congestion utérine.

Synonymie. — Congestion utérine. Fluxion utérine. Pléthore utérine.

Définition. — On entend par congestion utérine, une affection dans laquelle il survient d'une manière plus ou moins rapide une tuméfaction de l'utérus sans symptômes généraux prononcés, occasionnée par un afflux de sang ayant lieu dans le tissu de la matrice sans qu'il s'en suive un écoulement de sang au dehors.

Étiologie. — La puberté, un état pléthorique, la continence absolue ou un coït trop souvent répété ; la masturbation, les excitants comme la rue, la sabine et autres emménagogues ; les astringents à l'approche des règles, leur retard ou une véritable suppression occasionnée par une imprudence ou une émotion morale. Une irritabilité ou spasme nerveux. Le refroidissement surtout des extrémités inférieures.

Symptômes. — Sentiment de chaleur et de pesanteur dans le

13.

bassin et les parties sexuelles, au périnée, au rectum; quelquefois de véritables ténesmes; des coliques utérines. Par la percussion ou le toucher on constate un gonflement marqué de la matrice et très-souvent les urines sont plus fréquemment expulsées.

Marche. Durée. Terminaison. — Aiguë, apparaissant par accès qu'on appelle vulgairement coliques utérines; durant souvent quelques jours, même plusieurs semaines, et se terminant le plus souvent d'une manière favorable si un traitement convenable est employé, mais récidivant très-facilement.

Lésions anatomiques. — Dans le cas où les malades succombent à une autre maladie on constate presque toujours une augmentation de volume plus ou moins considérable de l'utérus, avec distension et engorgement des vaisseaux sanguins.

Diagnostic. — Accès douloureux, intermittents, avec peu de sensibilité réelle de la matrice et surtout absence de fièvre.

Pronostic. — Presque constamment favorable à moins de récidives fréquentes, lesquelles peuvent à la longue occasionner des indurations et d'autres dégénérescences de l'organe.

Traitement. — Emissions sanguines suivant la constitution des sujets, saignées peu copieuses, mais renouvelées à de courts intervalles; applications de sangsues en grand nombre à la fois; ventouses scarifiées. Repos, régime doux et rafraîchissant, léger; des bains tièdes. Des lavements à l'eau de graines de lin; des révulsifs cutanés; une petite quantité d'opium, deux à trois centigrammes le soir; quelques gouttes d'acétate d'ammoniaque ou dix à vingt gouttes de teinture d'arnica dans un peu d'eau sucrée plusieurs fois par jour. Le seigle ergoté à la dose de cinquante centigrammes toutes les deux à trois heures.

ART. 5. — De la métrorrhagie.

Synonymie. — Métrorrhagie. Pertes sanguines, utérines. Hémorrhagie utérine. Ménorrhagie.

Définition. — On entend par métrorrhagie, un écoulement de sang se faisant à la surface interne de l'utérus, dépassant les bornes de l'écoulement menstruel, ou lorsqu'il se produit hors des époques menstruelles.

Étiologie. — Le tempérament nerveux, pléthorique; l'abus du coït, l'onanisme, les grands fatigues, la danse, l'équitation, les émotions vives. Les purgatifs drastiques, les emménagogues et toutes les causes de congestion sanguine. Les accouchements nombreux ou de fréquentes fausses couches. L'âge critique, la présence d'un polype, le cancer utérin.

Symptômes. — Pesanteur, plénitude, fatigue, chaleur dans le bassin, douleurs dans les cuisses, les lombes, l'abdomen, coliques utérines; contractions expulsives suivies de caillots plus ou moins volumineux et de pertes de sang plus ou moins abondantes, et dans ce dernier cas frissons, bâillements, envies de vomir, même vomissements; syncopes si les pertes sont fortes, se renouvellent fréquemment et durent depuis longtemps.

Marche. Durée. Terminaison. — Variable quant à la quantité et à des époques plus ou moins éloignées et quelquefois continue; augmentant ordinairement alors aux époques menstruelles; ne durant souvent que quelques jours, mais quelquefois aussi fort longtemps, et de manière à ne laisser que huit à dix jours d'intervalle entre chaque période; se terminant très-rarement par la mort, à moins de pertes réitérées et abondantes qui débilitent tellement la constitution, que les femmes succombent à une espèce de marasme ou une complication d'une autre affection.

Lésions anatomiques. — Le tissu utérin est spongieux, mou, imbibé de sang, quelquefois noirâtre, friable, comme pulpeux, ressemblant à une rate engorgée, ramollie.

Diagnostic. — Facile si la perte a lieu dans les intervalles des périodes menstruelles, mais difficile si la métrorrhagie survient pendant les règles, car alors il faut tenir compte de l'abondance du sang qui s'écoule, de la durée de la perte et des effets produits par elle sur l'économie en général, surtout si les femmes sont dans leur temps critique ou ont passé cet âge.

Pronostic. — Rarement funeste, à moins qu'elle soit occasionnée par des complications comme polypes, squirrhes; du reste la gravité varie suivant l'abondance de l'hémorrhagie et l'influence qu'elle exerce sur la constitution, mais il est toujours fâcheux en ce sens qu'elle prédispose les femmes aux avortements ou parce qu'elle rend le plus souvent la fécondation impossible.

Traitement. — Repos absolu, position horizontale et le bassin un peu élevé; chambre bien aérée et température peu élevée, et se couvrir légèrement. On évitera les grands mouvements et on prescrira des lavements huileux, laxatifs, pour éviter les efforts pour aller à la selle. On recommandera de parler le moins possible et d'éviter les émotions, n'importe de quel genre. Régime doux et léger, bouillon froid et en général aucune nourriture chaude ; pour boissons de la limonade à la glace, en petite quantité ; une infusion à froid de millefeuilles. Des compresses trempées dans de l'eau froide, fréquemment renouvelées, sur la région hypogastrique et les parties génitales ; des injections et des lavements froids, réitérés à mesure qu'on sera obligé de les rendre. Emissions sanguines générales et locales, ventouses sèches sur les mamelles, aux hypocondres ; des maniluves sinapisés. La potion acide n° 73, tous les quarts d'heure une cuillerée à bouche en ralentissant graduellement à mesure que la perte diminue. Les mélanges n° 143 ou 144, la poudre n° 145, l'opium à la dose de deux à dix centigrammes ; enfin le seigle ergoté à la dose de deux à quatre grammes, en quatre paquets à prendre à trois ou quatre heures de distance chaque paquet, et, en désespoir de ressources, le tamponnement.

Art. 6. — De la dysménorrhée.

Synonymie. — Dysménorrhée. Menstrues laborieuses. Ménorrhagie. Strangurie menstruelle.

Définition. — On entend par dysménorrhée, une affection caractérisée par une difficulté plus ou moins douloureuse de la menstruation, sans que la quantité de sang soit diminuée, et au contraire avec une tendance naturelle à l'hémorrhagie périodique.

Étiologie. — Un tempérament nerveux, une constitution délicate, débile ; la pléthore, la vie sédentaire, la continence, les vives affections de l'âme. L'engorgement sanguin, la présence d'un caillot ou même une fausse membrane. Les maladies organiques de l'utérus, un polype.

Symptômes. — Les mêmes que dans la congestion utérine. Douleurs expulsives dans les lombes. Sensibilité des reins. Coliques violentes, continues. Malaise général, céphalalgie, irritabilité extrême, sensibilité à la pression de la région hypogastrique. Quelquefois vomissements, convulsions, syncopes.

Marche. Durée. Terminaison. — Continue, croissante ; durant quelques heures à quelques jours et se terminant toujours d'une manière heureuse, à moins d'une complication par une maladie organique.

Lésions anatomiques. — Nulles.

Diagnostic. — Si quelques-uns des symptômes ci-dessus existent au moment des périodes, il n'y a point le moindre doute.

Pronostic. — Ordinairement peu grave, mais par sa persistance elle est une source d'incommodités très-grandes.

Traitement. — Mêmes moyens que dans les congestions sanguines, plus des cataplasmes de farine de lin laudanisés sur le bas-ventre, des fumigations avec l'armoise, la morelle, etc; des quarts de lavements avec huit à dix gouttes de laudanum; des bains de siége, même de grands bains tièdes, prolongés; une tisane avec des fleurs de tilleul et des feuilles d'oranger, bien chaude; les emménagogues. La dilatation du col.

ART. 7. — De l'aménorrhée.

Synonymie. — Aménorrhée. Absence menstruelle.

Définition. — On entend par aménorrhée, l'absence, la suppression ou au moins la diminution notable de la menstruation.

Etiologie. — Une constitution lymphatique, délicate ou détériorée par des maladies antérieures; une vie sédentaire, les passions tristes, les émotions vives, la frayeur, la colère, la joie pendant la menstruation; le séjour des grandes villes, l'onanisme, l'abus du coït, la leucorrhée, l'atonie ou une affection de l'utérus, même une maladie plus éloignée, comme la tuberculisation des poumons chez les phthisiques. L'action du froid et surtout un refroidissement lorsqu'on est en sueur, la suppression de la transpiration des pieds, l'immersion des mains, des pieds dans l'eau froide, l'ingestion de boissons froides.

Symptômes. — Douleurs lancinantes et coliques utérines plus ou moins intenses; vertiges, céphalalgie, dégoût pour les aliments, flatuosités, digestions difficiles, ballonnement du ventre, oppressions, palpitations, défaillances, syncopes, douleurs névralgiques, des névroses.

Marche. Durée. Terminaison. — Quelquefois graduelle, quelquefois apparaissant aussi d'une manière brusque, subite et s'exaspérant surtout aux moments des périodes menstruelles; durant plus ou moins longtemps et se terminant le plus souvent d'une manière favorable, à moins de complications, comme lésions organiques, viscérales.

Lésions anatomiques. — Nulles, à moins de complications.

Diagnostic. — Diminution, suppression ou absence complète de l'écoulement menstruel aux époques des règles.

Pronostic. — Presque toujours favorable, à moins de complications, comme phthisie, chlorose, maladies de l'utérus.

Traitement. — Les mêmes moyens que contre la congestion sanguine de la matrice. Bains de pieds sinapisés, cataplasmes aux cuisses et sur les mollets saupoudrés de farine de moutarde. Pendant le séjour au lit, couvrir le ventre d'un large cataplasme de farine de lin, bien chaud. Fumigations aux parties génitales, ventouses sèches. Deux à quatre sangsues aux aines à l'approche des époques menstruelles, enfin tout ce qui peut rappeler les règles et combattre les accidents dûs à leur suppression, comme chlorose, etc. Exercices en plein air poussés jusqu'à la fatigue. La rue fraîche, la sabine en tisane; le safran, les ferrugineux, comme pilules de Blaud. Les bains salés, les bains de mer.

Art. 8. -- De la métrite simple aiguë.

Synonymie. — Métrite simple aiguë. Inflammation ou irritation de la matrice.

Définition. — On entend par métrite simple aiguë, toute inflammation de la matrice non ulcéreuse ou granuleuse, hors l'état de grossesse ou le temps des couches, qui parcourt ses périodes avec rapidité.

Étiologie. — Les refroidissements, l'irrégularité des menstrues, la suppression des règles; les injections astringentes ou irritantes; l'abaissement de la matrice coïncidant avec une longueur de la verge disproportionnée à la profondeur du canal vaginal; les violences extérieures, les plaies de la matrice, les accouchements laborieux, les manœuvres pour provoquer l'avortement, la présence d'un polype ou les suites de son extirpation.

Symptômes. — Les mêmes que dans la congestion sanguine, mais plus intenses et accompagnés de plus ou moins de fièvre. Sensibilité plus ou moins vive, augmentée par la pression sur la région hypogastrique et même par la percussion. Douleurs profondes, gravatives, s'étendant quelquefois aux lombes, aux aines, aux cuisses, avec pesanteur incommode au périnée, s'exaspérant par le toucher vaginal, même par de simples mouvements, les secousses de la toux ou en éternuant, en allant à la garde-robe ou pendant l'émisson de l'urine. Souvent léger écoulement muco-purulent.

Marche. Durée. Terminaison, — Continue ; durant rarement, si on la traite convenablement, plus de dix à quinze jours, se terminant le plus souvent d'une manière favorable, mais récidivant facilement, et alors elle dégénère souvent en une affection chronique.

Lésions anatomiques. — Rougeur, gonflement, friabilité, ramollissement du tissu de la matrice.

Diagnostic. — Sensibilité à la pression avec un léger écoulement ; fièvre plus ou moins marquée.

Pronostic. — Peu grave, mais en récidivant souvent, elle dégénère en une métrite chronique, etc.

Traitement. — Repos absolu, régime doux ; saignées générales et locales, selon l'intensité des symptômes et les forces de la malade. Bains tièdes et bains de siége, cataplasmes de farine de lin sur le bas-ventre, injections émollientes, même narcotiques ; frictions avec un liniment calmant n° 17, la pommade au calomel n° 15 ou l'onguent mercuriel double. Lavements avec une décoction de racine de guimauve ou de la graine de lin qu'on engagera à garder en guise de bains intérieurs.

ART. 9. — De la métrite chronique.

Synonymie. — Métrite chronique. Hypertrophie de la matrice. Engorgement utérin chronique.

Définition. — On entend par métrite chronique, une inflammation à marche lente de la matrice ou seulement d'une partie ; caractérisée par des douleurs sourdes le plus souvent, et un engorgement plus ou moins prononcé du corps ou seulement du col utérin, qui est plus ou moins sensible au toucher ; avec pertes blanches et un trouble plus ou moins marqué des fonctions de cet organe, mais susceptible de résolution.

Étiologie. — Des métrites aiguës, l'avortement et ses suites, des couches difficiles et les manœuvres pendant un accouchement laborieux, ou des contusions antérieures ; la présence d'un pessaire, les injections pour supprimer des écoulements anciens, la suppression des menstrues et surtout l'âge critique.

Symptômes. — Douleurs avec pesanteur inaccoutumée dans le bassin, les aines ; tiraillements dans les lombes ; augmentation de volume de la matrice, laquelle est dure, et par l'inspection au spéculum on constate un engorgement de son col, qui est d'un rouge plus ou moins foncé, souvent bosselé, avec un écoulement blanc, quelquefois jaune, verdâtre, sanieux; la menstruation est irrégulière, tantôt elle est plus abondante, même continue.

Marche. Durée. Terminaison. — Continue, mais toujours lente; durant le plus souvent des années, se terminant quelquefois par résolution, mais beaucoup plus souvent par induration; parfois par suppuration, même la gangrène ou des dégénérescences, comme squirrhe, cancer, d'autres maladies intercurrentes et des complications graves.

Lésions anatomiques. — Augmentation de volume, hypertrophie véritable, friabilité, rougeur obscure, quelquefois ardoisée.

Diagnostic. — Très-difficile, parce qu'on peut facilement prendre un cancer commençant pour une métrite chronique; seulement on rencontre rarement dans cette dernière affection des pertes foudroyantes ou le col notablement désorganisé, et la maladie dure rarement cinq à douze ans, ce qui a souvent lieu dans la métrite chronique.

Pronostic. — Rarement grave, mais très-sérieux, parce que l'affection dure toujours très-longtemps et peut engendrer d'autres maladies ou dégénérer en squirrhe, etc.

Traitement. — Mêmes moyens que dans la métrite aiguë, seulement avec plus de persévérance. Des frictions mercurielles, l'introduction de sachets préparés avec de la farine de lin bien délayée et enduits avec la pommade n° 15, des lavements opiacés, des vésicatoires, et à l'intérieur l'opium, la ciguë, l'eau de Carlsbad, de Vichy.

ART. 10. — De la métrite puerpérale simple.

Synonymie. — Métrite puerpérale simple. Métrite des femmes en couches.

Définition. — On entend par métrite puerpérale simple, une inflammation plus ou moins violente de la matrice, s'étendant très-souvent aux annexes de cet organe et survenant fréquemment à la suite de l'accouchement, mais sans occasionner les accidents redoutables qui constituent la fièvre puerpérale proprement dite ou mieux la métro-péritonite puerpérale.

Étiologie. — L'exposition au froid ou les applications de compresses froides, nécessitées par une hémorrhagie; la sortie, la reprise des travaux, peu de jours après l'accouchement; les manœuvres violentes, une délivrance laborieuse, une déchirure profonde du col utérin; un coït prématuré avant que la matrice soit revenue sur elle-même; le séjour et la putréfaction de quelques parcelles du placenta, des caillots de sang, la malpropreté, un air vicié dans lequel séjourne la nouvelle accouchée.

Symptômes. — Les mêmes que pour la métrite simple aiguë, seulement plus intenses, au point que la moindre percussion arrache des cris aux malades. Quelquefois diminution, même suppression des lochies et de la sécrétion du lait. Pouls large, plein, résistant, fréquent, souvent cent à cent-vingt pulsations. Chaleur, sueur, soif vive, appétit nul, langue blanche, pâteuse, agitation, insomnie. Quelquefois abcès à la fosse iliaque, même gangrène.

Marche. Durée. Terminaison. — Continue; durant rarement plus de quatre à huit jours, à moins de complications ou de rechutes par suite d'imprudences, et se terminant le plus souvent d'une manière favorable

Lésions anatomiques. — Rougeur, friabilité, mollesse extraordinaire et augmentation considérable du volume de la matrice; quelquefois des caillots plus ou moins organisés, des détritus de placenta, des foyers purulents, la gangrène.

Diagnostic. — Douleurs fixes à l'hypocondre quelques jours après l'accouchement, gonflement, sensibilité de la matrice à la pression; fièvre.

Pronostic. — Rarement fâcheux, si on est appelé dès le commencement et qu'un traitement rationnel soit employé.

Traitement. — Diète absolue et repos. Cataplasmes ou fomentations émollientes sur l'abdomen. Lavements avec une décoction de racines de guimauve. Boissons légèrement laxatives pour entretenir le ventre libre; après l'évacuation prendre un lavement pour garder en guise de bain local. Frictions mercurielles sur le bas-ventre, et en cas d'indication des ventouses scarifiées aux aines et à la partie intérieure des cuisses, même saignée. Une potion calmante, n° 48, et en cas d'agitation l'opium à la dose de cinq à dix centigrammes.

Art. 11. — De la métro-péritonite puerpérale.

Synonymie. — Métro-péritonite puerpérale. Fièvre puerpérale. Typhus puerpéral. Métrite puerpérale aiguë. Fièvre des femmes en couche ou des nouvelles accouchées.

Définition. — On entend par métro-péritonite puerpérale, une phlegmasie de la membrane muqueuse de l'utérus et de ses annexes, s'étendant en partie ou en totalité au péritoine ; caractérisée par une exsudation de lymphe et aggravée le plus souvent par une résorption purulente.

Étiologie. — Un long et difficile accouchement, principalement chez les primipares, et surtout si on est obligé d'intervenir mécaniquement. Les climats et saisons froids ou humides, les variations brusques de température ; le refroidissement ou l'application d'eau froide en cas d'hémorrhagie, la longue exposition au contact d'un air froid ou vicié et son introduction dans les cavités de l'organe utérin ; l'habitation d'un lieu mal aéré, la réunion d'un grand nombre d'accouchées ; les affections morales, les chagrins, toutes les émotions tristes ; une mauvaise alimentation, malsaine, insuffisante, et toutes les conséquences de la misère. La rétention du placenta ou la présence de quelques débris placentaires et de la membrane caduque en décomposition ; des lésions locales, suites des manœuvres pour leur extraction ; le séjour de caillots corrompus et en général le défaut de propreté ; mais surtout un génie inconnu, épidémique, la communication par infection, même la contagion.

Symptômes. — Frissons plus ou moins intenses et prolongés, presque toujours le lendemain ou le troisième jour de l'accouchement ; douleur à la région hypogastrique, s'étendant bientôt à tout l'abdomen et prenant une intensité extrême. Céphalalgie, agitation, insomnie, anxiété, nausées, vomissements bilieux, météorisme ; constipation alternant quelquefois avec une diarrhée ; vers la fin selles involontaires. Pâleur extrême de la face, décomposition des traits, soif intense, anorexie ; langue blanchâtre, couverte parfois d'un enduit limoneux, et si la maladie prend de la gravité, elle devient sèche, noirâtre, dure. La respiration peut rester naturelle, mais le plus souvent elle devient pénible, plus ou moins accélérée, ce qui dénote une péritonite générale ou une complication avec une pleurésie, pneumonie, abcès du poumon ; le pouls varie entre cent et cent-quarante pulsations, et vers la fin il devient filiforme, imperceptible ; la peau est d'abord chaude et sèche, plus tard elle est couverte d'une moiteur visqueuse, surtout à la face ; la prostration est extrême, même dès le début. Les facultés intellectuelles sont quelquefois intactes, parfois il y a stupeur, rêvasseries, délire tranquille, ou furieux. Les lochies ainsi que la sécrétion du lait sont diminuées, même complètement supprimées; l'urine est fortement colorée, trouble, sédimenteuse, même purulente, et on constate quelquefois la rétention ou au moins une difficulté extrême quant à l'émission,

Marche. Durée. Terminaison. — Essentiellement aiguë et croissante; ne durant, si elle doit se terminer d'une manière funeste que deux à huit jours, ce qui arrive au moins pour un bon tiers et plus.

Lésions anatomiques. — Signes évidents d'inflammation des membranes de la matrice et du péritoine, à moins que la maladie se soit terminée d'une manière très-prompte par la mort; ramollissement, plaques gangréneuses à la surface interne, sur laquelle on trouve souvent des débris de la caduque, du placenta, qui se présentent sous forme d'une bouillie putride; des abcès dans le tissu de l'utérus, dans les ligaments larges, les ovaires, les trompes, dans la profondeur du petit bassin. Les vaisseaux lymphatiques sont souvent remplis d'un pus concret ou fluide, blanc, jaunâtre, même verdâtre et le péritoine est presque toujours le siége de signes d'une violente inflammation dans toute son étendue avec épanchement considérable, au point qu'on le regarderait comme du lait altéré. Les veines utérines et celles du voisinage sont souvent enflammées et contiennent du pus, et on rencontre tous les désordres de la phlébite et des maladies consécutives à cette affection.

Diagnostic. — Le plus souvent facile, surtout en temps d'épidémie et quand quelques-uns des symptômes ci-dessus surviennent après l'accouchement; du reste, comme la métrite simple aiguë et la péritonite réclament à leur début le même traitement, on n'est pas embarrassé quant à la médication.

Pronostic. — Toujours grave, surtout très-grave si la maladie débute avec une certaine intensité.

Traitement. — Mêmes prescriptions que pour la métrite aiguë simple. Diète absolue. Pour boisson une infusion de fleurs de mauve, sucrée avec du sirop capillaire, quelquefois acidulée avec du jus de citron. Une infusion de pulpes de tamarin ou le n° 8, les laxatifs pour entretenir le ventre libre, les purgatifs salins, un vomitif avec l'ipécacuanha en cas de tendance à la diarrhée; l'opium à doses fractionnées, le calomel à l'intérieur et des frictions avec la pommade mercurielle double. Des vésicatoires sur l'abdomen et les cuisses, et le sulfate de quinine comme traitement préservatif, pendant les épidémies. Les injections vaginales avec une infusion de fleurs de camomille, en ajoutant quinze à vingt grammes de chlorure de chaux, comme antisepti-que, pour cinq cents grammes de véhicule.

ART. 12. — Des granulations. Érosions et ulcérations du col de l'utérus.

Synonymie. — Granulations etc. Métrite granuleuse. Ulcéra-tion granulée. Métrite mamelonée.

Définition. — On entend par granulations du col utérin, une affection, caractérisée par la présence d'une surface rouge et grenue, qui commence à l'orifice utérin et s'étend sur une étendue plus ou moins considérable au museau de tanche, pénê-trant même dans la cavité du col, et si l'inflammation est très-intense elle produit parfois des érosions, des petites glandules ulcérées, parfois même de véritables ulcères.

Étiologie. — Toutes les causes d'irritations et surtout les écoulements des mucosités de la leucorrhée ; la blennorrhagie aiguë ou chronique, une diathèse scrofuleuse.

Symptômes. — Écoulement plus ou moins abondant d'une matière transparente, visqueuse, quelquefois d'un aspect louche et souvent des symptômes généraux de la leucorrhée. Par l'exa-men au spéculum on constate des plaques granulées d'un rouge pâle, rosé, quelquefois rouge, obscure, violacé, bleuâtre, sai-gnant très-facilement ; même avec perte de substance, c'est-à-dire de véritables ulcères.

Marche. Durée. Terminaison. — Chronique, s'agravant sou-vent pendant les périodes menstruelles ; durant quelquefois des années, mais ne se terminant que bien rarement d'une manière funeste.

Lésions anatomiques. — En cas de mort accidentelle, état granulé, érosions, ulcérations superficielles ; léger gonflement du col utérin, coloré plus ou moins en rouge.

Diagnostic.— Facile après un examen au speculum qui met à nu les différentes lésions énumérées ci-dessus.

Pronostic. — Peu grave, mais toujours ennuyeuses par leur durée, sans tenir compte qu'elles peuvent apporter un obstacle à la conception.

Traitement. — Cautérisation avec le crayon de nitrate d'ar-gent ou avec une solution concentrée, tous les quatre à huit jours. Panser avec un tampon de charpie enduite avec la pommade N° 15 ou trempée dans le mélange N° 138. Grands bains et bains de siége, injections émollientes et plus tard avec une décoction de feuilles de noyer, une solution d'alun.

ART. 13. — Du squirrhe et du cancer utérin.

Synonymie. — Squirrhe de la matrice. Ulcération cancéreuse. Carcinome utérin.

Définition. — On entend par squirrhe de l'utérus, un engorgement du col ou du corps de la matrice avec augmentation considérable de son volume, peu ou point douloureux au toucher, parfois s'annonçant par de petits élancements comme des coups d'épingles ou des éclairs de douleurs, et dont le tissu d'un blanc mat, grisâtre, lardacé, à surface le plus souvent lisse, acquiert une dureté au point de faire crier le scalpel; marchant souvent fort lentement, mais quelquefois aussi avec une rapidité effrayante et se terminant presque toujours par une dégénérescence cancéreuse. Par cancer on entend donc une dégénérescence spécifique d'une partie ou de la totalité de cet organe, dégénérescence qui a pour caractère principal la tendance à s'étendre, à envahir les parties voisines et à se reproduire si on l'extirpe, soit dans le même lieu, soit dans des organes plus ou moins éloignés, constituant alors ce qu'on est convenu d'appeler la cachexie cancéreuse.

Étiologie. — L'approche surtout la cessation de la menstruation. Toutes les causes d'irritation, permanentes ou souvent répétées. Les émotions vives, les affections morales, les chagrins de longue durée, l'hérédité et enfin ce qu'on est convenu d'appeler la diathèse cancéreuse ou des causes prédisposantes.

Symptômes. — Dans les premiers temps des pertes sanguines plus ou moins abondantes et fréquentes, hors du temps où doivent apparaître les règles ou à l'époque de la ménopause. Douleurs utérines, élancements térébrants, gonflement avec dureté inégale et pâleur du col; écoulement presque continuel, roussâtre, parfois grisâtre, d'une odeur fade et un peu nauséabonde. Amaigrissement, langueur, teint pâle, jaunâtre, perte de l'appétit. Dans le cancer confirmé, tous ces symptômes s'exaspèrent, et par le toucher et l'examen au speculum on constate un ramollissement sur plusieurs points du col utérin, même quelquefois général, ou des ulcérations plus ou moins profondes, des végétations, une destruction notable, quelquefois la destruction presque complète du col. L'écoulement devient ichoreux, a une odeur forte, pénétrante, et est si repoussant qu'on est obligé d'avoir recours à des injections désinfectantes. C'est alors que la figure prend un aspect cadavérique, la face est bouffie, les extrémités œdématisées; des selles colliquatives alternant avec des constipations opiniâtres, affaiblissent de plus en plus les pauvres malades. Les douleurs deviennent atroces, les souffrances de toute espèce intolérables, jusqu'à ce qu'enfin une fièvre hectique et quelquefois une nouvelle hémorrhagie viennent mettre un terme à cette horrible existence, encore bien heureux si l'affection cancéreuse ne s'est pas étendue aux parties environnantes, comme la vessie, le rectum, qui forment quelquefois un vrai cloaque qui empeste et la malade et ceux qui l'entourent ou lui donnent des soins.

Marche. Durée. Terminaison.—Le plus souvent lente, mais toujours continue; dans certains cas ou à une certaine époque très-rapide; durant des mois et souvent quelques années, mais se terminant toujours d'une manière funeste.

Lésions anatomiques. — Induration des tissus, pâleur, d'un aspect lardacé; état squirrheux, encéphaloïdes le plus souvent ulcérés.

Diagnostic.—Métrorrhagies répétées, gonflement du col, bosselures, ulcérations, douleurs plus ou moins intenses, écoulement ichoreux, sanieux, fétide.

Pronostic.— Toujours fâcheux à moins d'opérations chirurgicales qui souvent ralentissent pour quelque temps la marche de l'affection.

Traitement.—Les mêmes moyens que dans la métrite chronique, surtout contre l'état squirrheux. Une fois le cancer confirmé, le traitement doit être purement palliatif. On combattra les hémorrhagies par des moyens appropriés, les douleurs par les narcotiques, l'extrait de ciguë à la dose de dix centigrammes par jour; l'opium, la morphine à l'intérieur, les injections vaginales avec une décoction de morelle rendues plus actives par l'addition de quinze à soixante gouttes de laudanum, et pour combattre l'odeur infecte de l'écoulement on prescrira des injections chlorurées. Les lavements, les suppositoires, dans lesquels on fait entrer l'opium, la jusquiame, la belladone, le datura stramonium. Exceptionnellement on retire quelquefois de bons résultats, du moins pour quelque temps, des cautérisations avec le caustique de Filhos, le fer chauffé à blanc; l'amputation du col, l'extirpation du corps de l'utérus ont même été tentées et suivies momentanément d'une guérison apparente; mais ce sont des moyens qu'il faut abandonner à la hardiesse des chirurgiens, sinon condamner. Le meilleur palliatif, pour rendre quelques moments de calme à ces malheureuses, ce sont les injections sous-cutanées avec une solution d'hydrochlorate de morphine.

N.B. Quant à la physométrie ou tympanite utérine, l'hydrométrite ou hydropisie de la matrice, la rupture de l'utérus, les hydatides, la tuberculisation, l'ossification, etc. etc., je ne fais que mentionner la possibilité de leur existence, parce qu'elles n'offrent guère d'intérêts pour le praticien, surtout qu'elles sont peu connues, fort rares et le plus souvent le médecin est impuissant, ou du moins il ne peut faire autre chose que combattre quelques-uns des symptômes ou employer quelques palliatifs.

Art. 14. — Des déviations de la matrice.

Espèces. Anteversion. Antéflexion. Rétroversion. Rétroflexion. Rétroversion flexueuse. Antéversion flexueuse. Déviations latérales, obliques.

Synonymie. — Déviations de la matrice. Déplacement utérin, Renversement de l'utérus. Descente de matrice. Abaissement de l'utérus.

Définition. — On entend par déviation de la matrice, un déplacement plus ou moins notable de l'axe de cet organe, ne correspondant plus avec celui du détroit supérieur du bassin.

Étiologie. — Les déviations congénitales, les vices de conformation. Les accouchements et surtout les tractions fortes et prolongées sur le cordon ombilical; le coït en cas de disproportion des organes de l'homme et de la femme; la marche, les fatigues rapprochées après l'accouchement; les cahots d'une voiture et l'équitation; les chutes, le soulèvement d'un fardeau; les polypes et d'autres tumeurs dans le bas-ventre, des dégénérescences des ovaires ou d'autre organes du voisinage.

Symptômes. — Douleur traversant le bassin, à l'hypogastre, dans les lombes, au sacrum; pesanteur au périnée, à l'anus, ou fréquentes envies d'uriner, selon qu'il y a anté ou rétroversion, marche pénible, station fatigante, coït douloureux. Engorgement du col et du corps de l'utérus, avec pertes blanches plus ou moins abondantes, troubles menstruels, constipation, congestion hémorrhoïdale. La stérilité.

Marche. Durée. Terminaison. — Croissante et chronique;

durant indéfiniment si on n'a pas recours à un traitement effi-cace, mais se terminant rarement d'une manière funeste, à moins de graves complications.

Lésions anatomiques.— Engorgement de la matrice, col vo-lumineux, érodé, avec granulations et quelquefois des tumeurs fibreuses dans l'épaisseur des parois de l'organe, des polypes, des productions de nature cancéreuse.

Diagnostic.—On n'est fixé qu'après un examen attentif par le toucher vaginal et quelquefois le toucher rectal, l'usage du spe-culum et l'emploi de la sonde utérine.

Pronostic.— Rarement grave, mais il faut un long et difficile traitement pour obtenir des guérisons. Quelquefois elles gué-rissent spontanément à la suite d'une nouvelle grossesse.

Traitement. Tampons avec des éponges, des bourdonnets de charpie, les pessaires et surtout la sonde utérine, le redresseur utérin à tige articulée.

Art. 15. — De l'ovarite aiguë.

Synonymie.— Ovarite aiguë. Oophorite

Définition. —On entend par ovarite aiguë, une inflammation de l'ovaire, caractérisée par une tumeur plus ou moins mobile dans une des fosses iliaques, laquelle est le siége d'une dou-leur spontanée qu'on exagère par la pression sur cette région.

N. B. L'ovarite double est possible, mais extrêmement rare.

Étiologie. — La dysménorrhée, la suppression subite de la menstruation ou d'autres évacuations critiques, morbides; un principe rhumatismal, une névralgie. Le refroidissement, les accouchements antérieurs, laborieux, la fièvre puerpérale; les coups, chutes, plaies sur l'organe et même les inflammations d'un organe voisin.

Symptômes. — Sensibilité, douleur plus ou moins intense dans la région iliaque, s'irradiant dans les lombes, les cuisses; aug-mentée par une pression plus ou moins forte et par les mouve-ments du membre inférieur. Tumeur le plus souvent mobile, et, si l'inflammation est violente; malaise, brisement des membres; céphalalgie, soif, troubles digestifs avec fièvre plus ou moins intense, nausées, vomissements et souvent constipation opi-niâtre.

Marche. Durée. Terminaison. — Continue, rapide à moins qu'il ne se forme une hydropisie ou un squirrhe (voyez article:

Ovarite chronique); durant le plus souvent de huit à quinze jours, si elle guérit par résolution; mais se terminant souvent par un abcès, même, mais bien rarement, par gangrène.

Lésions anatomiques. — Augmentation de volume quelquefois considérable et les autres lésions mentionnées à l'article: Métrite aiguë.

Diagnostic. — Toujours obscur, à moins que l'ovaire malade soit mobile ou que par le toucher rectal on puisse apprécier la forme de la tumeur et que, par la palpation et la percussion, on constate un son mat en même temps qu'on peut déterminer ses limites.

Pronostic. — Le plus souvent de peu de gravité, à moins que cela soit à la suite de couches, et si l'inflammation est tellement intense que la suppuration soit à redouter, ou encore si elle s'étend aux organes environnants ou si l'abcès s'ouvre dans le péritoine, car alors elle devient, naturellement, promptement mortelle.

Traitement. — Saignée générale ou locale, suivant l'intensité de la maladie, la constitution et les forces de la malade; les applications émollientes, narcotiques, des frictions mercurielles, des lavements et de doux purgatifs pour tenir le ventre libre; le repos, un régime doux, même une diète sévère en cas d'indication et des bains tièdes prolongés alternant avec des bains de siége.

ART. 16. — De l'ovarite chronique et des kystes séreux.

Synonymie. — Ovarite chronique. Squirrhe de l'ovaire. Kyste séreux. Hydropisie enkystée de l'ovaire.

Définition. — On entend par ovarite chronique, une affection de l'ovaire caractérisée soit simplement par une augmentation de son volume, soit par la présence d'un épanchement séreux ou d'un liquide quelconque renfermé dans une ou plusieurs poches ou kystes.

Étiologie. — Les causes énumérées à l'article: Ovarite aiguë; les inflammations antérieures, des grossesses 'rapprochées, la suppression de la leucorrhée, des lochies, les dérangements menstruels, l'âge critique.

Symptômes. — Pesanteur, douleurs obtuses, profondes; tiraillements dans les lombes, les aines, les cuisses, particulièrement à l'approche des règles, surtout si elles s'établissent difficilement ou qu'il y ait retard. La palpation, la percusion, une forte pression, une grande fatigue sont ordinairement suivies d'une plus grande sensibilité de la tumeur, et si celle-ci est volumineuse on constate parfois une légère déformation de l'abdomen du côté qui est le siége de l'affection, quelquefois de la fluctuation. Constipation, fréquentes envies d'uriner et, si la tumeur est très-considérable, gêne de la respiration et de la circulation, troubles marqués de la digestion, même œdème des extrémités; phlébite, phlegmatia alba dolens, douleurs sciatiques.

Marche. Durée. Terminaison. — Lente, continue, cependant parfois stationnaire pendant quelque temps; durant très-souvent beaucoup d'années et se terminant rarement par la guérison, quelquefois par une rupture qui peut entraîner rapidement la mort, qui du reste est la terminaison la plus fréquente par les troubles fonctionnels que le développement énorme de la tumeur occasionne.

Lésions anatomiques. — L'ovaire est le plus souvent hypertrophié, quelquefois les parois sont tellement amincies qu'elles semblent formées d'une simple poche membraneuse, et si les kystes sont multiloculaires, le tissu est plus ou moins épais, parfois évidemment cancéreux; quelquefois à peine pour loger le petit doigt et quelquefois d'une capacité à contenir cinquante kilogrammes d'un liquide transparent, blanc, lactescent, ou une sérosité citrine, épaisse, gélatineuse, couleur de café ou de chocolat ou semblable à du miel, de la colle, du suif, de la graisse, etc. Adhérences avec les organes du voisinage, et en général les désordres qu'on rencontre ordinairement à la suite d'inflammations antérieures.

Diagnostic. — Par la percussion on constate le plus souvent un son mat dans la région de la fosse iliaque, tandis que pendant la grossesse, avec laquelle on l'a quelquefois confondue, c'est la région hypogastrique qui ne résonne pas; quant à l'ascite proprement dite, la matité se constate dans les parties déclives et change selon les positions qu'on fait prendre à la malade.

Pronostic. — Toujours grave en ce sens qu'il est rare de voir des guérisons; tandis que l'affection détermine, il est vrai à la longue, du moins le plus souvent, des accidents sérieux qui deviennent mortels dans le plus grand nombre de cas.

Traitement. — Les antiphlogistiques, si on est consulté au début de la maladie, ce qui est très-rare. Dans le cas de troubles menstruels, voyez Dysménorrhée, Aménorrhée. Les frictions résolutives n° 17, les mercuriaux, l'iode, les eaux minérales.

Les ponctions, les incisions, l'extirpation, mais qui sont soit des palliatifs seulement, soit des opérations presque toujours mortelles, et dans tous les cas du domaine de la chirurgie.

N. B. — Il suffit de mentionner les kystes pileux, qu'on rencontre parfois dans les ovaires; les dégénérescences squirrheuses, cancéreuses, tuberculeuses; les corps fibreux, les productions calcaires, les cartilaginifications, l'ossification; elles sont rarement reconnues pendant la vie et en tout cas incurables, donc de peu d'importance pour le praticien.

ART. 17. — De l'hématocèle péri-utérine.

Synonymie. — Hématocèle péri-utérine. Tumeurs sanguines de l'excavation pelvienne. Collection sanguine dans le bassin.

Définition. — On entend par hématocèle péri-utérine, une accumulation de sang formant tumeur dans l'excavation pelvienne au-dessous du péritoine, entre l'utérus, le vagin, le rectum et la vessie.

Étiologie. — Une extravasion de sang dans le tissu sous-péritonéal, pendant la menstruation, la dysménorrhée ou d'autres troubles menstruels; des violences extérieures.

Symptômes. — Dérangement et troubles de la menstruation, douleur dans l'abdomen, pesanteur dans le vagin; les mouvements occasionnent quelquefois de fortes douleurs, surtout pendant l'époque menstruelle. Le palper hypogastrique, la percussion, le toucher vaginal et rectal, l'introduction du spéculum sont également toujours très-douloureux. Constipation, quelquefois rétention d'urine ou miction fréquente, incomplète, douloureuse. Anorexie, nausées, vomissements bilieux; soif, ballonnement du ventre; pouls fréquent, amaigrissement, pâleur et altération des traits.

Marche. Durée. Terminaison. — Quelquefois rapide, plus souvent lente, avec des exacerbations au moment des règles; durée variable, se terminant souvent favorablement par une rupture dans le vagin, l'utérus, le rectum, mais aussi quelquefois par la mort, ce qui arrive promptement en cas d'épanchement dans le péritoine. L'ouverture par les moyens chirurgicaux peut parfois éviter cette issue funeste.

Lésions anatomiques. — Une tumeur, le plus souvent contenue dans le ligament large, tapissée de couches fibrineuses, formant une poche plus ou moins volumineuse, remplie de caillots sanguins ou d'une substance demi-liquide, semblable à du chocolat, communiquant, soit qu'il s'y soit fait une rupture, soit qu'une incision y ait été pratiquée, avec le vagin, l'utérus ou le rectum.

Diagnostic. — Toujours difficile, tant que la tumeur ne s'est pas vidée, soit qu'on puisse la confondre avec une grossesse extra-utérine, soit avec des kystes ovariques et surtout avec un phlegmon péri-utérin.

Pronostic. — Toujours grave, surtout si, après l'ouverture de l'abcès, les symptômes ne s'amendent pas et l'écoulement devient fétide, sanieux; que le pouls reste fébrile et devienne petit, fréquent.

Traitement. — Les antiphlogistiques et les narcotiques, les frictions mercurielles et même l'introduction dans le vagin d'un tampon de charpie enduit avec la pommade n° 15, qu'on portera sur la tumeur ou dans son voisinage et qu'on renouvellera toutes les vingt-quatre heures, après avoir fait préalablement quelques injections émollientes; des suppositoires préparés également avec le calomel n° 25, introduits après avoir fait prendre matin et soir un lavement avec une décoction de graines de lin pour avoir le ventre libre et nettoyer le rectum. Des bains de siége et de grands bains de plusieurs heures, et, si la fluctuation est bien manifeste, l'ouverture avec le trois-quart à travers le vagin d'après le procédé de Nélaton. L'incision. Le repos et un régime doux.

N. B. Quant à l'inflammation du tissu cellulaire péri-utérin, siégeant au pourtour du point de réunion du col et du corps de l'utérus : phlegmon rétro-utérin ou anté-utérin, je ne m'étendrai pas plus longtemps, ayant trop de ressemblance avec ce que j'ai traité dans cet article et ne différant que par leur siége, ainsi que les tumeurs inflammatoires du bassin et des fosses iliaques.

LIVRE VII

DES AFFECTIONS DES MEMBRANES SÉREUSES
ET DES INFILTRATIONS DU TISSU CELLULAIRE ET DE LA PEAU

CHAPITRE PREMIER

DES MALADIES DU PÉRITOINE

ART. 1er. — De la péritonite aiguë.

Synonymie. — Péritonite aiguë. Inflammation du péritoine. Fièvre mésentérique.

Définition. — On entend par péritonite aiguë, une inflammation à marche rapide qui a pour siége le péritoine ou le tissu cellulaire qui le double.

Etiologie. — Une inflammation d'un organe voisin, une perforation, conséquence des ulcères de la fièvre typhoïde ou de la phthisie ; la suite des couches, la fièvre puerpérale. Les refroidissements surtout des extrémités inférieures, le séjour prolongé dans un endroit froid, humide, ayant bien chaud ; les violences extérieures, les plaies pénétrantes, ruptures ; des abcès dans le tissu cellulaire ou tout autre liquide irritant qui est mis en contact avec cette membrane séreuse. Une suppression d'une perte de sang habituelle, des menstrues, des lochies ; une métastase rhumatismale, goutteuse, dartreuse.

Symptômes. — Malaise général, surtout exagéré par la pression ou la percussion, les mouvements pour changer de position, la toux, le vomissement ; souvent sensibilité extrême, au point que les malades ne peuvent pas même supporter le poids de leurs couvertures ou du drap de lit. Frissons violents, fièvre. Ballonnement du ventre, et dans les parties déclives, matité occasionnée par une accumulattion de liquide, rarement abondante Troubles digestifs, nausées, vomissements bilieux, constipation d'abord et plus tard quelquefois diarrhée. Soif intense, anorexie, langue sèche, brunâtre. Difficulté d'uriner et rareté de ce liquide, et si l'issue doit être funeste, pouls accéléré, petit, faible, misérable. Oppression, agitation, anxiété; céphalalgie, parfois délire, perte de l'intelligence; prostration extrême, coma, refroidissement des extrémités et face grippée, hippocratique.

Marche. Durée. Terminaison. — Variable, mais continue et toujours rapide; ne durant que quelques heures, six à neuf, rarement vingt jours et se terminant très-souvent d'une manière funeste et toujours par la mort en cas de perforation, rupture, gangrène, etc.

Lésions anatomiques. — Traces d'inflammation, petites rougeurs en stries ou en plaques, exsudation d'une matière albumineuse, collante, de fausses membranes et une quantité rarement abondante de liquide ou de pus épanchée dans les parties déclives; quelquefois du sang, des matières fécales, du détritus gangréneux.

Diagnostic. — Sensibilité très-vive, augmentant par la pression, et gonflement marqué avec sonorité du bas-ventre. Mouvement fébrile très-prononcé.

Pronostic. — Toujours très-fâcheux et constamment mortelle dans le cas d'épanchement causé par une perforation.

Traitement. — Saignées générales si le sujet est fort, applications de sangsues répétées suivant les indications. Cataplasmes émollients ou narcotiques sur l'abdomen. Bains tièdes prolongés. Lavements émollients et opiacés. L'opium à haute dose à l'intérieur, jusqu'à vingt-cinq centigrammes dans les vingt-quatre heures. Le calomélas à l'intérieur, onctions mercurielles. Diète et immobilité absolue. Dans le cas où une sécrétion quelconque est supprimée, on cherchera à la rappeler par des moyens appropriés. Légers minoratifs. Pour tisane des boissons mucilagineuses acidulées.

ART. 2. — De la péritonite chronique.

Synonymie. — Péritonite chronique. Inflammation chronique du péritoine, du mésentère ou péritonéale chronique.

Définition. — On entend par péritonite chronique, une affection du péritoine, caractérisée par des symptômes inflammatoires pendant tout le cours de sa durée dont la marche est lente et continue.

Étiologie. — Les affections tuberculeuses, cancéreuses ; les inflammations partielles ou générales du péritoine ou des viscères du bas ventre.

Symptômes. — Malaise, augmentation de volume du bas ventre. Douleurs abdominales peu vives, quelquefois universelles ; augmentant par la percussion ou une pression lente, graduelle. Quelquefois fluctuation ou météorisme plus ou moins considérable et le plus souvent des symptômes de l'existence de la phthisie.

Marche. Durée. Terminaison. — Marche lente et continue ; seulement l'affection tuberculeuse prend quelquefois les devants après un certain laps de temps, de manière qu'elle peut durer un à deux mois, mais aussi se prolonger au delà d'un an, si les progrès de la phthisie n'abrègent pas la vie des malades.

Lésions anatomiques. — Épanchement de sérosité qui est chargée de flocons albumineux, même de pus. Fausses membranes de différentes consistances, liant les intestins au point de ne plus pouvoir les reconnaître, parsemées de granulations ou de véritables tubercules. La membrane ou le tissu sous-jacents rouge, brun ou noirâtre ou présente des tâches grisâtres et est épaissie, indurée, ulcérée.

Diagnostic. — Si, après une péritonite partielle ou générale et surtout chez une phthisique, quelques-uns des symptômes ci-dessus apparaissent, il est permis de soupçonner une péritonite chronique.

Pronostic. — Toujours grave, d'autant plus dangereuse qu'elle hâte le plus souvent le moment fatal chez les tuberculeux.

Traitement. — Cataplasmes et fomentations émollientes. Lavements laudanisés. Liniment opiacé et frictions avec la pommade n° 15 ; quelquefois si une nouvelle irritation se manifeste, quelques sangsues sur le point douloureux. Vésicatoires volants, régime doux, diète lactée, repos absolu.

ART. 3. De l'ascite.

Synonymie. — Ascite péritonéale. Hydropisie du bas-ventre

Définition. — On entend par ascite péritonéale, toute accumulation de sérosité dans le péritoine.

Étiologie. — Les engorgements chroniques, l'hypertrophie des divers organes contenus dans le bas-ventre, les fièvres exanthématiques surtout chez les enfants. La grossesse. Une nourriture malsaine, surtout si les individus habitent des lieux humides, mal aérés. Les fièvres intermittentes fréquentes et prolongées. Les violences extérieures, causes traumatiques. Le refroidissement, la suppression de la transpiration, d'un flux ou des urines par suite d'une désorganisation lente des reins ; une violente pression, les hémorrhagies, les irritations du péritoine, un obstacle à la circulation par rétrécissement ou oblitération d'un vaisseau, la tuberculisation, la cirrhose, le cancer utérin, une altération du sang, comme dans l'albuminurie.

Symptômes. — Augmentation de volume du bas-ventre, soit rapide, soit insensiblement ; tension abdominale, fluctuation, qu'on constate par la percussion et le changement de position ; la circulation veineuse est gênée, ce qui fait qu'il y a un développement marqué des veines abdominales superficielles et même des veines profondes. Si l'accumulation du liquide est très-considérable, le diaphragme est refoulé vers la cavité pectorale, ce qui occasionne de la dyspnée ; de l'oppression ; le pouls est souvent ralenti, à moins qu'il devienne petit, serré, accéléré, qui indique une fin prochaine ; les urines sont rares, très-colorées et chargées ; la face est pâle, bouffie ou amaigrie. L'appétit est altéré et capricieux ; il y a troubles digestifs, constipation, diarrhée et souvent soif intense, langue sèche, quelquefois des syncopes, de l'accablement, de l'assoupissement, un amaigrissement général, de l'infiltration des extrémités inférieures, et la peau prend un aspect terreux, est sèche, etc. ; et quelquefois même, par suite de sa distension et de son amincissement, elle peut se rompre, ce qui produit un soulagement momentané, — aussi a-t-on cherché, par la paracentèse ou des incisions aux jambes, des mouchetures à soulager les malades, et prolonger pour quelque temps leur existence.

Marche. Durée, Terminaison. — Quelquefois très-rapide, si elle est active, l'épanchement se forme alors promptement et peut se dissiper de même à la suite d'un flux considérable, par les urines, des diarrhées séreuses, des sueurs abondantes. Si elle tient à une lésion organique ou à une altération du sang, elle se forme le plus souvent lentement et se dissipe alors de même, même dans l'ascite dépendante de la maladie de Bright. Elle peut donc durer plus ou moins longtemps, un mois, mais aussi des années, et se terminer par la guérison, mais plus souvent d'une manière funeste.

Lésions anatomiques. — Accumulation plus ou moins considérable d'une sérosité limpide ou citrine, quelquefois même plus foncée, et si la maladie a duré longtemps, le péritoine est blanc, opaque, épaissi, adhérent par quelques points, ou couvert d'une espèce de couche albumineuse et on constate de plus les désordres inhérents aux affections des organes du bas-ventre, etc.

Diagnostic. — Par la palpation et la percussion on reconnaît une tuméfaction et une tension du bas-ventre, occasionnée par un épanchement qui se déplace selon la position du malade et qui est survenu à la suite d'un exanthème, comme scarlatine ; par appauvrissement du sang ou une lésion organique, comme affection du cœur, oblitération de la veine cave , affection du foie, maladie de Bright, qui est facilement reconnue par la présence de l'albumine dans les urines.

Pronostic. — Rarement grave si elle est active, elle peut alors même guérir spontanément par une crise, par les urines, une sueur copieuse, une diarrhée, etc.; plus grave si la cause provient d'un appauvrissement du sang, et presque toujours mortelle si elle est occasionnée par une gêne dans la circulation veineuse ou à la suite d'une lésion organique.

Traitement. — Saignée générale et locale suivant le degré d'irritation. Diurétiques à l'intérieur ; la digitale fraîche à la dose de dix centigrammes, en augmentant graduellement jusqu'à quarante dans les vingt-quatre heures ; l'oxymel scillitique à la dose de dix à trente grammes dans une décoction de chiendent à laquelle on peut encore ajouter deux à dix grammes de sel de nitre ; les fleurs de genêt à la dose de douze à quinze grammes dans trois cents grammes d'eau qu'on réduit à cent cinquante, pour faire boire comme tisane, dans les vingt-quatre heures ; la poudre de caïnca à la dose de quatre grammes dans du miel ou en tisane, ainsi que les bourgeons de sapin à la dose de dix grammes ; l'acétate de potasse à la dose de quinze grammes pour cent à deux cents grammes de véhicule. A l'extérieur les frictions n° 17 trois fois par jour. Les purgatifs, le colchique, la seconde écorce du sureau, la scammonée, le calomel, les sudorifiques, les bains simples ou sulfureux. L'opium, le quinquina, les préparations ferrugineuses, le lait froid comme seule nourriture. L'acétate de plomb à la dose de dix à quinze centigrammes avec addition d'un excès d'acide acétique et quelques cuillerées d'eau distillée, et plus tard la teinture muriatique. Les frictions mercurielles, les vésicatoires, etc. Les onctions avec un mélange de deux grammes d'iode et de douze grammes d'amidon sur le ventre. La compression, des mouchetures, scarifications ; enfin la paracenthèse avec les injections iodées n° 146, et surtout combattre les affections organiques qui sont les causes premières de l'ascite.

CHAPITRE II

DES INFILTRATIONS DU TISSU CELLULAIRE, ETC.

ART. 1ᵉʳ. — De l'œdème des nouveaux-nés.

Synonymie. — Œdème des nouveaux-nés. Endurcissement, induration du tissu cellulaire. Œdème algide, compacte, squirrhosarque. Sclérème. Sclérémie.

Définition. — On entend par œdème des nouveaux-nés, une affection consistant dans une infiltration séreuse, plus ou moins étendue, accompagnée ou non, à une certaine époque, de l'endurcissement du tissu adipeux, avec stase du sang veineux et une torpeur plus ou moins considérable de toutes les fonctions.

Étiologie. — La grande faiblesse dans le premier âge, une constitution débile, les saisons froides et surtout le refroidissement dans les premiers jour de la naissance. La misère et le défaut de soins hygiéniques. La dilatation du trou de Botal et du canal artériel.

Symptômes. — Infiltration, principalement des pieds et des jambes, du tissu cellulaire, dans les premiers jours, à de rares exceptions près, qui suivent la naissance ; bientôt les mains et les avant-bras, etc., sont envahis par l'œdème ; la peau est le plus souvent d'un rouge violacé, quelquefois d'une couleur livide, qui est plus tard remplacée par une teinte jaune terne, terreux ; la chaleur animale diminue sensiblement à mesure que la maladie fait des progrès, que la circulation faiblit et devient embarrassée ainsi que la respiration ; à ce moment on constate souvent un engorgement pulmonaire, même une pneumonie véritable. Le cri de l'enfant est aigu, quoique faible, voilé et entrecoupé, et il ne manifeste aucun besoin de boire, paraissant insensible et ayant constamment les yeux fermés ; et à l'approche du terme fatal, une écume sanguinolente s'échappe de la bouche, du nez, etc..

Marche. Durée. Terminaison. — Ordinairement rapide,

continue, durant le plus souvent de trois à six jours, rarement jusqu'à trois septénaires, et se terminant, si la maladie est étendue, presque toujours par la mort.

Lésions anatomiques. — Infiltration séreuse, abondante, visqueuse, d'un jaune foncé, de nature albumineuse, du tissu cellulaire ; dans certains points, endurcissement du tissu adipeux. La plèvre, le péricarde, le péritoine, l'arachnoïde contiennent également très-souvent une sérosité jaunâtre ; il y a même engorgement du poumon, quelquefois une véritable pneumonie ; le cœur et tous les gros vaisseaux, les veines surtout, sont gorgées de sang noir souvent liquide ; le cerveau et ses membranes sont remarquables par leur injection sanguine et leur infiltration séreuse.

Diagnostic. — Infiltration occupant le tissu cellulaire sous-cutané et envahissant successivement les extrémités inférieures, supérieures, la face, etc. Engourdissement général ; peau violacée, insensible, d'un froid et d'une dureté de cadavre gelé ; absence de fièvre.

Pronostic. — Ordinairement grave, très-grave si la maladie s'étend sur une grande partie du corps, et constamment mortelle si on constate l'endurcissement adipeux.

Traitement. — Fomentations, fumigations émollientes, quelquefois des bains avec de la sauge, de fleurs de camomille, de savon, de sel marin. Frictions avec la pommade au calomel n° 15 et envelopper l'enfant dans de la flanelle bien chaude. Ces frictions seront répétées deux à six fois par jour en alternant avec un liniment préparé avec l'huile de jusquiame et la teinture de digitale. En cas de stase sanguine, appliquer deux sangsues à la base de la poitrine ou une sangsue à l'anus. Pour nourriture le lait d'une bonne nourrice, et à son défaut du lait coupé avec une infusion de tilleul. Vésicatoires aux extrémités.

ART. 2. — De l'anasarque primitive ou idiopathique.

Synonymie. — Anasarque primitive. Hydropisie. Leucophlegmasie. Hydroderme. Hydrosarque.

Définition. — On entend par anasarque primitive ou idiopathique, une affection caractérisée par une infiltration générale du tissu cellulaire, survenant presque toujours très-rapidement, sans être déterminée par une affection organique, une altération d'un solide ou liquide.

Étiologie. — Le refroidissement subit, le corps étant en sueur; l'exposition plus ou moins prolongée au froid et à l'humidité. Une constitution lymphatique. Les maladies éruptives, scarlatine, etc.

Symptômes. — Début de l'anasarque idiopathique. Infiltration rapide, précédée de céphalalgie et des alternatives de frissons et de chaleur; soif, anorexie, urines rares, rouges, sédimenteuses; constipation, gêne de la respiration dépendant de l'œdème du poumon; pouls lent, faible, petit; l'empreinte produite par une forte pression s'efface rapidement et l'amaigrissement fait constamment des progrès.

Marche. Durée. Terminaison. — Marche toujours rapide; ne durant que peu de temps et se terminant le plus souvent d'une manière heureuse, soit par un flux copieux d'urine, soit par une diarrhée ou une transpiration abondante.

Lésions anatomiques. — Infiltration du tissu cellulaire, souvent limpide, quelquefois jaunâtre, et épanchement de sérosité dans les ventricules cérébraux.

Diagnostic. — Facile si on constate une infiltration sans qu'on trouve quelques traces d'une affection du cœur, etc., ou de la maladie de Bright, et si elle est survenue rapidement à la suite d'un refroidissement.

Pronostic. — Rarement grave, à moins de complications.

Traitement. — S'il y a fièvre et chaleur, surtout chez un sujet d'une constitution sanguine, saignée générale. Une tisane de chiendent avec addition de deux à six grammes de sel de nitre, d'autres diurétiques et en général les moyens conseillés contre l'ascite. La poudre de Dower en même temps qu'on purgera le malade avec les pilules n° 147.

N. B. Je ne fais que mentionner l'œdème, qui consiste en une infiltration séreuse du tissu cellulaire bornée à une partie du corps et qui est presque, sinon toujours, un simple symptôme d'une affection organique grave, qu'on peut chercher à combattre localement par les moyens ci-dessus indiqués, mais qui disparaît rarement et se reproduit facilement si on ne traite pas la maladie occasionnelle et surtout si on ne parvient pas à guérir son malade de l'affection organique.

LIVRE VIII

DES AFFECTIONS PRODUITES PAR UN TROUBLE FONCTIONNEL OCCASIONNANT SOIT UN VICE D'ASSIMILATION, SOIT DES SECRETIONS PLUS OU MOINS ABONDANTES ET ANORMALES OU DUES A UNE CAUSE ENCORE INCONNUE CONTAGIEUSE

CHAPITRE PREMIER

DES AFFECTIONS DE L'APPAREIL LOCOMOTEUR DUES A UN VICE D'ASSIMILATION OU DE NUTRITION

ART. 1er. — De la goutte.

Synonymie. — Goutte. Podagre. Chiragre. Ischiagre, suivant les articulations affectées.

Définition. — On entend par goutte, une maladie dont le principe est inconnu; mais qui est probablement occasionnée par un vice d'assimilation pendant les digestions; affection caractérisée par une rougeur plus ou moins intense et un gonflement douloureux, principalement, du moins de préférence, des petites articulations, comme celle des dôigts des pieds et des mains, et qui dans la majorité des cas, reste fixé pendant tout le temps d'une attaque dans les jointures primitivement envahies, et est remarquable par sa rémittence et ses symptômes locaux plus ou moins intenses; suivis, si la maladie devient chronique, de déformations articulaires occasionnées par une espèce de dépôt d'une matière concrète à laquelle on a donné le nom de tophus; coexistant souvent avec la gravelle.

Étiologie. Une alimentation riche, abondante; la gloutonnerie et ses suites, comme mauvaises digestions, et en général tout ce qui peut les vicier ou les faire languir; l'usage immodéré des spiritueux, la vie sédentaire, les affections morales très-vives et surtout l'hérédité.

Symptômes. — Symptômes locaux : Douleur aiguë, pongitive ; cuisson, même sentiment de brûlure ; sensibilité extrême à la moindre pression, même le moindre poids des couvertures est insupportable, ainsi que le plus léger mouvement de l'articulation qui est le siége de l'affection. Empâtement et gonflement plus ou moins notable ; rougeur et chaleur, et vers la fin des accès, sueurs, démangeaisons et desquamation véritable, si les accès étaient très-intenses. Symptômes généraux : Anorexie plus ou moins complète, langue blanche et pâteuse, digestions laborieuses, même déjà quelque temps avant l'apparition de l'attaque ; soif, rapports acides et nausées ; l'épigastre est ordinairement tendu, sonore. Constipation, urines peu abondantes, colorées, sédimenteuses, contenant une grande quantité d'acide urique. Insomnie ou sommeil agité. Pouls fréquent, élevé ; grande fatigue ou abattement général. A l'état chronique, moins de symptômes inflammatoires, mais il se forme, autour des articulations, des tumeurs dures, irrégulières, bosselées, qui gênent beaucoup les mouvements et finissent par souder complétement les articulations qui sont déformées par des concrétions tophacées qui détruisent les surfaces articulaires ou enflamment la peau et produisent des plaies difficiles à guérir. Quant à la rétrocession de la goutte, la métastase goutteuse, la goutte remontée à l'estomac, etc., ce ne sont, selon moi, que des affections intercurrentes aggravées par le principe goutteux et qui sont d'autant plus graves qu'elles se montrent le plus souvent chez des malades épuisés par des attaques longues, violentes et fréquentes.

Marche. Durée. Terminaison. — Accès intermittents ; durant deux à trois septénaires, ordinairement très-violents et laissant dans les premiers temps de longs intervalles ; plus tard les accès sont plus rapprochés, mais aussi moins violents, jusqu'à ce qu'enfin les malades restent plus ou moins souffrants ; la goutte devient chronique et les altérations anatomiques deviennent permanentes. Elle dure donc presque toujours pendant toute la vie et se termine, si on n'intervient pas par des médications énergiques et rationnelles, d'une manière funeste ; soit par elle-même, soit par une maladie intercurrente qui est toujours une complication fâcheuse.

Lésions anatomiques. — Déformation des articulations, veines dilatées au voisinage et ulcérations, érosions des surfaces articulaires ; tissus parfois incrustés par des concrétions tophacées. Les concrétions se trouvent le plus souvent en dehors des capsules synoviales et sur les membranes fibreuses ; quelquefois on en rencontre dans les poches synoviales, dans les bourses muqueuses et dans les gaînes des tendons. Elles sont le plus souvent composées d'urates de chaux et de soude, de carbonates, de phosphates de chaux, etc.

Diagnostic. — Douleur, gonflement, chaleur brûlante dans une ou plusieurs petites articulations des pieds ou des mains. En cas de chronicité, formation de concrétions tophacées et déformation des têtes des os.

Pronostic. — Rarement grave dans les premiers temps, à moins d'une complication avec une maladie interne.

Traitement. — Une saignée quelquefois, si les sujets sont robustes, pléthoriques, s'il y a agitation, délire ; puis, en cas d'indication, quelques ventouses scarifiées ; une application de sangsues autour ou dans le voisinage de l'articulation affectée. Un large vésicatoire volant qu'on pansera avec de la pommade au calomélas n° 15 ; les applications d'eau froide, de douches, l'hydrothérapie, mais avec beaucoup de précautions. Pour tisane, légère décoction de bois de gaïac n° 22, ou la potion n° 148. Le nitre, l'aconit n° 149, la poudre de Dower, l'opium, les purgatifs doux, la teinture de colchique unie à la teinture de gaïac n° 150. L'élixir de Laville, les pilules de Lartigue. La lithine. Les Eaux de Vichy (sources des Célestins, d'Hauterive), de Vals, de Weilbach, qui contient beaucoup de lithine, de Contrexéville et de Vittel. De Wiesbaden prises à froid, de Carlsbad en boissons et en bains. En cas qu'elle disparaisse trop promptement et qu'on observe des symptômes qui font craindre une rétrocession sur quelques organes internes, on la rappellera sur la partie qui était le siége primitif par des applications de sinapismes, des vésicatoires à demeure et d'autres irritants, et on combattra les affections internes avec énergie. Tenir la partie malade enveloppée de flanelle et faire tous les soirs une friction avec la pommade n° 15. Régime sévère et de l'eau pure pour boisson aux repas. Comme moyens prophylactiques on conseillera de se tenir à l'abri des refroidissements et de couvrir le corps de flanelle, de prendre journellement de l'exercice en plein air, autant que possible, de suivre un régime sévère et de s'abstenir de spiritueux. De favoriser les digestions par une poudre stomachique n° 44, en ayant soin de tenir le ventre libre en prenant chaque mois, pendant quatre à cinq jours de suite la poudre n° 151, dont on réglera la dose de manière à obtenir journellement trois à quatre selles. En cas d'indication, les amers, le quinquina, la gentiane, les feuilles de frêne en décoction.

Art. 2. — De l'arthrite aiguë.

Synonymie. — Arthrite aiguë. Inflammation des articulations. Rhumatisme articulaire. Goutte rhumatismale.

Définition. — On entend par arthrite aiguë, une inflammation plus ou moins étendue et intense des capsules synoviales, des cartilages, des ligaments, des gaînes et tendons, ainsi que du tissu cellulaire, fixée sur une ou plusieurs articulations ou envahissant successivement presque toutes les jointures; avec fièvre intense et gonflement, quelquefois de la rougeur des parties malades, se distinguant par la mobilité quelquefois extrême avec laquelle elle quitte les unes pour envahir les autres.

Étiologie. — Une pluie froide, le séjour prolongé dans un lieu humide et tout refroidissement étant en sueur, surtout dans le cours d'une blennorrhagie, après une scarlatine ou une suppression d'un flux hémorrhoïdal, menstruel. Le tempérament sanguin pour l'arthrite aiguë et le tempérament lymphatique pour l'arthrite chronique, à de rares exceptions près.

Synonymie. — Au commencement, malaise avec céphalalgie, courbature et anorexie; frissons répétés. Puis douleurs plus ou moins intenses et toujours exagérées par les mouvements, même une simple pression. Le siége de prédilection est l'épaule dont l'articulation est chaude, gonflée, avec épanchement intra-articulaire et état fluxionnaire des parties molles. Fièvre intense avec cent-dix à cent-vingt pulsations, soif; peau sèche et plus tard abondantes sueurs suivies quelquefois d'une éruption miliaire; urines rouges, sédimenteuses et le plus souvent rares; constipation opiniâtre, quelquefois nausées, vomissements, insomnie. Après quelques jours tous ces symptômes perdent de leur intensité. Si l'arthrite est peu aiguë, le gonflement est à peine sensible et la couleur de la peau est à peine changée.

Marche, Durée. Terminaison. — Continue, aiguë d'abord, puis très-souvent elle prend un caractère chronique, surtout après plusieurs récidives, ce qui arrive facilement; durant trois septénaires au moins et en cas de complications beaucoup plus longtemps; se terminant généralement d'une manière heureuse à moins de suppuration, ce qui est fort rare, ou par des complications, surtout cardiaques ou des organes de la respiration, qu'il est essentiel de surveiller avec attention à tous les moments.

Lésions anatomiques. — Injection de la membrane synoviale; les fluides dans la capsule synoviale et les gaînes des muscles sont troubles, jaunâtres, gluants, semblables au sperme; dans les cas très-graves, suppuration de l'articulation et à l'état chronique épaississement de la synovie; érosion, destruction des cartilages et des surfaces osseuses; épaississement, rigidité des téguments.

Diagnostic. — Douleurs plus ou moins intenses dans une ou plusieurs articulations, survenues le plus souvent à la suite d'un refroidissement subit ou une autre cause occasionnelle, telle que la suppression d'une blennorrhagie; fièvre, céphalalgie, langue blanche, nausées, etc., sont le cortége habituel au début de la maladie.

Pronostic. — Rarement grave, mais toujours une maladie très-sérieuse, à cause des souffrances, des récidives fréquentes et des complications graves, qui souvent éclatent d'un instant à l'autre, par une espèce de métastase.

Traitement. — Émissions sanguines répétées, chez les sujets pléthoriques; applications de sangsues et de ventouses scarifiées suivant les indications spéciales, le degré d'inflammation et la constitution du malade. Repos, diète, boissons délayantes et émollientes avec le nitre à la dose de deux à six grammes par jour, pour favoriser l'exhalaison de la peau et stimuler l'action des reins; la poudre de Dower; le gaïac en tisane et la potion n° 148 ou 152, l'opium à la dose de vingt à quarante centigrammes par jour. Le sulfate de quinine à la dose d'un à trois grammes dans une solution acide de deux cents grammes n° 155, la potion n° 154; quelquefois si la langue est saburrale, la potion émétisée n° 153, les purgatifs avec le calomélas à la dose de trente à soixante centigrammes; la teinture de colchique à la dose de vingt à quarante gouttes et plus, progressivement dans une potion gommeuse; la poudre d'herbes de digitale, un gramme en infusion à froid dans cent-vingt grammes d'eau sucrée par cuillerée à bouche d'heure en heure, jusqu'à ce qu'il survienne des vomissements. Le cyanure de zinc ou de potassium à la dose de dix centigrammes dans 120 grammes de julep gommeux, et de l'eau de laurier-cerise, à prendre une cuillerée d'heure en heure, en même temps qu'on donnera de la limonade pour boissons et qu'on fera des frictions légères sur les parties malades avec du baume tranquille qu'on couvrira après d'ouate. La propylamine et le chlorhydrate de triméthylamine, à la dose de soixante-quinze centigrammes à un gramme et demi, ont été suivis dans ces derniers temps également de bons résultats ainsi que l'acide salicylique et le salicylate de soude à la dose de huit grammes. On secondera l'action de ces diverses médications avantageusement, en faisant prendre des lavements à l'eau de graines de lin pour entretenir le ventre libre et pour rafraîchir, en guise de bains intérieurs, en engageant les malades à les garder le plus longtemps possible; dans le cas de nécessité, on les rendra par intervalles purgatifs. Localement, des frictions avec le liniment n° 17, en alternant avec la pommade n° 15, l'un le matin et l'autre le soir, en ayant soin d'envelopper dans de la flanelle les parties affectées.

ART. 3. — De l'arthrite chronique.

Synonymie. — Arthrite chronique. Douleurs articulaires chroniques. Rhumatisme articulaire chronique. Arthrite rhumatismale chronique.

Définition. — On entend par arthrite chronique, une affection caractérisée par des douleurs continues, mais avec des exacerbations plus ou moins violentes à certains moments, envahissant une ou plusieurs articulations à la fois et durant souvent pendant toute la vie.

Étiologie. — Les mêmes que pour l'arthrite aiguë et principalement les récidives de cette affection. L'hérédité.

Symptômes. — Douleurs dans une ou plusieurs articulations; très-souvent dans une seulement, un bien léger gonflement sans altération de la peau, n'augmentant pas par la pression, mais par les mouvements, lesquels sont quelquefois impossibles, au moins très-pénibles, surtout si on constate un léger empâtement autour de l'articulation, comme s'il y avait un liquide dans les gaînes des tendons.

Marche. Durée. Terminaison. — Intermittente avec des mieux sensibles, puis avec des exacerbations de plus en plus intenses; durant le plus souvent toute la vie, mais se terminant rarement par elles-mêmes d'une manière funeste.

Lésions anatomiques. — Gonflement et infiltration sanguine de la membrane et dans la capsule synoviale, avec tuméfaction des épiphyses des os des mains et des pieds, quelquefois destruction des cartilages et de là souvent l'ankylose.

Diagnostic. — Douleur plus ou moins aiguë, dans une ou plusieurs articulations, qui ont été le plus souvent déjà antérieurement le siége d'une arthrite aiguë; augmentant par moments et disparaissant aussi quelquefois momentanément. Dans certains cas, la pression soulage; mais les mouvements sont le plus souvent très-pénibles et parfois impossibles.

Pronostic. — Rarement funeste, mais presque toujours très-rebelle, et par sa durée il peut se former des ankyloses, si l'affection force le malade à l'immobilité absolue, et alors il peut se former des eschares et la mort en être la conséquence.

Traitement. — Quelquefois une émission sanguine locale, s'il reste encore beaucoup de sensibilité, de chaleur dans la partie affectée, et, pour entretenir le ventre libre, des purgatifs doux; parfois la colchique n° 150, une tisane de gaïac et de salsepareille n° 156 ou l'extrait de gaïac en pilules n° 157. La poudre de Dower et, en désespoir de cause, les antisyphilitiques à l'intérieur. Extérieurement, des frictions avec le liniment n°17, en alternant avec la pommade n° 15; les applications avec la teinture d'iode. Les vésicatoires volants ou à demeure. Les douches et bains de vapeur; les bains sulfureux, tels que Baréges, Luchon, Aix en Savoie; les eaux salines de Bourbonne-les-Bains, Vichy, Néris. Les eaux alcalino-ferrugineuses et arsénicales de La Malou, l'Ancien. Les bains russes, l'hydrothérapie. L'électricité.

Art. 4. — Du rachitisme.

Synonymie. — Rachitisme. Rachitis. Déformation des os.

Définition. — On entend par rachitisme, une altération particulière des os, propre à l'enfance, caractérisée par un gonflement des têtes des os et des courbures des os longs.

Étiologie. — Toutes les causes qui débilitent la constitution des enfants; le sevrage prématuré, mais surtout une mauvaise, grossière, indigeste alimentation.

Symptômes. — Abattement, tristesse, faiblesse générale, sueurs profuses, une dentition tardive, difficile. Tuméfaction des articulations; les épiphyses des poignets, des genoux, des cou-de-pieds se gonflent; les os longs se courbent, les côtes se redressent et leurs extrémités forment une espèce de chapelet; le sternum est porté en avant et fait saillie; les déviations de la colonne vertébrale influent sur la respiration, qui devient diaphragmatique; le ventre est le plus souvent gros et dur, tandis que les extrémités sont maigres, décharnées, et il y a presque toujours de la diarrhée.

Marche. Durée. Terminaison. — Quelquefois aiguë, le plus souvent chronique ; durant ordinairement plusieurs mois, même deux ans et plus, mais se terminant rarement, à part quelques déformations, d'une manière funeste, si on oppose à temps une médication rationnelle.

Lésions anatomiques. — Déformation des os et dureté extrême, surtout des os longs, dans le rachistime confirmé.

Diagnostic. — Gonflement articulaire, surtout aux poignets, chapelet thoracique, et un gros ventre en même temps qu'on constate un amaigrissement notable des extrémités, dans lesquelles les os longs sont plus ou moins déformés.

Pronostic. — Rarement grave, si on est appelé à le traiter dès le début, plus tard fâcheux à cause des difformités plus ou moins accentuées.

Traitement. — Régime doux et alimentation appropriée à l'âge de l'enfant. Aux très-jeunes enfants, le sein d'une bonne nourrice ; à un an, des potages au bouillon bien dégraissés, des œufs frais ; l'air de la campagne, l'exercice au grand air, habitation saine, surtout bien aérée et exposée aux rayons du soleil, le café de glands et d'autres amers. Le fer n° 158. Des bains salés tous les deux jours, des bains de mer.

Art. 5. — De l'ostéomalacie.

Synonymie. — Ostéomalacie. Désorganisation, ramollissement de la substance osseuse.

Définition. — On entend par ostéomalacie, un ramollissement des os caractérisé par un amincissement remarquable des parties calcaires, qu'on rencontre quelquefois chez les adultes et chez les enfants engendrés par des parents, surtout d'un père, avancés en âge.

Étiologie. — Toutes les causes de débilité, la misère, les privations. Une constitution lymphatique, scrofuleuse, une assimilation vicieuse pendant la digestion. L'hérédité et surtout l'âge avancé du père.

Symptômes. — Douleurs vives et profondes dans les os, faiblesse musculaire extrême.

Marche. Durée. Terminaison. — Lente ; durant souvent plusieurs années et se terminant presque toujours d'une manière funeste.

Lésions anatomiques. — Ramollissement partiel, parfois total des os, dont la texture est spongieuse et la trame tantôt jaune rosé, tantôt rougeâtre, lie de vin ; toujours plus ou moins facile à plier et se coupant facilement avec le bistouri. Les parois des os sont plus ou moins amincies et les cavités médullaires agrandies sont remplies d'une moëlle presque liquéfiée.

Diagnostic. — Douleurs ostéocopes et fragilité extrème des os.

Pronostic. — Toujours funeste et presque toujours incurable.

Traitement. — L'huile de foie de morue à son début; les amers et les toniques sous toutes les formes, pour fortifier; les préparations de phosphates calcaires à l'intérieur. Les bains de riviére en été, les bains salés, surtout les bains de mer dans l'arrière-saison de l'été; les bains sulfureux en hiver. L'hydrothérapie continuée avec persévérance, et les frictions calmantes, les narcotiques à l'intérieur pour combattre les douleurs.

CHAPITRE II

DES AFFECTIONS OCCASIONNANT DES SÉCRÉTIONS ABONDANTES, ANORMALES OU DUES A UNE CAUSE ENCORE INCONNUE, PRINCIPE CONTAGIEUX.

ART. 1er. — Du diabète sucré.

Synonymie. — Diabète sucré. Glycosurie. Phthisurie sucrée.

Définition. — On entend par diabète sucré, une affection occasionnée par un trouble fonctionnel, probablement du foie, caractérisé par une excrétion d'urine ordinairement plus abondante que la quantité de boisson prise, et contenant toujours une matière saccharine, cristallisable, analogue au sucre de fécule.

Étiologie. — Les saisons froides, les climats humides, la suppression de la transpiration. L'alimentation exclusivement végétale et les boissons fermentées, toutes causes supposées ou contribuantes, car la véritable est encore inconnue : tient-elle aux fonctions du foie, à une assimilation ou à une élaboration

15.

vicieuse du chyle? c'est la chimie médicale qui nous le révélera peut-être un jour.

Symptômes. — Quelquefois un certain malaise général, des rapports nidoreux, un goût aigre, sensibilité à l'épigastre, soif inextinguible, sécheresse de la bouche avec salive blanche, épaisse, écumeuse, dans certains cas, sucrée ; augmentation de l'appétit, quelquefois excessif, alternant avec du dégoût ; souvent des vomissements, céphalalgie, crampes dans les extrémités inférieures, amaigrissement progressif. Émission fréquente de l'urine et encore plus la nuit, au point de priver les malades de leur sommeil ; douleurs lombaires ou au col de la vessie pendant la miction occasionnées probablement par sa trop grande fréquence ; quant à la quantité, elle est souvent de cinq à huit kilogrammes et même exceptionnellement de vingt à soixante. Elle est transparente, souvent presque incolore ou d'un jaune paille, quelquefois légèrement verdâtre, et après les premières heures elle ressemble à du petit lait clarifié ou à une dissolution de miel blanc. Le plus souvent inodore, quelquefois aromatique, d'une saveur douce, sucrée ou insipide ou salée, quoique contenant du sucre, et après quelques jours elle acquiert une odeur aigre, vineuse ou de lait tourné et devient très-acide. La quantité de sucre peut être d'un septième à un trentième. On reconnaît sa présence en chauffant sur une lampe à esprit de vin un tube en verre rempli d'urine, à laquelle on ajoute un excès de potasse caustique solide, puis un fragment de deuto-sulfate de cuivre. Dans le cas de glycosurie, on observe bientôt une réduction du protoxide de cuivre avec un précipité d'un jaune rougeâtre ; si le liquide entre en ébullition, il prend une couleur brun rougeâtre d'autant plus foncée qu'il contient plus de sucre ; dans le cas contraire on obtient ordinairement un précipité noir. Un procédé moins savant suffit le plus souvent, surtout si on n'a pas les réactifs sous la main : c'est de tremper une étoffe en laine, le mieux un morceau de drap noir, dans l'urine, puis de le sécher ; si l'urine contient du sucre, l'étoffe devient poisseuse et en la frottant il se détache une poussière blanche, sucrée. La vue et les fonctions génératrices s'affaiblissent et quelquefois, à une certaine époque, il y a impuissance complète ; chez les femmes on constate souvent une aménorrhée. Les gencives prennent un aspect scorbutique, l'haleine devient fétide, d'une odeur repoussante, et souvent les dents se carient, se cassent, se déchaussent, vacillent et tombent même. Le plus souvent, dans les premiers temps, les malades sont tourmentés par une constipation opiniâtre, alternant plus tard avec des diarrhées, surtout vers la fin ; c'est aussi à cette époque que survient une petite toux et bientôt tous les symptômes de la tuberculisation. La peau est rugueuse, écailleuse et se couvre d'éruptions de différentes natures, en même temps qu'elle devient presque insensible ; la transpiration est presque complétement anéantie, le pouls est accéléré et petit, et le moral s'affecte. Dans la dernière période tous les symptômes s'aggravent, l'émaciation est effrayante, les extrémités s'infiltrent, parfois même on constate un épanchement dans le péritoine ; la phthisie pulmonaire fait des progrès rapides et le malade succombe dans le marasme le plus complet.

Marche. Durée. Terminaison. — La marche est lente, continue et progressive ; elle peut durer des années avec des intermittences plus ou moins longues, au point de laisser croire à une guérison ; mais le plus souvent elle se termine par la mort ou les complications mentionnées ci-dessus, comme phthisie, etc.

Lésions anatomiques. — Les reins sont le plus souvent hypertrophiés, parfois atrophiés, flasques, ramollis, pâles, dans certains cas congestionnés ; rarement on trouve une véritable inflammation et encore plus rarement quelques points en suppuration. L'estomac et même les intestins sont dilatés, on constate des épanchements séreux, les lésions de la phthisie etc, voilà certes assez pour expliquer la mort, mais toujours par des lésions secondaires, consécutives.

Diagnostic. — Chez tout malade qui dépérit sans cause suffisante on doit examiner les urines, avec attention et à différentes reprises et, si on constate quelques-uns des symptômes, ci-dessus mentionnés, on peut supposer une glycosurie, ce qui par l'examen chimique des urines devient bientôt une certitude.

Pronostic. — Toujours très-grave, cependant sa marche peut être souvent ralentie par un traitement et un régime convenables, au point qu'on peut quelquefois croire à une véritable guérison.

Traitement. — Régime animal ; ranimer les fonctions de la peau et favoriser la transpiration par la flanelle, les bains de vapeur suivis d'affusions d'eau froide et l'exercice au grand air. Les sudorifiques, la poudre de Dower, le gaïac. Conseiller le séjour dans les climats chauds, si c'est possible. Le carbonate d'ammoniaque à la dose d'un gramme par jour et graduellement jusqu'à six, n° 159, et le soir deux grammes de thériaque et deux à six centigrammes d'extrait d'opium en pilules n° 160. Aux repas, l'eau de Vichy coupée avec du vieux vin rouge ou l'eau de Spa, de Carlsbad. Le bicarbonate de soude à la dose de deux grammes le matin, deux dans la journée et deux le soir, en augmentant graduellement jusqu'à dix-huit à vingt grammes dans les vingt-quatre heures; le salicylate de soude à la dose de cinq grammes par jour; l'opium à haute dose, la jusquiame, la belladone, la gomme Kino à la dose d'un gramme et plus, le cachou, le tanin, le quinquina, rendent souvent de bons services, ne serait-ce que comme réconfortants, ainsi que les ferrugineux, l'iodure de fer à la dose d'un gramme et plus, selon les indications, et surtout si, par l'usage prolongé du bicarbonate de soude, on s'aperçoit d'un état anémique qu'il est urgent de combattre dès son début.

Prescriptions. — 1° Se garantir du froid et de l'humidité, surtout éviter les transitions subites d'une température très-élevée à une plus froide.

2° Se couvrir de flanelle qu'on renouvellera souvent et prendre tous les trois jours un bain de vapeur suivi d'une affusion d'eau froide.

3° Promenades au grand air et régime animal, autant que possible.

4° Boire aux repas de l'eau de Vichy ou de Spa coupée avec du vieux vin rouge, le mieux du Bordeaux, et dans les intervalles, tous les jours, un litre de tisane en trois fois, préparé avec quinze grammes de bois de gaïac râpé.

5° De la potion n° 159 on prendra toutes les heures une cuillerée à bouche, en augmentant insensiblement la dose de carbonate d'ammoniaque jusqu'à six grammes, et en se couchant, on prendra en deux fois les huit pilules préparées avec la thériaque et l'extrait d'opium n° 160.

ART. 2. — De l'albuminurie.

Synonymie. — Albuminurie. Maladie de Bright. Affection granuleuse ou dégénérescence granulée des reins.

Définition. — On entend par albuminurie, une affection produite par un trouble fonctionnel de la nutrition, qui consiste dans une perturbation passagère (albuminurie aiguë) ou durable (albuminurie chronique) dans les phénomènes d'assimilation et de désassimilation des matières albuminoïdes, caractérisée par la présence d'une quantité notable d'albumine, avec ou sans globules sanguins dans l'urine ; occasionnant, s'il dure un certain temps, des lésions appréciables de structure des reins et ultérieurement des hydropisies particulières du tissu cellulaire et des membranes séreuses qui, se compliquant le plus souvent d'une affection du péricarde, de pleurésie, pneumonie, méningites, hâtent la terminaison fatale.

Étiologie. — Le tempérament lymphatique, scrofuleux. L'exposition longtemps continuée à l'action du froid ou de l'humidité, une habitation froide, humide, peu aérée et privée des rayons du soleil ; un refroidissement subit, le corps étant en sueur. Une nourriture malsaine, insuffisante ; les excès alcooliques ; les excès vénériens et débauches habituelles, et toutes les causes débilitantes, comme maladies de longues durées, la convalescence surtout dans la scarlatine ; des suppurations abondantes. La suppression plus ou moins absolue de l'hématose cutanée. La répercussion, une métastase d'un exanthème, d'un principe rhumatismal ou goutteux et d'autres altérations du sang ; mais tout est encore en quelque sorte à trouver à cet égard. On l'a constaté également assez souvent pendant la grossesse.

Symptômes. — Perte de l'appétit, quelquefois même des nausées. Soif, chaleur et sécheresse à la peau, avec plus ou moins de fièvre ; quelquefois des douleurs sourdes à la région rénale ; émission d'urine moins considérable que celle des boissons prises, de couleur jaunâtre, rouge, brunâtre, d'un aspect louche ou trouble, acide le plus souvent. Par l'analyse chimique on constate la présence d'une plus ou moins grande quantité d'albumine, en y versant goutte à goutte de l'acide nitrique, jusqu'à ce qu'on obtienne un précipité d'un blanc laiteux, blanchâtre ou d'un gris jaunâtre et floconneux, qui se dissout à son tour dans la potasse caustique. Par la chaleur, si elle est acide, on obtient bientôt un nuage laiteux et par l'ébullition un précipité blanc sous forme de flocons coagulés ; mais si elle est neutre ou alcaline il faut l'aciduler en y versant une petite quantité d'acide nitrique. Du reste, pour être sûr de la présence de l'albumine, il est toujours bon de traiter d'abord une certaine quantité d'urine par l'acide nitrique, puis par la chaleur et une légère ébullition, qui produit constamment un précipité albumineux. A l'état chronique on ne reconnaît quelquefois la maladie que lorsqu'elle a déjà duré quelque temps, les malades venant le plus souvent réclamer des soins pour une maladie consécutive à leur affection albumineuse, comme œdème, une hydropisie générale, une dyspnée provenant d'un épanchement dans le péricarde, la plèvre, etc. La quantité d'albumine est alors souvent très-considérable et l'urée a presque entièrement disparu de l'urine qui est ordinairement alors plus copieuse que les boissons ingérées, et on la retrouve soit dans le sang, soit surtout dans les épanchements séreux et du tissu cellulaire.

Marche. Durée. Terminaison. — A l'état aigu, souvent très-rapide ; durant quelquefois deux à trois septénaires et se terminant le plus souvent d'une manière favorable. A l'état chronique, dans les premiers temps, souvent imperceptible ; les malades ignorent quelquefois l'existence de leur maladie, jusqu'à ce que l'œdème ou quelques infiltrations les avertisse ou que le médecin par l'analyse chimique constate la présence de l'albumine dans leur urine. Elle peut donc durer plusieurs mois, même des années ; mais plus elle aura duré, moins il y aura espoir de guérison, et le plus souvent quelque complication, comme une diarrhée, une affection des organes de la respiration ou des voies circulatoires, dégénérescence des reins, etc., précipite le moment fatal.

Lésions anatomiques. — État exsangue de tout le corps et infiltration générale. Augmentation de volume et de dureté des reins. La substance corticale est gonflée, piquetée de points rouges foncés, quelquefois pâle, d'un blanc rosé, jaunâtre, et la membrane muqueuse des calices et des bassinets est injectée, parfois épaissie. Du reste, les lésions propres aux maladies qui l'ont compliquée.

Diagnostic. — Altération des caractères chimiques et physiques de l'urine, plutard infiltration du tissu cellulaire et état particulier du sang ; urine moins abondante que la quantité de boissons prises, douleurs rénales et souvent diarrhée.

Pronostic. — Favorable dans la forme aiguë, à moins de complications dangereuses. Très-grave si l'hydropisie disparaît pendant que l'albumine persiste, dans les urines surtout peu abondantes, et toujours funeste en cas de graves complications.

Traitement. — Dans la forme aiguë, émissions sanguines, boissons adoucissantes avec addition de nitrate de potasse. De légers purgatifs. Couvrir le corps de flanelle et se tenir généralement bien chaudement vêtu, pour favoriser et activer les fonctions de la peau. Bains simples, bains de vapeurs, frictions sèches sur tout le corps et fumigations avec les baies de genièvre. Diète et tout au plus régime lacté tant que la fièvre existe ; plus tard aliments substantiels, les amers, les toniques, quelquefois aussi les ferrugineux. Contre les vomissements, les eaux gazeuses, la potion de Rivière, la glace ; contre la diarrhée, des cataplasmes laudanisés, des lavements avec une décoction de racine de guimauve et de pavot, des sangsues à l'anus, de petites doses d'opium ou les pilules n° 161. Contre les infiltrations on employera, des frictions avec le liniment n° 162, deux à trois fois par jour et intérieurement comme diaphorétique et diurétique les poudres de Dower ou de James ; la teinture de digitale, la scille, le nitrate de potasse, l'acétate d'ammoniaque ; une solution de crême de tartre soluble si les voies digestives le permettent ; la busserole à la dose de deux à quatre grammes en décoction dans cinq cents grammes d'eau ; une décoction de raifort sauvage ou mieux une infusion de quinze grammes de sommités de genêt dans cinq cents grammes d'eau, par verre à boire dans un à deux jours comme tisane. L'acide nitrique à la dose de quatre à douze grammes dans une potion gommeuse. Les mouchetures aux jambes, pour soulager, quand tout espoir est perdu.

Art. 3. — Du choléra sporadique.

Synonymie. — Choléra sporadique. Choléra non contagieux. Choléra nostras. Cholérine ou supersécrétion gastro-intestinale.

Définition. — On entend par choléra sporadique, une affection caractérisée par des vomissements plus ou moins violents, abondants, répétés ; survenant d'une manière brusque, le plus souvent après un peu de malaise, de la fatigue ou une espèce d'indigestion, ou plutôt une digestion troublée ; accompagnés et suivis de déjections alvines abondantes et persistantes, qui dénotent une supersécrétion gastro-intestinale.

Étiologie. — Les temps humides et froids, les fortes chaleurs, les journées chaudes suivies de nuits froides. Les boissons prises en trop grande abondance ou glacées, et en général tout ce qui peut affaiblir ou troubler les fonctions digestives. Des émanations miasmatisques et surtout une cause inconnue qui seule pourrait expliquer cette supersécrétion des muqueuses gastro-intestinales.

Symptômes. — Sensibilité, même douleur plus ou moins violente à la pression, avec sensation de tortillement, compression, comme des crampes, coliques à l'épigastre et dans les intestins. Nausées, éructations, rapports nidoreux ou acides ; vomissements d'aliments, puis aqueux, âcres ou amers, mêlés de bile ou entièrement bilieux. Selles liquides, abondantes avec coliques violentes, fétides ; gargouillements, borborygmes et souvent du hoquet. Soif très-intense avec vive ardeur à la gorge et langue presque toujours rouge ; grande anxiété, crampes qui rétractent les muscles du bas-ventre, occupent particulièrement les mollets, les pieds et souvent même tout le corps. Pouls accéléré et plus tard filiforme, misérable ; respiration accélérée, suspirieuse, haute ; voix faible, parfois aphonie complète. Refroidissement, principalement des extrémités et de la face, du nez avec sueur froide, visqueuse ; prostration extrême ; les yeux s'excavent et sont entourés d'un cercle bleu, et si la maladie doit avoir une issue funeste, la face se grippe et prend l'aspect hippocratique ; des lipothymies, des syncopes, des soubresauts des tendons surgissent.

Marche. Durée. Terminaison. — Marche aiguë, durant de deux à trois, souvent de huit à dix jours, suivant l'intensité des évacuations, et ne se terminant qu'exceptionnellement d'une manière funeste, et bien rarement si on est appelé à temps, c'est à dire dès l'apparition des premiers symptômes, surtout si la maladie ne règne pas épidémiquement.

Lésions anatomiques. — Nulles.

Diagnostic. — Vomissements et selles abondantes avec crampes, coliques violentes et prostration notable dès l'invasion.

Pronostic. — Souvent favorable, à moins qu'on soit appelé à une époque où il y a déjà refroidissement des extrémités, évacuations involontaires, collapsus profond, ou si la maladie est survenue pendant le cours d'une autre maladie ou a pris le caractère algide, ce qui arrive rapidement en temps d'épidémie.

Traitement. — Chercher à réchauffer le malade par tous les moyens externes et pratiquer des frictions avec de la flanelle surtout sur les extrémités. Couvrir le creux de l'estomac et le bas-ventre de cataplasmes de farine de lin, laudanisés, qu'on répétera à mesure qu'ils se refroidissent. Faire prendre au malade, à mesure qu'il évacue, des quarts de lavements avec une décoction de racine de guimauve et de pavot, en l'engageant à les garder le plus longtemps possible. Pour boisson une infusion de fleurs de camomille, le plus chaud possible et en petite quantité si le malade vomit à mesure qu'il boit. Dans l'intervalle, des petits morceaux de glace, en engageant le malade à les laisser fondre dans sa bouche. Toutes les demies et plus tard toutes les heures on administrera deux à trois centigrammes d'extrait thébaïque et on fera prendre de dix en dix minutes une cuillerée à bouche de la potion anticholérique n° 163, en éloignant les doses à mesure que les symptômes s'amendent.

N.-B. Avec cette médication promptement employée, il est rare de ne pas arrêter les progrès de la maladie et de ne pas obtenir une bonne réaction, si le malade ne succombe pas dans les premières heures à une attaque foudroyante, avant que les médicaments aient eu le temps d'agir, ce qui arrive en temps d'épidémie, où il s'agit alors d'un véritable choléra morbus contagieux. Dans ce cas, le problème à résoudre était pour moi dès 1832, tout en combattant les symptômes par une médication rationnelle et appropriée « de changer une maladie incurable en une maladie qui offre quelques chances de guérison », c'est à dire le choléra algide, presque toujours mortel, en une maladie inflammatoire, qu'on traitera comme telle, mais en s'abstenant, à quelques rares exceptions près, des émissions sanguines générales.

Art. 4. — Du choléra morbus épidémique.

Synonymie. — Choléra morbus épidémique. Choléra algide, foudroyant, asiatique, indien, pestilentiel et contagieux.

Définition. — On entend par choléra morbus épidémique, une affection qui consiste dans un anéantissement de la fonction assimilatrice et nutritive; caractérisée par une supersécrétion de la muqueuse gastro-intestinale, modifiant l'élément principal du sérum du sang par une perte notable d'albumine et du principe salé, de manière qu'il devient impropre à la circulation et occasionne une véritable asphyxie.

Étiologie. — Une constitution délicate ou détériorée par des excès ou maladies antérieures; les intempéries et variations brusques atmosphériques, une nourriture malsaine, insuffisante ou des privations de toutes espèces; les travaux fatigants, pénibles. Le refroidissement, les habitations humides, froides, mal aérées et privées de lumière, des rayons du soleil, trop étroites quant au nombre d'habitants. L'ingestion des boissons froides, des glaces pendant qu'on a bien chaud; les aliments indigestes, de mauvaise qualité, les excès alcooliques, les vins frelatés ou d'autres boissons malsaines ou prises en trop grande quantité ; les excès vénériens et en général tout ce qui débilite l'économie ou peut troubler la digestion, comme la peur du mal, les chagrins de la perte d'un parent, d'amis et toutes les émotions vives, et principalement le génie épidémique, voir même ce qu'on entend par principe contagieux, qui réside probablement et se transmet dans et par les émanations des déjections alvines ; mais surtout à la condition que quelques-unes des causes ci-dessous, rendent l'individu propre à contracter la maladie.

Symptômes. — Prodrômes : Simple malaise avec véritable courbature ; céphalalgie, anorexie, nausées, des petites coliques, un peu de dévoiement, constituant alors ce qu'on est convenu d'appeler, cholérine. Période d'invasion : Diarrhée plus ou moins abondante ; coliques souvent très-intenses, puis nausées, vomissements fréquents, le plus souvent d'abord bilieux ; évacuations d'un liquide plus ou moins clair, muqueux, floconneux, ressemblant souvent à une décoction de riz ou de gruau ; gargouillements, borborygmes ; bourdonnements dans les oreilles ; une certaine faiblesse et surtout des crampes dans les extrémités supérieures et inférieures, lesquelles augmentent à mesure que les malades se refroidissent. Période algide : Tous les symptômes ci-dessus s'aggravent, les extrémités sont d'un froid glacial, se colorent d'un bleu violet plus ou moins foncé ; la voix, faible, devient aphone, la vue se trouble, les yeux s'enfoncent dans les orbites et sont entourés d'un cercle bleuâtre, parfois noirâtre ; le malade se plaint d'étouffements, se découvre, s'arrache la poitrine et accuse une pression, une tension à la région épigastrique, vers l'ombilic, l'hypogastre et les hypochondres, ce qui est dû probablement à des crampes qui rétractent les parois du bas-ventre, vers la colonne vertébrale, et provoquent parfois un hoquet très-pénible pour les malades. La soif est inextinguible, la langue, sauf un peu de rougeur sur les bords, est normale, mais froide, ainsi que le nez ; il y a diminution notable de l'urine, même suppression complète, et si la maladie doit se terminer d'une manière funeste, les malades passent bientôt d'une agitation et d'une anxiété extrême à l'assoupissement, même à une torpeur, quelquefois à une immobilité complète, en conservant l'intelligence intacte, quoiqu'ils répondent le plus souvent lentement. La respiration est haute, pénible ; le pouls est faible, lent, parfois peu sensible, complétement nul ; le sang

qu'on retire à grand'peine de la veine est noir, dépourvu en
grande partie de sérum et semblable quelquefois à la gelée de
groseilles bien cuite ; aussi les extrémités sont-elles livides, bleuâtres, et bientôt la face, même tout le corps prend une coloration
plus ou moins semblable, et insensiblement tout le corps se refroidit ; la sensibilité cutanée est plus ou moins abolie et la peau
perd son élasticité au point que si on la plisse elle ne revient
qu'imparfaitement et lentement sur elle-même, tout en présentant une moiteur froide, visqueuse, au point qu'on croirait toucher une grenouille. La face est décomposée, les traits rétrac-
tés, l'excavation des yeux est remarquable, l'abattement, l'assoupissement, l'insensibilité font des progrès, le malade se
plaint du froid, la circulation et la respiration s'embarrassent
de plus en plus et le malade succombe à une sorte d'asphyxie.
Période de réaction : Dans ce cas les vomissements et la diarrhée
cessent ; la peau se réchauffe insensiblement, la respiration devient plus naturelle, le pouls reparaît et prend de la fréquence,
la figure s'anime, les yeux s'injectent, le malade se plaint de céphalalgie et présente bientôt plus ou moins les symptômes
d'une fièvre inflammatoire.

Marche. Durée. Terminaison. — Rapide ; ne durant que
quelques heures, surtout dans les premiers jours de l'apparition,
au commencement de l'invasion de l'épidémie ; quelquefois un
à trois ou quatre jours, et si on n'obtient pas une franche réaction, la maladie se termine le plus souvent pendant la période
algide, par la mort. Dans le cas de réaction, les récidives et rechûtes, à la suite d'une imprudence et d'écarts de régime, sont
très-fréquentes et faciles et deviennent alors presque toujours
mortelles.

Lésions anatomiques. — Dans l'estomac se trouve ordinairement un liquide qui contient une notable proportion d'albumine,
principal élément du sérum du sang. La muqueuse est colorée,
pointillée ; dans le tissu sous-muqueux on constate une injection
veineuse ou plutôt une stagnation du sang ; les altérations consistent dans un certain degré de ramollissement surtout au cul-de-
sac et dans un mamelonnement assez fréquent, quelquefois même
les muqueuses et les sous-muqueuses sont comme imbibées, occasionné par une exsudation du sang, et on constate une véritable infiltration d'où résultent des ecchymoses. L'intestin grêle
présente les mêmes altérations et contient le même liquide,
seulement, à mesure qu'on s'éloigne de l'estomac et qu'on se rap-

proche du gros intestin, il devient plus coloré, de jaune verdâtre il devient quelquefois rosé, parfois rouge, rarement livide ; mais plus loin il prend souvent une teinte lilas, livide, même blanchâtre, et à sa partie inférieure la couleur du chocolat ou noirâtre. Les mêmes phénomènes se répètent dans le gros intestin et on y constate, beaucoup plus souvent que dans l'intestin grêle, des follicules, plus manifestes et en plus grand nombre et souvent presque confluents. Quant aux autres organes parenchymateux ou thoraciques, ils sont presque toujours intacts, et si on constate quelques altérations, elles sont sans doute ou secondaires, comme la rétraction de la vessie et l'irritation de la muqueuse, occasionnées par l'absence de l'urine, ou dues à des affections antérieures. Du côté de l'encéphale les seules altérations apparentes sont une injection veineuse probablement due aux efforts des vomissements et souvent une infiltration, surtout sous-arachnoïdienne, particulièrement abondante le long des sinus longitudinaux. Quant au système artériel, on peut dire qu'il y a le plus souvent une diminution notable de sang, tandis que les veines sont le plus souvent dilatées par un sang noir, liquide, quelquefois poisseux.

Diagnostic. — Vomissements et diarrhée cholérique, c'est-à-dire d'un liquide ressemblant le plus souvent à une décoction de riz ; crampes plus ou moins violentes, suppression d'urine, coloration bleuâtre de la peau et un facies qu'il suffit d'avoir vu une seule fois pour ne plus se tromper.

Pronostic. — Toujours très-grave et souvent funeste, surtout si on n'est pas appelé dès le début de l'invasion.

Traitement. — Dans la période d'invasion, mêmes prescriptions que pour le choléra sporadique, la cholérine. Dans la période du choléra épidémique confirmé, algide, on redoublera d'énergie quant aux moyens ci-dessus et on portera la dose d'acétate d'ammoniaque liquide à trente, même à soixante grammes. On pourra avoir aussi recours au mélange n° 164, dont on fera prendre vingt gouttes toutes les heures. Dans la période de réaction on donnera pour boissons des tisanes émollientes et des lavements à l'eau de guimauve ; on appliquera en cas d'indication des sangsues ou des ventouses scarifiées à la région épigastrique, et si la fièvre est intense, le pouls très-développé, le sujet jeune, pléthorique, on pourra même avoir recours à une saignée. Dans tous les cas on couvrira le creux de l'estomac de cataplasmes et on promènera des sinapismes sur les extrémités inférieures.

LIVRE IX

DES FIÈVRES EN GENERAL

CHAPITRE PREMIER

DES FIÈVRES SIMPLES

Art. 1er. — De la fièvre éphémère.

Synonymie. — Fièvre éphémère. Courbature.

Définition. — On entend par fièvre éphémère, une affection caractérisée par un mouvement fébrile, rarement intense, survenant brusquement et disparaissant le plus souvent après vingt-quatre heures à deux jours.

Étiologie. — Les exercices violents et inaccoutumés, les écarts de régime, les brusques variations de la température, l'exposition à un soleil ardent, ou à l'humidité pendant le mauvais temps, et en général les refroidissements.

Symptômes. — Céphalalgie, lassitude, prostration, sensibilité au froid, horripilations avec peau plus ou moins chaude; langue chargée, perte d'appétit, soif, légère constipation, et vers la fin de la maladie, souvent sueurs abondantes, urines troubles et éruption aux lèvres ou sur d'autres muqueuses.

Marche. Durée. Terminaison. — Rapide; durant vingt-quatre à quarante-huit heures, quelquefois plusieurs jours, mais se terminant constamment d'une manière heureuse.

Lésions anatomiques. — Nulles.

Diagnostic. — Facile, si on ne constate aucune affection organique, malgré les symptômes ci-dessus énoncés.

Pronostic. — Toujours favorable.

Traitement. — Tenir le malade au lit, recommander la diète, pour boisson une légère infusion de tilleul ou de la limonade avec addition de dix à vingt grammes de crème de tartre soluble par litre, et, en cas de constipation ou de symptômes gastriques, un léger purgatif n° 165 ou l'émétiqne à la dose de cinq à dix centigrammes en solution n° 166.

Art. 2. — De la fièvre synoque.

Synonymie. — Fièvre synoque. Fièvre simple continue. Fièvre gastrique, gastro-céphalique.

Définition. — On entend par fièvre synoque, une affection dans laquelle on ne peut constater aucune lésion appréciable et qui est uniquement caractérisée par l'état fébrile.

Étiologie. — Les mêmes que pour la fièvre éphémère.

Symptômes. — Les mêmes que dans la fièvre éphémère, mais plus intenses et durant plus longtemps; pouls plein avec quatre-vingt-dix à cent dix pulsations, urines rouges.

Marche. Durée. Terminaison. — Aiguë et continue avec exacerbation de tous les symptômes à l'entrée de la nuit, durant le plus souvent huit à dix jours et se terminant toujours, à moins de complications, heureusement, à la suite d'une sueur plus ou moins abondante ou d'évacuations alvines, d'un flux utérin ou hémorrhoïdal ou d'une légère éruption critique.

Lésions anatomiques. — Nulles.

Diagnostic. — Difficile dans les premiers jours, parce qu'on peut facilement craindre et croire qu'on a affaire à une légère fièvre typhoïde; mais si après quelques jours le pouls reste plein et régulier et que les symptômes abdominaux soient légers, il faut abandonner l'idée d'une fièvre grave.

Pronostic. — Une fois reconnue, toujours favorable.

Traitement. — Le même que dans la fièvre éphémère et si le pouls est fort, la chaleur très-élevée, on fera une saignée, et si la céphalalgie est très-intense, on promènera des sinapismes sur les extrémités inférieures et on appliquera trois à huit sangsues à l'anus. A l'intérieur on fera prendre une potion laxative n° 167, et si on veut favoriser la transpiration on prescrira l'antimoine diaphorétique n° 168.

Art. 3. — De la fièvre intermittente simple.

Synonymie. — Fièvre intermittente. Fièvre périodique. Fièvre d'accès. Fièvre paludéenne, paludique. Fièvre des marais.

Définition. — On entend par fièvre intermittente, une fièvre essentielle caractérisée par des accès de mouvements fébriles ou paroxismes, qui sont séparés par des intervalles où l'apyrexie est complète, c'est-à-dire où le malade paraît se bien porter.

Étiologie. — Les miasmes des marais et généralement les exhalaisons marécageuses ou toute eau stagnante dans laquelle séjournent des végétaux en putréfaction, surtout dans les pays et les saisons chauds.

Symptômes. — Froid, chaleur, puis sueur, d'une plus ou moins longue durée, d'intensité et de quantité, paraissant à des jours et même heures déterminés ; comme tous les jours : quotidiens ; toutes les quarante-huit heures : tierces; ou soixante-douze heures : quartes. Quelquefois douleurs à l'hypochondre droit si le foie est congestionné, ou à l'hypochondre gauche s'il y a intumescence de la rate. Céphalalgie souvent intense ; anorexie, soif vive, langue humide, quelquefois rouge sur ses bords et souvent chargée, et d'autres complications du côté des voies digestives. Pouls fréquent.

Marche. Durée. Terminaison. — Par accès d'une ou plusieurs heures, avec apyrexie, et dont les principaux sont le type quotidien, le type tierce et le type quarte; ne durant quelquefois qu'une quinzaine de jours, mais aussi des mois et des années, et se terminant le plus souvent favorablement, mais récidivant facilement ; si on ne s'en rend pas maître, elles peuvent occasionner des maladies consécutives, surtout l'hydropisie, la cachexie.

Lésions anatomiques. — Souvent gonflement de la rate et quelquefois rien que des lésions se rapportant à des maladies consécutives, comme diverses hydropisies.

Diagnostic. — Facile, si on a constaté la succession des trois stades, froid, chaleur et sueur, et la réapparition périodique d'un deuxième, troisième accès.

Pronostic. — Le plus souvent favorable, s'il n'y a pas de complication d'autres affections organiques.

Traitement. — Dans le cas d'élément inflammatoire, saburral ou bilieux, on combattra ces symptômes par la saignée, un vomitif ou un purgatif, avant d'administrer la quinine, dont on donnera, le jour où l'accès doit avoir lieu, trois des paquets n° 169, de manière que le premier soit pris cinq heures, le second trois heures et le troisième une heure avant le moment où l'accès doit faire son apparition. Chaque paquet doit être pris dans une cuillerée d'eau sucrée après laquelle on boira une tasse de tisane préparée avec la petite centaurée, qu'on boira le plus chaudement possible; le jour suivant on fera encore prendre aux mêmes heures trois paquets de la même manière, puis les jours suivants deux paquets seulement, en les continuant d'autant plus longtemps que la maladie a déjà durée. Inutile de dire que, si la maladie récidive malgré cette médication, on doit augmenter les doses et les continuer plus longtemps.

N. B. Je ne parlerai ni de la fièvre rémittente, qui est une affection de même nature que la fièvre intermittente, sauf que le mouvement fébrile est continu avec des exacerbations marquées et périodiques, mais ne réclame pas d'autres moyens curatifs que la fièvre intermittente simple; ni de la pseudo-continue, qui est également de la même nature, mais laisse plus d'intervalle d'apyrexie et se présente souvent sous la forme de fièvre pernicieuse, réclamant également les mêmes moyens, mais demandant à être traitée avec plus d'énergie, ainsi que les fièvres larvées.

CHAPITRE II

DES FIÈVRES GRAVES

Art. 1er. — Du typhus.

Synonymie. — Typhus. Fièvre pestilentielle, des camps, des hopitaux, des prisons, des vaisseaux. Fièvre pétéchiale.

Définition. — On entend par typhus, une fièvre continue, contagieuse, survenant sous l'influence des émanations animales; caractérisée par une subite prostration des forces, de la stupeur, le délire, le développement de pétéchies et d'un exanthème cutané spécial, frappant en général un grand nombre d'individus à la fois.

Étiologie. — Les miasmes de matières animales et l'entassement, l'encombrement d'individus malades, mal nourris, comme dans les armées, les hôpitaux, prisons, etc. L'infection et la contagion.

Symptômes. — Courbature, céphalalgie plus ou moins intense, vertiges; perte de l'appétit, somnolence ou insomnie, douleurs lombaires, prostration extrème dès l'invasion, incertitude dans les mouvements ; tremblement des mains et des bras, des lèvres, de la langue et de la voix ; bourdonnements, tintements d'oreilles ; frissons intenses, irréguliers ; pouls faible, mou, lent, inégal et vers la fin accéléré, cent à cent trente pulsations. Stupeur, surdité, délire ; langue humide, blanchâtre, devenant promptement brune, sèche ; quelquefois vomissements bilieux, météorisme ; constipation, parfois, vers la fin, diarrhée ; urine rouge, peu abondante ; éruption surtout au tronc, caractéristique, rouge, quelquefois noirâtre, noire ; des pétéchies, plus tard sudamina, selles involontaires ; eschares au sacrum, parfois des complications graves, telles que pneumonie, parotides, etc.,

Marche. Durée. Terminaison. — Assez rapide et continue ; durant sept jours à trois ou quatre semaines et se terminant le plus souvent par la mort.

Lésions anatomiques. — Congestions vers la tête et les poumons, qui sont souvent hépatisés, splénisés. Cœur ramolli, contenant du sang noirâtre ; rien dans les voies digestives.

Diagnostic. — Symptômes typhoïdes sans symptômes abdominaux, tels que gargouillements, etc. Éruption cutanée ne disparaissant pas sous la pression.

Pronostic. — Presque toujours fâcheux, surtout dans les premiers temps de l'épidémie.

Traitement. — Diète, boissons tempérantes, une potion avec deux à quatre grammes d'acide sulfurique n° 170. Les vins généreux et l'écorce de quinquina en macération contre l'extrême faiblesse. Vomitif avec l'ipécacuanha en cas d'état bilieux, saburral ; les sinapismes, les vésicatoires, suivant les indications et les symptômes dominants. Faire séjourner le malade dans un air pur, frais, souvent renouvelé ; les lotions froides, vinaigrées sur tout le corps et des bains à 28 ou 30° centigrades, d'une demi-heure tous les deux jours. Dans des cas très-graves une infusion d'arnica n° 171 change quelquefois le tableau.

ART. 2. — De la fièvre typhoïde.

Synonymie. — Fièvre typhoïde, muqueuse, bilieuse, nerveuse, ataxique, adynamique, putride, pétéchiale, maligne, angioténique. Fièvre entéro-mésentérique. Dothinentérie. Gastro-entérite. Entérite folliculeuse. Entéro-mésentérite typhoïde. Méningo-gastrique. Adéno-méningée (suivant les symptômes prédominants).

Définition. — On entend par fièvre typhoïde, une affection fébrile aiguë, à marche particulière, qui se développe soit spontanément ou règne épidémiquement, soit en se transmettant par infection ou par contagion, et qui a pour caractère anatomique essentiel une altération particulière des glandes de Peyer.

Étiologie. — La jeunesse jusqu'à l'âge de trente-cinq à quarante ans. Le séjour dans les grands centres de population, du moins pour Paris, où les étrangers payent souvent dans la première année ce qu'on est convenu d'appeler le tribut de Paris; mais ce qui peut aussi provenir, du moins chez le plus grand nombre, d'une alimentation malsaine et de logements dans des conditions fâcheuses, quant à la pureté de l'air, ou un genre de vie qui frise la débauche. Les autres causes occasionnelles sont une épidémie régnante, la transmission par infection, quelquefois une véritable contagion.

Symptômes. — Malaise général, courbature, perte d'appétit, selles le plus souvent liquides qui ont été précédées d'une constipation pendant quelques jours, urines chargées et fétides; envies de vomir, même des vomissements. Quelquefois la maladie débute brusquement par une fièvre intense avec frissons, alternant avec la chaleur, suivie d'une abondante sueur qui porte une odeur particulière, de l'urine des souris; la céphalalgie est plus ou moins intense, la lassitude excessive du plus grand nombre, est même quelquefois suivie d'une faiblesse en quelque sorte foudroyante. Altération des traits de la face, étourdissements, bourdonnements d'oreilles; plus tard véritable surdité, suivie souvent d'otorrhée, d'abcès des parotides; anorexie complète, même une aversion pour l'odeur des aliments; soif, douleurs de ventre, augmentées par la palpation, surtout dans les fosses iliaques, gargouillements, le plus souvent dans la fosse iliaque droite; déjections alvines quelquefois très-fétides, offrant l'aspect du marc de café, quelquefois sanguinolentes, involontaires. Souvent la diarrhée est très-intense et dure pendant tout le temps de la maladie; dans des cas rares elle est remplacée par une constipation opiniâtre. Météorisme et, si l'affection est grave, vomissements bilieux; la langue, selon le degré de gravité, est ou naturelle ou couverte d'un enduit jaunâtre; le plus souvent elle devient après quelques jours, si la maladie empire, sèche, râpeuse, brunâtre, noire, dure, fendillée avec bord rouge; quelquefois même elle se gonfle notablement, se couvre d'un enduit pseudo-membraneux, pultacé, est tremblotante, et les malades ont de la peine à la montrer; quelquefois elle est immobile au fond de la bouche, où elle paraît racornie, et s'il y a trouble des fonctions cérébrales, les malades la sortent lentement et après l'avoir montrée oublient de la rentrer. Les muqueuses des organes digestifs ont une grande tendance à s'ulcérer, et le plus souvent on constate une tuméfaction de la rate dans les premiers jours. A la céphalalgie succède le délire, qui dure souvent tout le cours de l'affection, et si le malade veut se mettre sur son séant il est pris de vertiges, quelquefois de véritables syncopes, et vers le quatorzième jour, le plus souvent, la prostration des forces acquiert son maximum. Il y a alors somnolence, stupeur, délire vigile. Du côté de la peau, qui est chaude, brûlante, sèche, quelquefois couverte d'une sueur visqueuse, on constate des taches rosées, lenticulaires, le plus souvent à la base de la poitrine en avant et sur le ventre, disparaissant par la pression; des vésicules formées par l'accumulation, sous l'épiderme, d'un liquide transparent, incolore, le sadumina, principalement au cou, qui est suivi d'une desquamation, quelquefois de pétéchies, taches plus foncées qui ne disparaissent pas par la pression. Parfois surgissent d'autres complications : comme : l'érysipèle, les érythèmes, la miliaire, l'urticaire, maladies de moins de gravité en comparaison de la gangrène, qui survient très souvent, surtout aux endroits où s'exerce une pression, comme au sacrum, au niveau des grands trochanters, aux coudes, aux talons ou là où on a produit une irritation factice. Très-souvent des saignements de nez, même au début de la maladie ; plutard une petite toux, sans matité dans la poitrine, mais avec un râle universel, sonore, sifflant, sous-crépitant et humide apparaissent et on constate, si la maladie s'aggrave, un engorgement des organes thoraciques, souvent une véritable pneumonie; une rétention d'urine ou une urine bilieuse, couleur de café à l'eau, sanguinolente, comme j'ai eu occasion d'observer un cas pendant le siége de Paris à l'ambulance de la rue Hauteville, et qui a guéri après quarante jours, malgré la gravité et les conditions fâcheuses et la saison rigoureuse. Le pouls est quelquefois naturel, plus souvent petit, serré et, si l'affection s'aggrave, on le trouve faible, mou, inégal, irrégulier, nerveux, tremblotant, redoublant, marquant de cent à cent quarante pulsations, et souvent il devient filiforme et difficile à compter.

Marche. Durée. Terminaison. — Au début les premiers symtômes ci-dessus, du septième au quinzième ou vingtième jour; si l'affection empire, tous ces symptômes s'aggravent et d'autres énumérés se montrent, et si la maladie marche vers une terminaison funeste la prostration devient extrême, les narines se sèchent, les lèvres et les dents se couvrent de fuliginosités, le météorisme augmente, les selles sont involontaires, le délire alterne avec la somnolence ou même le coma ; il y a rétention d'urine, même gangrène de la vessie, etc. Dans le cas de guérison, tous ces symptômes au contraire s'amendent insensiblement à partir du huitième ou du quinzième jour, ou après le troisième ou quatrième septénaire, quelquefois seulement après plus de six semaines ; la langue se nettoye, s'humecte et, s'il y a des parties gangrénées, la suppuration devient de meilleure nature, les plaies se cicatrisent, cependant très-lentement ; l'appétit revient, ainsi que les forces, quoique d'une manière insensible. La durée peut donc être d'une quinzaine dans les cas très-légers, de quatre à six semaines, mais aussi quelquefois de plusieurs mois, et dans ce cas l'affaiblissement de l'intelligence et l'aptitude au travail laissent encore pendant longtemps beaucoup à désirer. La terminaison est souvent fatale, elle peut emporter le malade au bout de huit à dix jours, mais le plus souvent du quatorzième au trentième : quelquefois le malade succombe au moment où on y pense le moins, par une perforation de l'intestin causée par l'ulcération ou d'autres complications.

Lésions anatomiques. — Altération des glandes de Peyer. Vers la fin de l'iléon, ramollissement et épaississement de la muqueuse et du tissu sous-muqueux avec plaques rouges, tuméfiées, molles, quelquefois au contraire elles sont dures et le tissu sous-muqueux, au lieu d'être simplement enflammé ou hypertrophié, est transformé dans une partie de la plaque ou dans toute son étendue en une matière résistante, même friable ; quelquefois aussi, altération des follicules de Brunner, non-seulement à la fin de l'intestin grêle, mais même dans le gros intestin. Ulcérations avec fond rouge, brunâtre ou d'un gris ardoisé, quelquefois déjà en partie en voie de cicatrisation, quelquefois perforation complète de l'intestin et conséquemment épanchement de matières stercorales, qui occasionnent une péritonite aiguë promptement mortelle. Les glandes mésentériques sont gonflées, rouges, ramollies, même en suppuration et les glandes de Peyer sont toujours plus ou moins ulcérées. La rate est tuméfiée, parfois triplée, ramollie. Quelquefois des ulcérations au pharynx, dans l'œsophage, dans l'estomac, dans le gros intestin ; épaississement et ramollissement de la muqueuse stomacale, des ganglions cervicaux, du foie, des reins. Splénisation et hépatisation des poumons, gangrène de la vessie.

Diagnostic. — Au début on ne peut que la soupçonner ; mais si aux premiers symptômes viennent se joindre la fièvre, une céphalalgie intense, permanente, des éblouissements, l'épistaxis, la prostration des forces, un peu de dévoiement avec sensibilité dans l'abdomen, surtout dans la fosse iliaque droite, langue sèche, brune, des tâches rosées, lenticulaires, le doute n'est plus permis.

Pronostic. —Toujours grave, surtout si la diarrhée est abondante, les selles involontaires, fétides, sanguinolentes au point de constituer des hémorrhagies intestinales. Si le délire est survenu de bonne heure, si le malade souffre de contractures permanentes des membres, d'eschares gangréneuses ; si le ralentissement du pouls succède tout à coup à une grande fréquence, il faut s'attendre à une fin prochaine. Une recrudescence de tous les symptômes après une courte rémission, ainsi que les rechûtes sont également un signe ou les causes d'une terminaison funeste.

Traitement. — Suivant les symptômes et les indications. Une potion calmante avec addition d'un à trois grammes de nitrate de potasse n° 48. L'ipécacuanha, le calomélas à la dose de cinq centigrammes toutes les quatre heures, seul ou uni à un ou deux centigrammes d'extrait thébaïque. La magnésie calcinée unie au charbon végétal en poudre, une forte cuillerée à café toutes les heures comme antiseptique ; si l'haleine, les évacuations sont fétides, n° 56. Des boissons émollientes et rafraîchissantes en abondance, coupées avec une solution concentrée de gomme arabique et sucrées avec du sirop de coings. La décoction blanche de Sydenham avec le sirop de ratanhia en cas de selles répétées involontaires. L'extrait de quinquina ou la décoction de l'écorce, édulcorée avec le sirop d'écorce d'oranges amères dans l'état adynamique n° 95, le castoréum, le camphre si les antispasmodiques sont indiqués. Les frictions avec la pommade au calomélas et l'huile de jusquiame n° 49, sur le bas-ventre et la poitrine ; des cataplasmes, des lavements émollients avec une décoction de racine de guimauve et quelquefois avec addition de pavot, tièdes ou froids en cas d'hémorrhagie intestinale. Des dérivatifs sur les extrémités inférieures, souvent répétés en cas de délire. Des lotions avec de l'eau froide et du vinaigre sur tout le corps, même le bain entier, et d'après Frantz Glenard l'hydrothérapie pure. On a encore conseillé : les émissions sanguines modérées, quoique la prostration des forces soit un des symptômes dominants ; les vomitifs avec l'émétique, malgré les vomissements ; les purgatifs avec l'eau de Sedlitz ou l'huile de ricin, malgré la diarrhée ; les stimulants et excitants généraux, malgré la fièvre intense, la chaleur, les cent-vingt à cent-quarante pulsations et le délire continu ; la glace sur la tête, etc., etc. : médications peu rationnelles, comme on voit.

Prescriptions. — 1° Tenir le malade autant que possible dans une chambre bien aérée et à une température douce, peu élevée et renouveler l'air au moins toutes les heures pendant le jour.

2° Entretenir une grande propreté autour du malade et changer souvent le linge ainsi que les positions des malades.

3° Faire deux à trois fois par jour des frictions légères avec la pommade n° 49 sur le bas-ventre qu'on couvrira de cataplasmes de farine de lin, renouvelés toutes les trois heures. En cas d'engorgement pulmonaire on fera également des frictions à la base du thorax.

4° Administrer tous les matins et le soir à l'entrée de la nuit un lavement avec une décoction de racine de guimauve et, après l'avoir rendu, des quarts de lavements pour les garder et qu'on répétera aussi souvent que le malade les rendra, pour baigner constamment les entrailles : on ajoutera une décoction de têtes de pavots en cas de diarrhée intense ou de symptômes nerveux.

5° Pour boisson une infusion de fleurs de mauves coupée avec une solution de gomme et sucrée avec du sirop capillaire, framboises, cerises, etc., pour varier le goût et engager le malade à boire souvent et abondamment.

6° De la potion calmante n° 48, on fera prendre une cuillerée à bouche toutes les heures, et dans l'intervalle on pourra encore, en cas d'indication spéciale, eu égard à la faiblesse, faire prendre une infusion de polygala et une potion avec l'écorce de quinquina.

7° Toutes les quatre heures on donnera cinq centigrammes de calomélas, soit seul, soit uni à un ou deux centigrammes d'extrait thébaïque.

8° Dans le cas que l'haleine, la sueur, les selles soient bien fétides, on fera prendre trois fois par jour une forte cuillerée à café de charbon végétal et de magnésie calcinée, comme antiseptique n° 56.

9° Contre le délire on usera de sinapismes sur les extrémités inférieures, qu'on répétera souvent, surtout à l'entrée de la nuit, mais sans les laisser longtemps, de crainte d'une trop forte irritation suivie de gangrène.

ART. 3. — Du typhus feber.

Synonymie. — Typhus feber ou typhus D'Irlande.

Définition. — On entend par typhus feber, une affection pyrétique, contagieuse, caractérisée par des symptômes graves, généraux ; une éruption pétéchiale très-différente des taches rosées lenticulaires, et surtout par l'absence de toute lésion importante du tube intestinal.

Étiologie. — La misère, une mauvaise et insuffisante nourriture, la contagion.

Symptômes. — Céphalalgie de médiocre intensité le plus souvent ; langue chargée, blanchâtre, plus tard sèche, noirâtre, tremblante ; soif vive, anorexie, prostration des forces ; le plus souvent constipation, quelquefois diarrhée, insomnie et plus tard somnolence. Éblouissements, bourdonnements d'oreilles, surdité, stupeur, agitation, délire. Éruption pétéchiale sur toute la surface du tronc et des membres, d'un rouge foncé ou violet, ne disparaissant pas sous la pression. Pouls variant entre soixante-dix à cent quarante pulsations, régulier, ni plein, ni dur.

Marche. Durée. Terminaison. — Ordinairement rapide, ne durant parfois que trois à quatre jours, mais souvent deux, même quatre septénaires et plus, et se terminant très-fréquemment, par la mort.

Lésions anatomiques. — Quelquefois on trouve les ganglions mésentériques un peu gonflés et ramollis, ainsi que la rate ; un peu de splénisation et parfois l'hépatisation de quelques lobules ; les poumons et le cœur souvent plus ou moins ramollis.

Diagnostic. — Pétéchies ecchymotiques profondes, tube digestif presque toujours sain et sans symptômes abdominaux remarquables.

Pronostic. — Toujours fort grave, surtout si le pouls devient fréquent, déprimé, si le malade délire ou devient indifférent pour ce qui l'entoure et que les évacuations soient involontaires.

Traitement. — Le vin d Espagne, le thé, l'acétate d'ammoniaque ; en cas de constipation, de légers purgatifs, le calomélas, et s'il y a diarrhée des boissons gommeuses, la décoction blanche de Sydenham, des pilules avec l'extrait de ratanhia et le diascordium.

ART. 4. — De la fièvre pernicieuse.

Synonymie. — Fièvre pernicieuse maligne.

Définition. — On entend par fièvre pernicieuse, maligne, une affection où les accès fébriles, qui présentent une intensité exagérée des phénomènes de la fièvre intermittente, se compliquent d'accidents graves, dans un ou quelquefois plusieurs principaux organes de l'économie.

Étiologie. — Des fièvres intermittentes antérieures et toutes leurs causes.

Symptômes. — Froid plus prolongé, chaleur plus longue et plus intense, sueur plus copieuse, excessive. Troubles nerveux, surtout délire, coma.

Marche. Durée. Terminaison. — Toujours rapide, avec des accès qui deviennent de plus en plus longs et intenses ; durant deux à dix jours et se terminant souvent promptement par la mort.

Lésions anatomiques. — Le plus souvent rate tuméfiée, ramollie, quelquefois transformée en bouillie noirâtre, parfois même rompue. Quelquefois d'autres organes plus ou moins congestionnés.

Diagnostic. — Accès de fièvre intermittente avec des stades prolongés quant au froid, etc., avec délire, coma.

Pronostic. — Toujours très-grave.

Traitement. — Combattre les symptômes qu'on constate du côté des organes importants, tout en attaquant pendant l'apyrexie, par le sulfate de quinine, les accès fébriles, et s'ils sont trop rapprochés, même pendant les stades de froid, de chaud ou de sueur, surtout dans cette dernière. On l'administre à la dose d'un à trois grammes et quelquefois plus, en trois à quatre prises à une demi-heure d'intervalle, soit par la bouche, soit en lavements et même par la méthode endermique, en ayant égard à l'état des organes avec lesquels il doit être mis en contact immédiat.

ART. 5. — De la fièvre jaune.

Synonymie. — Fièvre jaune. Typhus jaune, ictérique. Fièvre bilieuse d'Amérique. Vomito negro.

Définition. — On entend par fièvre jaune, une affection fébrile régnant ordinairement épidémiquement, caractérisée par une couleur rouge, puis jaune des téguments, par une douleur épigastrique, des vomissements noirs et la rétention d'urine, et qui atteint extrêmement rarement un individu deux fois dans sa vie.

Étiologie. — La chaleur humide (à dix-huit degrés au moins) de certaines contrées, surtout en été et en automne. L'exposition prolongée au froid, à l'humidité et aussi l'insolation ; les grandes fatigues, les excès en tous genres ; les émotions vives. Un foyer d'infection, surtout pour les étrangers, et principalement une épidémie régnante dans une contrée ou dans une localité.

Symptômes. — Malaise, abattement, céphalalgie intense avec frissons se répétant à certains moments, suivis d'une chaleur peu intense et quelquefois de sueur ; douleurs dans les membres, puis dans le rachis. Rougeur et bouffissure de la face, langue humide et blanche, quelquefois sale et parfois sèche, d'un gris foncé ; soif vive, anorexie, douleurs épigastriques, vomissements d'abord bilieux ou alimentaires, puis grisâtres ou composés d'une matière brune ou noire, quelquefois du sang pur. Constipation légère, parfois flux de ventre bilieux, noirâtre, comme du sang corrompu ou du véritable sang, parfois de vraies hémorrhagies. Urine rougeâtre, quelquefois très-rare. Agitation extrême, anxiété, spasme, soubresauts des tendons, délire léger. Respiration accélérée et plus tard anxieuse. Pouls à quatre-vingt, cent, même deux cents pulsations.

Marche. Durée. Terminaison. — Habituellement continue, quelquefois intermittente, rémittente ; ne durant que quelques jours, parfois aussi jusqu'à trois septénaires, et se terminant fréquemment d'une manière funeste.

Lésions anatomiques. — Couleur jaune, ictérique des téguments, altération de couleur du foie, qui est café au lait clair, gomme-gutte, orange ; souvent altération de la muqueuse intestinale, qui est épaisse, plus consistante et est lubréfiée d'un liquide qui varie du rouge clair au noirâtre.

Diagnostic. — Si plusieurs des symptômes ci-dessus existent, surtout en temps d'épidémie, il n'y a pas à douter.

Pronostic. — Toujours très-grave, surtout si on constate des vomissements et des déjections noires, des hémorrhagies muqueuses ou intestinales, la suppression de l'urine.

Traitement. — Saignée générale modérée. Boissons fraîches, acides ou adoucissantes en grande quantité. Cataplasmes sur le ventre et lavements émollients souvent répétés. Dans le cas de vomissements noirs, glace dans la bouche et les opiacés. Vésicatoires sur l'épigastre, et en cas de constipation de légers purgatifs avec l'huile de ricin, le calomélas, etc. Dans la première période, bains et affusions froids ; dans la seconde, bains chauds bains de vapeur ; les toniques. La quinine.

ART. 6. — De la peste.

Synonymie. — Peste. Typhus d'Orient. Fièvre adéno-méningée nerveuse.

Définition. — On entend par peste, une affection générale, fébrile, contagieuse, remarquable par ses troubles nerveux, par l'état du sang et ordinairement caractérisée à l'extérieur par des bubons, des anthrax, des charbons gangréneux, des pétéchies discrètes ou confluentes, rosées, violettes ou noires.

Étiologie. — Les misères physiques et morales ; une alimentation insuffisante et malsaine, l'accumulation d'une grande quantité de matières animales ou végétales en putréfaction, l'encombrement dans des habitations basses, mal aérées, surtout un emplacement marécageux. L'infection, la contagion.

Symptômes. — Taches violacées à base dure, se couvrant de vésicules et de phlyctènes ; et très-souvent il survient des bubons. Il y a alors abattement considérable, fièvre intense, céphalalgie frontale, bourdonnements d'oreilles, vertiges, étourdissements, anxiété, etc., avec des yeux rouges, hagards, langue blanche ou jaunâtre ; anorexie et soif plus ou moins vive avec douleurs à l'épigastre ; vomissements bilieux et quelquefois diarrhée. Respiration accélérée et anxieuse, peau chaude, sèche ; pouls petit et faible, serré, fréquent. Douleurs lombaires, aux aines et aux aisselles, à la suite desquelles il s'y forme des bubons de grosseur variée qui s'abcèdent, des charbons qu'on a aussi appelés anthrax pestilentiels, des pétéchies.

Marche. Durée. Terminaison. — Aiguë et souvent très-rapide, durant de vingt-quatre heures à quinze jours et se terminant fréquemment par la mort.

Lésions anatomiques. — Sang liquide épanché dans diverses cavités séreuses ou dans le tissu cellulaire ; souvent augmentation et ramollissement du foie, de la rate. Ganglions rouges et volumineux, parfois de petits foyers de suppuration.

Diagnostic. — Bubons ou des charbons avec une fièvre intense, surtout régnant épidémiquement.

Pronostic. — Toujours **extrêmement** grave.

Traitement. — Saignées modérées, vomitifs; l'opium, le calomel à l'intérieur et en frictions dans les régions glanduleuses, les aisélles, les aines, sur le foie. Le quinquina, le sulfate de quinine, l'eau froide à l'intérieur. Favoriser la suppuration des bubons et les ouvrir aussitôt qu'on constate de la fluctuation; panser les charbons avec du vin aromatique et la poudre de quinquina, la pommade au calomel n° 15.

CHAPITRE III

DES FIÈVRES ÉRUPTIVES

ART. 1er. — De l'érythème.

Symptômes. — Erythème. Efflorescence. Dartre érythémoïde.

Définition. — On entend par érythème, un exanthème non contagieux, caractérisé par une rougeur légère et superficielle, sans forme déterminée, accompagné d'un peu de fièvre, qu'on rencontre le plus souvent chez les enfants ou les personnes plus ou moins chargées d'embonpoint.

Étiologie. — Des frottements répétés de deux surfaces tégumentaires, la marche, l'équitation, les flueurs blanches, le flux gonorrhéique et dysentérique; le contact des urines, des matières fécales et en général une grande malpropreté. Le coryza, la dentition, les évacuations menstruelles, la constitution lymphatique.

Symptômes. — Rougeur et cuisson plus ou moins intense, disparaissant sous la pression, quelquefois un peu de suintement, un peu de tuméfaction.

Marche. Durée. Terminaison. — Plus ou moins rapide, suivant les causes, durant de deux à six jours le plus souvent et se terminant toujours favorablement.

Lésions anatomiques. — Nulles.

Diagnostic. — Toujours facile.

Pronostic. — Toujours favorable.

Traitement. — Repos, lotions émollientes, une solution de

borate de soude; les bains tièdes, les boissons rafraîchissantes. Saupoudrer les parties affectées avec la poudre de lycopode, d'amidon; quelquefois un léger purgatif et chez les femmes mal réglées des émissions sanguines sont nécessaires; mais le plus souvent de légères onctions ou quelques légères frictions le soir en se couchant avec la pommade au calomel n°15 suffisent, et s'il s'agit de larges surfaces on prend un gramme de calomel sur vingt grammes d'axonge.

ART. 2. — De l'urticaire.

Synonymie. — Urticaire. Fièvre ortiée. Porcelaine.

Définition. — On entend par urticaire, un exanthème non contagieux caractérisé par des plaques saillantes, sans forme déterminée, plus rouges et plus souvent encore plus blanches, que la peau saine, fugaces et causant une démangeaison incommode.

Étiologie. — Une peau fine, la constitution lymphatique, une irritation mécanique de la peau, un refroidissement, la dentition, les émotions morales; certaines plantes, certaines chenilles, certains aliments, comme moules, écrevisses, etc. Une fièvre intermittente.

Symptômes. — Malaise, frissons, quelquefois fièvre d'une certaine intensité; céphalalgie, nausées; prurit incommode, augmenté par la chaleur du lit et surtout par le frottement exercé par les malades. Éruption de plaques rosées, et souvent pâles comme les lésions occasionnées par l'ortie, disparaissant et reparaissant quelquefois alternativement.

Marche. Durée. Terminaison. — Presque toujours rapide; ne durant le plus souvent que quelques jours et se terminant, à moins de complications, toujours d'une manière heureuse.

Lésions anatomiques. — Nulles.

Diagnostic. — Quelques-uns des symptômes ci-dessus et surtout les plaques et élevures caractéristiques, ressemblant aux piqûres d'orties, suffisent.

Pronostic. — Toujours favorable.

Traitement. — Repos et régime rafraîchissant. Pour boisson de la limonade ordinaire ou mieux faire boire abondamment de l'eau d'orge à laquelle on ajoutera un à deux grammes d'acide sulfurique médicinal par pinte, ou l'alcoolat de mélisse par cuillerées à bouche toutes les heures. Quelquefois un purgatif salin, et en cas d'indigestion de certains aliments on fera vomir. Bains tièdes et lotions avec une solution de sous-carbonate de potasse si l'éruption a été produite par le contact des chenilles. En cas d'indication, une saignée et, si on constate des intermittences, le sulfate de quinine. Dans le cas que la maladie récidive souvent, l'hydrothérapie et tout ce qui est propre pour tonifier la peau.

ART. 3. — De la roséole.

Synonymie. — Roséole. Fausse rougeole. Exanthème fugace.

Définition. — On entend par roséole, une affection exanthémateuse non contagieuse, caractérisée par des taches rosées, mais non saillantes, irrégulières, qui n'ont qu'une durée éphémère, précédée ou accompagnée de phénomènes fébriles.

Étiologie. — Les grandes chaleurs, les exercices immodérés, l'ingestion de boissons froides le corps étant en sueur, et en général tout ce qui peut troubler les fonctions de la peau.

Symptômes. — Malaise général, frissons, céphalalgie, agitation, prostration ou au moins abattement, courbature. Perte de l'appétit, soif et mouvement fébrile, démangeaisons, taches rosées, irrégulières, sans saillie, disparaissant sous la pression.

Marche. Durée. Terminaison. — Rapide, durant un à cinq jours au plus et se terminant toujours d'une manière heureuse.

Lésions anatomiques. — Nulles.

Diagnostic. — Taches rosées, sans saillie, fièvre légère.

Pronostic. — Toujours favorable.

Traitement. — Repos, régime doux et rafraîchissant, température modérée. Boissons délayantes.

ART. 4. — De la rougeole.

Synonymie. — Rougeole. Fièvre morbilleuse.

Définition. — On entend par rougeole, une maladie fébrile, contagieuse, dont le principal symptôme local est l'apparition sur la peau de taches rouges, un peu élevées au-dessus de son niveau, plus ou moins larges, entre lesquelles la peau reste saine, durant au moins un septénaire pour se terminer par une légère desquamation.

Étiologie. — La contagion. Un génie épidémique se manifestant principalement au printemps ou à l'entrée de l'automne.

Symptômes. — Malaise, abattement général, céphalalgie, puis frissons, chaleur, sueur avec accélération du pouls surtout à l'entrée de la nuit. Éternuements et signes d'un coryza souvent intense. Yeux rouges, larmoiements, picotements incommodes. Toux fatigante, par quintes ou continuelle, à timbre particulier, qu'on est convenu d'appeler toux férine, et du côté de la poitrine les symptômes d'une bronchite avec mal de gorge. Appétit nul, soif; quelquefois vomissements, parfois constipation suivie souvent par une diarrhée; urines rouges. Souvent insomnie, délire, des convulsions. L'éruption est caractérisée par des petites taches d'un rouge vif, quelquefois analogues aux piqûres des puces, disparaissant sous la pression du doigt; se montrant souvent d'abord sous le menton, au front et sur les joues, puis gagnant le cou, la poitrine, le dos et s'étendant ensuite sur l'abdomen et les extrémités. Quelquefois on constate une éruption absolument semblable sur toute la membrane muqueuse du palais et qui problablement s'étend même au delà des organes accessibles à nos investigations. La desquamation se fait le plus souvent dans le même ordre que l'apparition de l'exanthème et consiste en une poussière épidermique, blanche et sèche, comme farineuse, quelquefois elle manque complétement.

Marche. Durée. Terminaison. — Le plus souvent régulière, quelquefois cependant irrégulière; durant deux à trois septénaires en comptant la période de desquamation et se terminant le plus fréquemment d'une manière heureuse, à moins de complications ou une disparition subite de l'éruption par suite d'un refroidissement ou un écart de régime, qui sont suivis de pneumonie, de tuberculisation et très-souvent d'anasarque.

Lésions anatomiques. — État de congestion des principaux organes, parfois un développement des glandes de Peyer et de Brunner, infiltration du tissu cellulaire.

Diagnostic. — Quelques-uns des symptômes ci-dessus suffisent le plus souvent.

Pronostic. —- Le plus souvent favorable quant à la rougeole régulière, mais souvent fâcheux si elle est irrégulière et compliquée par une autre affection antérieure ou occasionnée par une imprudence.

Traitement. — Repos au lit, température douce, peu élevée, boissons émollientes, diète et quelques calmants contre la bronchite; quelquefois l'ipécacuanha à dose vomitive pour débarrasser les bronches en cas d'oppression, la potion n° 48 ou n° 172. Contre les complications, les médications énergiques qu'elles peuvent réclamer.

ART. 5. — De la scarlatine.

Synonymie. — Scarlatine. Fièvre rouge, pourprée.

Définition. — On entend par scarlatine, une affection fébrile contagieuse ayant pour caractère, outre les symptômes géné-raux, une angine plus ou moins violente et une éruption de ta-ches rouges, écarlates, d'une forme particulière.

Étiologie. — La contagion, le génie épidémique.

Symptômes. — Mouvement fébrile avec accélération notable du pouls, montant souvent jusqu'à cent dix à cent quarante pul-sations par minute et redoublant à l'entrée de la nuit ; grande lassitude, peau brûlante ; céphalalgie frontale, souvent épistaxis, mal de gorge plus ou moins intense, perte d'appétit, soif ; quel-quefois vomissements, constipation et plus souvent diarrhée ; as-sez fréquemment agitation, insomnie, délire, même coma. L'é-ruption apparaît ordinairement d'abord au cou, à la face, aux joues, puis au tronc, aux extrémités, aux pieds et aux mains ; elle consiste en un nombre infini de petits points rouges, qui re-posent sur un fond rosé, n'offrant pas de saillies visibles ou sen-sibles au toucher et se transformant en plaques plus ou moins larges, de couleur écarlate, disparaissant sous la pression. A l'in-térieur de la bouche on constate également des taches d'inflam-mation, les tonsilles sont tuméfiées et souvent couvertes de plaques blanchâtres, les ganglions sous-maxillaires sont engorgés et quelquefois des vésicules miliaires apparaissent en même temps aux parties où la peau est très-fine, même des bulles, de vérita-bles phlyctènes. Quant à la desquamation elle se fait le plus sou-vent après le deuxième septénaire par larges lambeaux d'un blanc mat, non transparents, secs ; parfois par petites écailles, suivant le plus ou moins d'intensité inflammatoire de l'éruption.

Marche. Durée. Terminaison. — Incubation, invasion, érup-tion, desquamation ; durant chacune trois à cinq jours, quant aux trois premières ; la desquamation met le plus souvent plus de temps et peut prolonger la convalescence jusqu'à deux mois ; la terminaison, quand elle est simple et régulière, est le plus sou-vent favorable ; mais dans certaines épidémies elle est fréquem-ment meurtrière, surtout si elle est irrégulière ou compliquée par d'autres maladies ou suivie d'anasarque, suite d'un refroidis-sement, surtout pendant la desquamation.

Lésions anatomiques. — Putréfaction hâtive des cadavres,

congestion des organes internes, épanchements sanguins à la surface des muqueuses et même dans le parenchyme des organes ; gonflement des plaques de Peyer et de Brunner et les lésions dues aux complications de l'anasarque.

Diagnostic. — Fièvre souvent intense avec mal de gorge, rougeur uniforme ou régulièrement pointillée de la peau en même temps que l'inflammation envahit le voile du palais et le pharynx, symptômes cérébraux violents.

Pronostic. — Favorable, si les symptômes d'invasion sont modérés, mais toujours très-grave si l'angine et le coryza pultacés, la gangrène de la bouche, l'inflammation du cerveau, des méninges ou l'anasarque consécutive viennent compliquer la maladie.

Traitement. — Les mêmes soins hygiéniques que dans la rougeole, seulement, après la disparition de la maladie, il faut tenir beaucoup plus longtemps les malades à l'abri du contact de l'air froid ou humide à cause de l'imminence de l'anasarque. Quelquefois en cas d'indication un vomitif ou un purgatif ; le calomel à la dose de quinze à trente centigrammes, en trois fois dans les vingt-quatre heures et des frictions avec la pommade au calomélas n° 15 sur le devant et les côtés du cou, si l'angine est violente. Une potion calmante avec le nitrate de potasse n° 48, en cas de bronchite intense, ou pour produire une abondante diaphorèse si l'éruption se fait incomplétement ou difficilement. Des lotions avec du vinaigre coupé avec de l'eau, des affusions froides, l'hydrothérapie pour provoquer une forte et franche réaction dans les cas graves, produisent souvent de bons effets. Dans tous les cas il est urgent de combattre énergiquement les complications.

Comme moyen prophylactique on a vanté beaucoup l'administration en temps d'épidémie de la teinture de belladone à la dose de deux à trois gouttes matin et soir, en augmentant graduellement suivant l'âge des personnes et mieux le mélange suivant n° 173, ou la potion n° 199 à prendre une cuillerée à bouche toutes les deux heures.

ART. 6. — De l'érysipèle.

Synonymie. — Érysipèle. Feu de St.-Antoine, feu sacré, etc.

Définition. — On entend par érysipèle, une inflammation de la peau (É. simple) s'étendant parfois au tissu cellulaire sous-cutané (É. phlegmoneux), partant ordinairement d'un point, le plus souvent d'un angle du nez, pour s'étendre aux parties voisines (É. fixe); parfois rampant, pour ainsi dire, sur la surface cutanée et envahissant de proche en proche une grande étendue du corps, en quittant brusquement une place pour reparaître à une grande distance sur une autre (É. ambulant); caractérisée par une rougeur très-vive, de la dureté et un gonflement notable de la peau; accompagnée le plus souvent d'une fièvre intense, d'un embarras gastrique, mais se terminant le plus souvent par résolution et desquamation; mais aussi quelquefois par suppuration ou même par la gangrène.

Étiologie. — Les affections morales vives qui influent sur les digestions, les embarras gastriques, bilieux; le tempérament lymphatique, bilieux; les refroidissements, les coups, les plaies ; un génie épidémique, une idiosyncrasie particulière.

Symptômes. — Lassitude, anorexie, soif avec accélération du pouls qui est plein et fort ; céphalalgie, anxiété, agitation avec redoublement de la fièvre à l'entrée de la nuit; insomnie ou somnolence; parfois embarras gastrique, surtout état bilieux ; nausées, vomissements, souvent constipation, à un haut degré, délire. Rougeur et chaleur âcre avec sentiment de cuisson, tuméfaction, souvent état œdémateux de la peau qui est le siége de l'inflammation. Formation de véritables phlyctènes ou bulles, de vésicules, même abcès, de phlegmons qu'on est obligé d'ouvrir.

Marche. Durée. Terminaison. — Essentiellement aiguë, durant de sept à quinze jours, sauf l'érysipèle phlegmoneux qui dure beaucoup plus longtemps; la terminaison, quand elle est simple, est presque toujours la guérison ; mais dans l'érysipèle phlegmoneux, l'issue est souvent fâcheuse.

Lésions anatomiques. — Rien de remarquable, à moins de complications.

Diagnostic. — Rougeur et tuméfaction sur un point limité de la peau, très-souvent à l'un des côtés du nez, et quelques autres symptômes énumérés ci-dessus.

Pronostic. — Quand l'érysipèle est simple, presque toujours favorable; dans l'érysipèle phlegmoneuse ou compliquée d'autres maladies, même lors de la convalescence, souvent fâcheux.

Traitement. — Saignée générale modérée en cas d'indication chez un sujet jeune, fort, sanguin. En cas de saburre ou état bilieux, le tartre stibié à dose vomitive n° 174, quelquefois associé à un sel purgatif. Onctions avec la pommade au calomélas n° 15 deux fois par jour, ou, pour éviter le contact de l'air, une couche de collodion, trente grammes sur deux grammes d'huile de ricin. Les vésicatoires comme moyen perturbateur, la cautérisation avec le nitrate d'argent pour enrayer la maladie, ont quelquefois été suivis de bons effets.

ART. 7. — De la suette miliaire.

Synonymie. — Suette miliaire. Suette des Picards. Fièvre suante.

Définition. — On entend par suette miliaire, une affection fébrile, caractérisée par une transpiration abondante et le plus souvent par une éruption papulo-vésiculeuse ressemblant à des grains de millet.

Étiologie. — Un génie épidémique. Les grandes chaleurs. Un trouble nerveux, surtout en temps d'épidémie, comme pendant le choléra.

N. B. — J'ai été à même, lors de ma mission dans le département de la Haute-Marne, pendant le choléra de 1832, de constater, principalement dans deux communes, un certain nombre de cas que j'ai appelés alors des cas de choléra externe et que j'ai traités avec succès à l'exception de deux malades par les moyens ci-dessous.

Symptômes. — Lassitude. Anorexie. Frissons suivis d'une sueur abondante, continue et d'une odeur caractéristique. Céphalalgie frontale, quelquefois délire, convulsions. Constriction douloureuse à l'épigastre, quelquefois des douleurs atroces, de véritables crampes cholériques dans tout l'abdomen. Constipation, urines rares. Au bout de quelques jours, éruption de petits boutons rouges, ou de vésicules entourées d'une auréole rouge, parfois blancs, semblables aux sudamina, suivis de desquamation, soit furfuracée, soit en lambeaux, comme dans la scarlatine. Pouls accéléré, et dans les cas graves, faible, petit, serré, irrégulier.

Lésions anatomiques. — Putréfaction rapide des cadavres. Tuméfaction des follicules de Peyer et de Brunner. Souvent congestion du foie et de la rate. Poumons gorgés de sang ; les veines et les artères remplies d'un sang noir et liquide.

Diagnostic. — Constriction épigastrique, sueurs abondantes, continues, avec mouvement fébrile plus ou moins marqué, plus tard éruption miliaire.

Pronostic. — Favorable, le plus souvent; mais si la fièvre est très-intense, la sueur excessive et si la maladie dure depuis quelque temps sans avoir obtenu un amendement, on doit craindre une terminaison fâcheuse, si on ne parvient pas à relever les forces du malade.

Traitement. — Sangsues à l'anus en cas de céphalalgie intense, délire, douleurs épigastriques atroces et mouvements fébriles marqués. Modérer la sueur par de légères couvertures et une température peu élevée de la chambre, de laquelle on renouvellera souvent l'air, tout en évitant de refroidir le malade. Lotionner tout le corps matin et soir avec de l'eau froide coupée avec du vinaigre. Boissons rafraîchissantes et acidulées. La potion n° 174. Lavements rafraîchissants et purgatifs plus ou moins drastiques. Les vésicatoires, surtout à l'épigastre, en cas de douleurs atroces; la quinine à haute dose, deux à trois grammes par jour, et en cas de grande faiblesse les toniques à l'intérieur et l'hydrothérapie.

A_{RT}. 8. — De la varicelle.

Synonymie. — Varicelle. Petite vérole volante.

Définition. — On entend par varicelle, une affection fébrile caractérisée par une éruption d'un nombre plus ou moins considérable de pustules, ordinairement plus petites que dans la variole, qui apparaissent le plus souvent après une fièvre de vingt-quatre heures, parfois à peine sensible, cependant quelquefois aussi accompagnée de délire, et qui se remplissent de pus au bout de vingt-quatre à trente-six heures, et dont la dessiccation s'opère au plus tard du cinquième au sixième jour, à l'exception de quelques boutons, mais sans présenter de fièvre secondaire, comme dans la variole.

Étiologie. — Causes inconnues, si ce n'est un génie épidémique.

Symptômes. — Malaise, céphalalgie, fièvre; quelquefois vomissements, douleurs épigastriques. Vésicules qui se flétrissent et sèchent dès le cinquième jour, et dont les croûtes tombent du neuf au dixième,

Marche. Durée. Terminaison. — Rapide; durant rarement au

delà du sixième au huitième jour et se terminant toujours d'une manière heureuse.

Lésions anatomiques. — Nulles.

Diagnostic. — Vésicules sans dépression à leur centre et dessiccation rapide.

Pronostic. — Jamais fâcheux, à moins de maladies antérieures graves.

Traitement. — Séjour dans le lit si le temps est mauvais, s'il fait froid; dans tous les cas garder la chambre pour rester dans une température égale et éviter les refroidissements; régime doux, boissons douces, rafraîchissantes, mais tièdes.

ART. 9. — De la variole.

Synonymie. — Variole. Petite vérole.

Définition. — On entend par variole, une affection fébrile aiguë, contagieuse; caractérisée par des pustules en plus ou moins grand nombre, qu'on rencontre le plus souvent sur toute la surface du corps, soit isolées les unes des autres, discrètes; soit confluentes, c'est-à-dire réunies par groupes.

Étiologie. — La contagion. Le génie épidémique.

Symptômes. — Sensibilité au froid, frissons alternant avec de la chaleur, suivie de sueur, exhalant une odeur fétide; langue blanche, soif, anorexie, parfois nausées, vomissements, le plus souvent constipation. Céphalalgie frontale, lassitude, lumbago, douleurs contusives dans les membres; agitation, insomnie, délire et parfois hébétude, somnolence. Petites taches ou points rouges, présentant bientôt une légère élevure qui se transforme en vésicule superficielle, plate, déprimée à son centre, remplie d'un liquide blanc jaunâtre, qui vers le dixième jour se dessèche et forme une croûte noirâtre qui tombe après un laps de temps plus ou moins long, laissant des taches, d'un rouge livide, cuivré, qui s'effacent insensiblement, et des cicatrices indélébiles le plus souvent. Pendant la période d'éruption, enflure quelquefois considérable du visage, etc., et salivation, surtout si elle est confluente.

Marche. Durée. Terminaison. — Incubation, invasion, éruption, suppuration, avec redoublement de fièvre du septième au dixième jour. Dessiccation durant de quinze jours à plus d'un mois et se terminant, si elle est discrète et surtout si les pustules ne sont pas excessivement nombreuses, le plus souvent heureusement; mais si elle est confluente et compliquée elle a souvent une terminaison funeste.

Lésions anatomiques. — Des érosions et des taches blanchâtres, formées par un liquide purulent accumulé sous l'épiderme, et les lésions produites par les complications.

Diagnostic. — Quelques symptômes ci-dessus, comme céphalalgie, fièvre et surtout les douleurs contusives en temps d'épidémie, en attendant l'apparition de l'éruption, qui vient le confirmer.

Pronostic. — Toujours d'une certaine gravité et surtout très-inquiétant en cas de confluence ou de complications.

Traitement. — Au commencement pour faire avorter le développement des pustules, épointer chaque pustule variolique avec une aiguille en or et les cautériser avec le nitrate d'argent; ou couvrir les pustules avec des morceaux coupés en bandelettes d'emplâtre de Vigo cum mercurio, ou les enduire avec la pommade mercurielle à laquelle on ajoute de l'amidon en suffisante quantité pour lui donner une certaine consistance; deux à trois fois par jour une simple onction avec la pommade au calomel à la dose d'un gramme sur douze à seize grammes d'axonge, suffisent le plus souvent pour combattre l'inflammation et faire disparaître cette tension des téguments, surtout à la face et au cuir chevelu, si pénible aux malades. Du reste, comme traitement, les moyens hygiéniques, en ayant soin de renouveler l'air de la chambre très-souvent, et la même médication interne que pour la rougeole. Comme préservatif, la vaccination et les revaccinations. En cas de complications la médication indiquée pour chaque maladie ou contre tels ou tels symptômes.

N. B. — Quant à la varioloïde, ce n'est qu'une variété de la variole, elle tient le milieu entre cette dernière et la varicelle et ne réclame pour traitement le plus souvent que les soins hygiéniques mentionnés ci-dessus.

LIVRE X

DES MALADIES COMMUNIQUÉES A L'HOMME
PAR LES ANIMAUX

CHAPITRE PREMIER

DES AFFECTIONS PRODUITES PAR INFECTION, CONTAGION, INOCULATION

ART. 1er. — De la morve et du farcin aigus.

Synonymie. — Morve. Farcin. Jetage. Glandage.

Définition. — On entend par morve aiguë, une affection fébrile produite par un virus particulier, se transmettant par infection et plus souvent par inoculation du cheval à l'homme et de celui-ci à son semblable, caractérisée chez l'animal par une sécrétion particulière des narines et chez l'homme par une espèce de coryza avec sécrétion purulente et sanguinolente; par des altérations spéciales du tissu cellulaire et de la peau.

Étiologie. — L'infection et surtout l'inoculation.

Symptômes. — Malaise, abattement, brisement des membres, même prostration extrême; frissons plus ou moins intenses, prolongés; céphalalgie violente; nausées, vomissements, diarrhée. Si la maladie est le résultat de l'inoculation, on constate souvent de la rougeur, une tension, de la douleur, un aspect érysipélateux, et s'il existe une plaie les bords sont blafards et fongueux. Le pus est sanieux, on constate des signes de phlébite, avec engorgement des ganglions. Douleurs articulaires aiguës, abcès dans le tissu cellulaire sous-cutané, principalement à la face, au voisinage des articulations. Pustules plus ou moins grosses, d'un aspect violacé, même des phlyctènes, des bulles remplies d'un liquide sanguinolent, noirâtre. Ecoulement des fosses nasales et parfois de la bouche d'un liquide d'abord blanchâtre et visqueux, puis purulent et jaunâtre. Appétit nul, soif intense, quelquefois au début constipation, mais vers la fin, le plus souvent, diarrhée très-fétide. Épistaxis, même des hémorrhagies intestinales; expectoration de crachats rouillés, sales. Pouls fréquent, souvent cent-vingt à cent-cinquante pulsations, faible et dépressible, et vers la fin irrégulier et intermittent. Délire alternant avec le coma à l'approche de la mort.

Marche. Durée. Terminaison. — Dans la période d'incubation, lente, mais toujours continue et s'accélérant, une fois la maladie déclarée; ne durant que quelques jours, mais parfois aussi trois à quatre septénaires et se terminant toujours d'une manière funeste.

Lésions anatomiques. — Pustules, bulles, suppuration du derme; abcès du tissu cellulaire et dans les muscles, contenant ordinairement un pus de mauvaise nature. Épaississement des muqueuses, ulcérations, dénudation des cartilages et des os du nez; perforation, carie même; ecchymoses, escarres gangréneuses. Sang tantôt coagulé, tantôt fluide. Hépatisation, abcès métastatiques dans les poumons.

Diagnostic. — Coryza particulier, douleurs articulaires, pustules, bulles contenant un liquide violacé.

Pronostic. — Toujours très-grave.

Traitement. — Onctions mercurielles, l'eau de Sedlitz journellement, les sudorifiques et en général la médecine des symptômes; mais tout cela, toujours sans beaucoup de succès et peu d'espoir.

Art. 2. — De la morve et farcin chroniques.

Synonymie. — Morve chronique. Farcin chronique. Morve farcineuse.

Définition. — On entend par morve chronique, une affection contagieuse, caractérisée principalement par des ulcérations particulières des fosses nasales et des voies aériennes; des douleurs articulaires et musculaires et des symptômes de cachexie.

Étiologie. — La transmission des solipèdes, de la morve ou du farcin à l'homme, le plus souvent par inoculation.

Symptômes. — Malaise, fatigue, affaiblissement, douleurs très-vives dans les membres, les articulations. Enchiffrènement très gênant, mal de gorge, toux avec douleur dans la trachée, étranglement et voix altérée. Ulcérations, quelquefois perforation de la cloison, même destruction de la voûte palatine. Dyspnée, bronchite capillaire, pneumonie. Frissons intenses, sueurs alternant avec de la sécheresse de la peau, et, vers la fin, tous les signes d'une cachexie profonde.

Marche. Durée. Traitement. — Toujours extrêmement lente, mais continue, à moins d'une transformation en morve aiguë, ce qui arrive parfois; durant plusieurs mois, même des années et se terminant toujours par la mort.

Lésions anatomiques. — Gonflement, épaississement de la pituitaire, ulcérations profondes, abcès sous-muqueux, sous la peau, dans les muscles, les ganglions; destruction des cartilages et des os, qui sont nécrosés, cariés.

Diagnostic. — A moins de renseignements commémoratifs, on est exposé à la confondre facilement avec la syphilis constitutionnelle ou un état scrofuleux.

Pronostic. — Toujours des plus fâcheux.

Traitement. — L'iode, l'iodure de potassium, le mercure, les eaux sulfureuses, les toniques, les injections iodées ou toniques dans les abcès; les cautérisations avec le fer rouge des ulcères; le pansement et les frictions avec la pommade n° 15, sur les parties qui sont le siége d'engorgements, de nodosités, de pustules, et à l'intérieur, l'extrait d'aconit à la dose de cinq centigrammes, en augmentant progressivement jusqu'à un gramme dans les vingt quatre heures.

ART. 3. — De la rage.

Synonymie. — Rage, Hydrophobie. Hydrophobie rabique.

Définition. — On entend par rage, une affection générale produite le plus souvent par inoculation d'un virus qui se développe spontanément chez certains animaux, principalement chez le chien, qui le communique alors à l'homme par morsures; caractérisée par des symptômes nerveux, une bave écumeuse et une constriction spasmodique de la gorge qui l'empêche de boire surtout de l'eau, quoique fortement altéré.

Étiologie. — L'introduction du virus rabique dans l'économie, soit directement par morsure, soit indirectement par le contact du virus avec une partie dénudée de son épiderme.

Symptômes. — Horreur des liquides, principalement de l'eau, anxiété, sentiment de constriction à la gorge, suffocation, convulsions produites le plus souvent par l'aspect d'un corps bril-

lant, d'un miroir, d'un verre, d'une vive lumière. Grande exaltation et excitation extrême des parties génitales, quelquefois
délire, hallucinations; mais le plus souvent le malade conserve
toute sa connaissance jusqu'à la fin. Expuition d'une salive,
d'une bave écumeuse; soif vive, appétit nul, constipation, pupilles dilatées, et vers la fin oppression extrême. Le pouls devient
alors petit, serré, fréquent et le malade succombe par asphyxie.

Marche. Durée. Terminaison. — Rapide et toujours croissante; durant de deux à quatre jours, rarement plus, une fois la
maladie confirmée ; se terminant toujours par la mort.

Lésions anatomiques. — Nulles, à moins de lésions consécutives.

Diagnostic. — Horreur des liquides, crachotements et bave
écumeuse, respiration entrecoupée, et vers la fin oppression extrême, et presque toujours les commémoratifs, qui ne laissent
aucune doute.

Pronostic. — Toujours fâcheux.

Traitement. — Les seuls utiles, ce sont ceux qui empêchent
l'absorption du venin. En attendant l'homme de l'art, on lavera
la plaie dans toute sa profondeur, on la fera saigner le plus
possible, par la pression ou la succion, en y appliquant une ven-
touse, et à son défaut le premier verre qu'on trouve à sa portée,
en y faisant le vide avec un morceau de papier allumé ou un
peu d'alcool. La cautérisation avec le fer rouge chauffé à blanc, le
nitrate acide de mercure, l'acide sulfurique concentré, la potasse
caustique, la chaux vive, et si les chairs sont trop lacérées l'amputation, si cela est possible. La belladone associée au calomélas, ne
serait-ce que pour agir sur le moral du malade, n° 175, et les
sudations copieuses.

CHAPITRE II

DES ACCIDENTS OCCASIONNÉS PAR MORSURES, PIQURES VIRULENTES, VÉNÉNEUSES.

ART. 1er. — Des morsures de la vipère, du trigonocéphale et du serpent
à sonnette.

Symptômes. — Locaux: Douleurs vives dans toute la longueur
du membre blessé; rougeur et gonflement autour des piqûres
avec engorgement pâteux, luisant, rouge, livide.

Généraux: Douleur et pesanteur de tête, malaise, anxiété, nausées, vomissements bilieux, lipothymie, syncopes. Après douze à vingt heures, membre très-volumineux, teinte ictérique; sueurs froides, visqueuses; refroidissement des extrémités, somnolence; soif vive, ralentissement du pouls, syncopes répétées, souvent formation d'abcès multiples, quelquefois gangrène.

Traitement. — En attendant l'arrivée du médecin: Placer une ligature à quatre ou cinq centimètres au-dessus de la piqûre. Essuyer la plaie en la lavant à grande eau; la sucer soi-même ou la faire sucer à plusieurs reprises pendant cinq à dix minutes. Frotter fortement la plaie avec du suc de citron, de l'urine ou des chlorures. Cautériser avec le fer rouge, le caustique de Vienne ou d'autres caustiques, l'ammoniaque, (Voyez Rage), après avoir préalablement scarifié profondément les plaies. Coucher le malade chaudement et lui faire prendre des infusions chaudes, toniques, excitantes avec l'acétate d'ammoniaque liquide. L'engorgement phlegmoneux sera combattu par des cataplasmes émollients, des frictions mercurielles, et les congestions pulmonaires par la saignée.

ART. 2. — Piqûres des insectes, telles que : abeilles, guêpes, frélons, cousins, moustiques, fourmis, etc., et des arachnoïdes venimeux.

Symptômes. — Douleur vive, brûlante ; gonflement, rougeur, légère tension et, si elles sont très-nombreuses, malaise général, même quelquefois fièvre.

Traitement. — Enlever l'aiguillon, s'il s'y trouve. Lotionner les parties avec de l'eau vinaigrée, l'ammoniaque liquide étendu d'eau, de l'eau salée, etc.

N. B. — Quant aux arachnides venimeux et surtout à la piqûre du scorpion, les symptômes sont les mêmes que ceux de la vipère, ainsi que le traitement. Quant aux animaux parasites, tels que le morpion, le pou, la punaise, etc., il me semble inutile d'indiquer la manière de s'en débarrasser.

LIVRE XI

DES AFFECTIONS OCCASIONNEES PAR L'INTOXICATION D'UN PRINCIPE DELETÈRE, SOIT MINERAL, VEGETAL, SOIT ANIMAL OU ENGENDRE PAR L'INOCULATION OU L'INFECTION D'UN VIRUS SPECIFIQUE.

CHAPITRE PREMIER

DES AFFECTIONS PAR INTOXICATION LENTE D'UN PRINCIPE DÉLÉTÈRE MINÉRAL.

ART. 1ᵉʳ. — De la colique de plomb.

Synonymie. — Colique de plomb, saturnine, métallique, des peintres, des plombiers, etc. Rachialgie des peintres.

Définition — On entend par colique de plomb, une affection caractérisée par de violentes douleurs d'entrailles, une constipation opiniâtre et des crampes dans les membres, occasionnées par l'absorption de préparations saturnines, sous forme moléculaire, soit par les voies respiratoires, soit par les voies digestives, soit enfin par la peau, puisqu'il est incontestable que c'est pendant les fortes chaleurs où la peau se prête plus facilement à l'absorption, que la maladie se manifeste le plus fréquemment.

Étiologie. — Une température élevée qui favorise l'absorption des molécules du plomb. Les professions dans lesquelles on est forcé de manier des préparations saturnines ou de séjourner au milieu d'émanations de molécules de plomb, ou à la poussière, à la vapeur de ce métal. La malpropreté, la négligence des moyens prophylactiques et les écarts de régime, surtout les excès alcooliques.

Symptômes — Malaise, anéantissement, inappétence, quelquefois soif, langue normale ou blanchâtre; haleine fétide, saveur sucrée ou styptique avec léger ptyalisme; face d'une teinte ictérique; insomnie. Douleurs à l'ombilic, quelquefois s'étendant à l'hypogastre, aux lombes, aux parties génitales, etc. continues avec des exacerbations irrégulières, tantôt obtuses, contusives, plus souvent aiguës, dilacérantes. La figure est grippée, les malades poussent des cris et se roulent, se tordent dans leur lit ; le ventre est souvent rétracté pendant les coliques, et on constate une diminution de la sécrétion urinaire ; la miction est souvent douloureuse, la constipation est opiniâtre ; la plupart ont des nausées suivies de vomissements aqueux, quelquefois bilieux, amers, d'un vert porracé, et sont souvent tourmentés par des éructations, le hoquet. Céphalalgie sans fièvre, même souvent pouls plus lent.

Marche. Durée. Terminaison.—Extrêmement variable; ne durant souvent, si l'affection est bien traitée qu'un septénaire et se terminant presque toujours d'une manière heureuse ; cependant parfois elle est très-opiniâtre et souvent elle récidive facilement, si les malades se remettent sous l'influence des mêmes causes.

Lésions anatomiques. — Nulles.

Diagnostic. — Quelques-uns des symptômes ci-dessus suffisent si on ne constate pas de fièvre et surtout si le sujet s'est exposé aux émanations des préparations de plomb.

Pronostic. — Grave, quoiqu'elle n'occasionne pas la mort par elle-même ; mais à cause des conséquences redoutables, comme accidents cérébraux, paralysie.

Traitement. — A. Traitement de la Charité. Premier jour. Le matin : lavement purgatif des peintres n° 176. Dans la journée, pour tisane, n° 177 ; le soir : lavement anodin des peintres n° 178, et après bol calmant n° 179. Deuxième jour. Le matin : eau bénite n° 180, à boire en deux fois à une heure d'intervalle. A partir de midi, d'heure en heure, une tasse de tisane sudorifique n° 181. Le soir : le lavement anodin n° 178, et après, un bol calmant n° 179. Troisième jour. Le matin : potion purgative des peintres n° 182. Dans la journée : tisane sudorifique laxative n° 183. Le soir : lavement anodin n° 178 et un bol calmant n° 179. Quatrième jour : comme le troisième. Cinquième jour : rien que pendant la journée un litre de tisane sudorifique simple n° 181 par verre, d'heure en heure. A quatre heures : lavement purgatif des peintres n° 176 ; à six heures : lavement anodin n° 178, et à huit heures, bol calmant n° 179. Sixième jour : même médication que le quatrième jour, et le septième jour diète absolue; les jours suivants du bouillon, tout en faisant usage de la tisane sudorifique simple n° 181 et quelquefois aussi des bols calmants n° 179 pour consolider la guérison et en cas de ténacité on reprendra le même traitement en insistant énergiquement avec les purgatifs.

N. B. Traitement par l'huile de croton tiglium. Pour commencer une goutte dans une cuillerée de tisane, qu'on répétera après sept à huit heures, si la première ne produit pas d'évacuations, ou aussi sous forme de poudre n° 184, en même temps qu'on fera prendre journellement un lavement purgatif n° 176. Le second et le troisième jour, même médication, de même les jours suivants si toutes les traces de la maladie n'ont pas disparu ; dans le cas de cessation des symptômes dès le troisième jour, on se bornera à des lavements purgatifs pour les jours suivants. Pendant tout le temps qu'on administre le croton tiglium on fera boire abondamment une tisane d'orge miellée ou une émulsion d'amandes douces et le soir on donnera cinq à dix centigrammes d'opium.

ART. 2. — Des accidents cérébraux saturnins.

Synonymie. — Accidents cérébraux saturnins. Encéphalopathie saturnine.

Définition. — On entend par accidents cérébraux saturnins, une affection de l'encéphale caractérisée par l'exaltation, la perversion ou l'abolition des fonctions cérébrales, qui se manifeste le plus souvent par du délire, soit par des convulsions épileptiformes, soit sous forme de coma, pendant la colique de plomb ; quelquefois aussi d'emblée ; mais toujours occasionnée par l'absorption plus ou moins notable de molécules métalliques.

Étiologie. — Les mêmes que pour les coliques de plomb.

Symptômes. — Au début ou pendant une attaque de coliques de plomb. Céphalalgie frontale ou sincipitale, vertiges, sommeil agité ou somnolence, hébétude du regard, accélération du pouls. Inquiétude, tristesse, parfois amaurose. Engourdissement, fourmillements, douleurs dans les membres. 1. Forme délirante : Quelquefois simple divagation, plus souvent paroxysmes de délire furieux avec vociférations, injures, etc. ; hallucinations, parfois délire continu, pendant lequel les malades meurent subitement, se suicident ou tombent dans le coma. 2. Forme convulsive : Véritables attaques d'épilepsie, se répétant quelquefois sans interruption jusqu'à ce que le malade tombe dans un état comateux et succombe subitement.

Marche. Durée. Terminaison. — Le plus souvent rapide, récidivant fréquemment et ne durant que quelques minutes, plusieurs heures et parfois jusqu'à trois septénaires, se terminant presque toujours d'une manière fâcheuse.

Lésions anatomiques.—Quelquefois aucune lésion appréciable, souvent augmentation du volume du cerveau; les circonvolutions sont serrées et aplaties, la dure-mère est distendue. Quelquefois la pulpe cérébrale a une coloration jaunâtre.

Diagnostic. — L'existence actuelle ou antérieure d'accidents saturnins et en particulier la colique de plomb; une amaurose apparaissant d'une manière brusque et disparaissant en peu de jours, suffisent.

Pronostic. —Toujours des plus graves, surtout dans la forme convulsive.

Traitement. — L'opium dans le délire furieux, en pilules ou en lavement. Les injections sous-cutanées morphinées. La méthode expectante et combattre les symptômes dominants.

Art. 3. — Du tremblement mercuriel.

Synonymie. — Tremblement mercuriel. Tremblement des doreurs.

Définition. — On entend par tremblement mercuriel, une affection caractérisée par des espèces de convulsions légères, occupant une plus ou moins grande étendue du corps et qui est occasionné par l'intoxication lente de ce métal.

Étiologie. —L'absorption du mercure vaporisé. Exceptionnellement l'abus de la liqueur de Van-Swieten à l'intérieur. Les frictions avec la pommade mercurielle; le froid et l'humidité pendant l'administration de ce métal; les excitants spiritueux, la malpropreté et le peu de soins et précautions pendant les manipulations dans les arts où l'on se sert du mercure.

Symptômes. — Un peu de faiblesse, d'incertitude en marchant, dans les membres supérieurs et plus tard dans les extrémités inférieures. Mouvements involontaires des lèvres, de la langue et des muscles de la face ; de là, embarras de la parole, mastication difficile, même impossible; difficulté extrême à saisir un objet quelconque, ou pour boire ou manger. Quelquefois insomnie, affaiblissement de l'intelligence, délire.

Marche. Durée. Terminaison. — Essentiellement chronique, durant toujours fort longtemps et récidivant facilement, mais se terminant rarement d'une manière funeste.

Lésions anatomiques. — Nulles.

Diagnostic. — Quelques-uns des symptômes ci-dessus suffisent, si le sujet a été exposé aux influences du mercure.

Pronostic. — Grave, à cause de son opiniâtreté ou après plusieurs récidives; lesquelles sont souvent suivies d'une cachexie mercurielle.

Traitement. — Les sudorifiques, la poudre de Dower, l'acétate d'ammoniaque liquide à la dose de quinze grammes. La tisane dépurative avec les bois sudorifiques et les herbes dépuratives n° 185 et 186. Les bains chauds, de vapeur, sulfureux unis à des doses modérées d'opium. Un régime tonique et une habitation bien aérée, et éloigner toutes les causes occasionnelles.

N. B. — Je ne parlerai pas de l'arthralgie ni de la paralysie saturnines, qui, en tenant compte de la cause déterminante (l'absorption du plomb), ne demandent pas d'autres médications et qui sont presque toujours la suite de la colique métallique. Je ne ferai que mentionner la colique de zinc, de cuivre, parce qu'elles sont infiniment rares, si toutefois on en a observées. Je ne dirai pas davantage de l'hydrargyrie, qui n'est autre chose qu'un eczéma aigu, ni de la cachexie mercurielle qui n'est qu'une suite, une exagération de la maladie décrite plus haut; et encore moins de l'intoxication par le sulfure de carbone chez les ouvriers employés à la vulcanisation du caoutchouc : maladie encore peu connue et observée dans les derniers temps par MM. les docteurs Delpech à l'hôpital Necker et Gallard à la Pitié.

CHAPITRE II

DES AFFECTIONS PAR INTOXICATION LENTE D'UN PRINCIPE DÉLÉTÈRE VÉGÉTAL.

ART. 1er. — De l'ergotisme.

Synonymie. — Ergotisme. Convulsion céréale. Mal de Sologne. Gangrène des Solognats. Raphanie. Feu de St-Antoine ou de St-Marcel. Mal des Ardents.

Définition. — On entend par ergotisme, une affection produite par l'usage du seigle ergoté, caractérisée tantôt par des convulsions, d'autre fois par une gangrène, le plus souvent sèche, des membres.

Étiologie. — L'usage interne d'une production morbide du seigle, nommée ergot; surtout chez des individus qui vivent dans des lieux bas et humides, dans la misère.

Symptômes. — 1° Ergotisme convulsif : D'abord lassitude, agitation, céphalalgie, tristesse; fourmillements, picotements, crampes dans les jambes et les pieds. Grande irrégularité de l'appétit; plus tard une chaleur douloureuse se manifeste dans les pieds; tous les symptômes ci-dessus augmentent et des convulsions surviennent avec des exacerbations plus ou moins rapprochées, sous forme d'accès. Des convulsions toniques produisent la flexion forcée de toutes les articulations des membres et souvent on observe l'opisthotonos et le trismus. Aux convulsions toniques se joignent des convulsions cloniques très-violentes et très-douloureuses; les secousses sont plus ou moins rapides et fortes, la face est agitée par d'affreuses convulsions, les yeux sont contournés; souvent les malades se mordent la langue et ont une écume sanguinolente à la bouche. La céphalalgie est intense, on constate un délire ordinairement furieux, avec vociférations, hurlements; perte de la mémoire et de l'intelligence, stupeur, coma, affaiblissement, perte ou divers troubles de la vue. Quelquefois douleurs épigastriques, nausées et vomissements bilieux, coliques, selles liquides fétides, parfois involontaires, ainsi que les urines. Les extrémités sont froides, quoique le corps soit couvert de sueur et que le malade se plaigne d'une chaleur douloureuse, incommode dans tout le corps. A ces phénomènes succèdent souvent un collapsus profond et une paralysie générale qui précède la mort. Dans les cas de guérison, les malades conservent fort longtemps un affaiblissement de la vue, une faiblesse ou un tremblement des membres et un affaiblissement de l'intelligence.

2° Ergotisme gangréneux : Aux symptômes précédents se joignent au bout de quelques jours des douleurs vives, profondes dans les extrémités qui doivent être frappées de gangrène; les malades se plaignent d'une chaleur ardente ou d'un froid extrêmement vif et on constate une rougeur érysipélateuse sur les membres; le pouls devient serré et fréquent; les pieds, les mains deviennent violacés, très-froids, noircissent, se dessèchent ou se couvrent de phlyctènes pleins de sérosité rougeâtre, d'une odeur fétide et caractéristique; le pouls devient faible, misérable, accéléré, il y a prostration extrême ; la peau se couvre d'une sueur froide et visqueuse, la langue se sèche, la diarrhée affaiblit rapidement le malade qui tombe dans un état de demi-coma.

Marche. Durée. Terminaison.—Dans l'ergotisme convulsif, irrégulière; dans l'ergotisme gangréneux, continue; ne durant dans le premier quelquefois que peu de jours ; dans le second, souvent beaucoup plus longtemps et se terminant le plus souvent par la mort.

Lésions anatomiques.— Souvent des traces d'inflammation dans un grand nombre d'organes, qu'on attribue à une altération du sang, mais tout est encore obscur à ce sujet.

Diagnostic.—Quelques-uns des symptômes ci-dessus suffisent, s'il règne une affection épidémique ou si on peut constater qu'il y a intoxication par l'ergot.

Pronostic.— Toujours des plus graves.

Traitement.— Combattre par une médication rationnelle les symptômes dominants, car le moyen curatif est encore à trouver.

Art. 2. — De la pellagre.

Synonymie.— Pellagre.

Définition.— On entend par pellagre, une diathèse particulière de l'économie, dont les caractères pathognomoniques sont des lésions fonctionnelles variées, tant des voies digestives que de l'axe cérébro-spinal et de la peau.

Étiologie.— Alimentation malsaine et insuffisante, la misère et surtout l'usage habituel du maïs, principalement si la graine n'a pas atteint une maturité complète ou est altérée par d'autres causes encore plus ou moins obscures, comme du verdet ou verderame, parasite épiphytique.

Symptômes.— Au début malaise général, faiblesse, état anémique. Boulimie et diarrhée incessante ; les évacuations sont abondantes, très-liquides, jaunes, vertes ou noirâtres, quelquefois mêlées de sang; dans des cas rares, constipation opiniâtre, quelquefois vomissements. La muqueuse buccale est pâle et excoriée; il y a salivation avec goût salé; les lèvres sont livides, arides et gercées. La peau et surtout les surfaces qui sont le plus habituellement exposées aux rayons solaires, prend une couleur de chocolat, se noircit, se dessèche, et souvent il y a desquamation de l'épiderme sans qu'on puisse constater une rougeur, un peu d'inflammation; quelquefois cependant, quand les malades ont été longtemps exposés aux ardeurs du soleil, on observe un érythème, même un état érysipélateux, des phlyctènes ou bulles remplies d'une sérosité jaunâtre, sous la forme de demi-cercles ellipsoïdes. Si la maladie, qui le plus souvent prend à chaque printemps un certain caractère d'acuité avec des exacerbations, a une fois une année et plus de durée, il n'est pas rare de constater des symptômes nerveux, tels que : céphalalgie, bourdonnements d'oreilles, des troubles de la vision, des vertiges, des douleurs rachidiennes, des crampes, des mouvements involontaires, de véritables convulsions; une faiblesse des membres inférieurs, même de la paralysie et très-souvent la folie pellagreuse, qui est principalement caractérisée par la tendance au suicide par immersion, à tuer ses enfants, quelquefois à une exaltation religieuse.

Marche. Durée. Terminaison. — Généralement chronique avec des exacerbations au printemps, durant souvent plusieurs, même beaucoup d'années, si le suicide ne vient pas abréger les jours des malades, et se terminant ordinairement par la mort, à moins d'éloigner à temps les mauvaises influences hygiéniques.

Lésions anatomiques. — Altération de la peau aux points où siége la maladie et d'autres altérations des voies digestives, comme ramollissement de la muqueuse, ascite, de l'encéphale, du rachis; ramollissement, induration, injection des méninges, épanchement séreux, etc. etc.

Diagnostic. — Quelques-uns des symptômes ci-dessus et l'état particulier de la peau suffisent.

Pronostic. — Toujours très-grave, et si on ne peut pas soustraire à temps les malades aux causes occasionnelles, toujours fâcheux.

Traitement. — Éloigner les causes occasionnelles et changer totalement le régime alimentaire. Bains tous les deux à trois jours, L'hydrothérapie. Suivant les indications, saignées générales et locales, toniques unis aux opiacés, et les traitemeuts suivant les affections ou au moins les symptômes dominants de l'entérite, céphalite, etc., etc.

Art. 3. — De l'acrodynie.

Synonymie. — Acrodynie. Épidémie de crampes, de convulsions céréales.

Définition.— On entend par acrodynie, une affection caractérisée par diverses éruptions avec altération de l'épiderme, avec engourdissement, fourmillements, douleurs aux extrémités, parfois contractures et des troubles digestifs marqués.

Étiologie. — Les contrées et saisons froides et humides, une alimentation malsaine et insuffisante ; le manque de maturité convenable des produits de la terre, surtout des céréales, du millet.

Symptômes. — Engourdissements et fourmillements aux pieds et aux mains, même des élancements véritables, s'étendant quelquefois à toutes les parties du corps, aberrations du toucher et altérations du tact. Spasmes des muscles, crampes, tressaillements, contractures, même convulsions, paralysies. Éruptions diverses, granules, pustules, taches cuivreuses, phlyctènes ou furoncles, suivis de desquamations plus ou moins fréquemment renouvelées, même dénudations du corps muqueux. Rougeur érythémateuse, suivie quelquefois d'une teinte brune ou noirâtre de la peau. Troubles digestifs, envies de vomir, vomissements ; coliques, dévoiement abondant, alternant avec la constipation. Œdème plus ou moins notable, partiel, quelquefois bouffissure générale ; irritation des yeux, accompagnée de larmoiement, de picotements. Fièvre légère et quelquefois assez intense, suivant l'intensité des symptômes digestifs. Insomnie.

Marche. Durée. Terminaison. — Débutant le plus souvent par des troubles des voies digestives ; la maladie présente alors un certain degré d'acuité, mais prend bientôt une marche essentiellement chronique et dure des mois et plus, sans cependant se terminer souvent d'une manière funeste, excepté chez les vieillards.

Lésions anatomiques. — Lésions le plus souvent légères de l'enveloppe cutanée ; quant aux lésions internes, elles appartiennent à de simples complications.

Diagnostic. — Facile, si quelques-uns des symptômes ci-dessus existent.

Pronostic. — Toujours une maladie sérieuse à cause de la

longue durée, et quelquefois grave si les symptômes du côté des voies digestives sont intenses.

Traitement. — En cas de pléthore, saignée, sangsues aux pieds, au bas-ventre, au rachis. Frictions avec l'ammoniaque ou la térébenthine, lotions froides, aiguisées avec l'acétate de plomb. Vésicatoires le long des membres et du rachis. L'eau de Seltz et des préparations opiacées. Bains tièdes.

CHAPITRE III

DES AFFECTIONS PRODUITES PAR LA PRÉSENCE DE PARASITES.

ART. 1er. — De la gale.

Synonymie. — Gale. Dermatose scabieuse.

Définition. — On entend par gale, une éruption contagieuse constamment accompagnée de prurit avec exacerbation à l'entrée de la nuit; caractérisée par des vésicules légèrement élevées au-dessus du niveau de la peau, transparentes à leurs sommets, contenant un liquide séreux et visqueux, et ayant principalement leur siége aux plis des articulations des membres, dans les intervalles des doigts, sur l'abdomen, sur la verge, dans le voisinage desquelles on constate des petits sillons sous-épidermiques dans lesquels est logé l'acarus scabié.

Étiologie. — Une peau fine, le tempérament lymphatique, la jeunesse et une température élevée prédisposent et favorisent la contagion; mais c'est principalement le contact immédiat des individus ou des objets infectés qui communique la maladie, l'insecte appelé *acarus scabié* étant l'élément essentiel de la contagion.

Symptômes. — Prurit le soir et surtout la nuit, augmenté par la chaleur ou d'autres causes qui accélèrent la circulation. Des petites vésicules transparentes plus ou moins nombreuses d'où s'écoule une sérosité visqueuse si on les perce ou déchire, et dans lesquelles on constate la présence de l'animal.

Siége. — Toute la surface du corps, excepté la figure et le cuir chevelu.

Marche. Durée. Terminaison. — A partir du moment de la contagion jusqu'à son apparition, elle met trois à vingt jours;

dure, si on ne la soigne pas, infiniment; mais ne se termine jamais d'une manière funeste, et par certains traitements on la guérit souvent en peu de jours, même en quelques heures.

Lésions anatomiques. — Aucune autre que les vésicules qui sont le produit des piqûres du petit animal, lesquelles communiquent souvent directement avec de petits sillons sous-épidermiques aux extrémités desquels se trouve le sarcopte.

Diagnostic. — La présence de l'acarus ou s'il a disparu, les sillons qui aboutissent aux vésicules. Des petits squames, minces, jaunâtres, aux plis des articulations, surtout entre les doigts.

Pronostic. — Toujours favorable, surtout si elle n'est pas compliquée d'ecthyma, d'impétigo, etc.

Traitement. — Dans les cas simples, des frictions avec la pommade soufrée n° 188 suffisent souvent. Des frictions avec la pommade au calomélas n° 15, et si la maladie est déjà très-étendue on fera faire deux fois par jour des frictions sur les points occupés par les vésicules avec la pommade d'Helmerich n° 189 en recommandant au malade de prendre tous les jours ou tous les deux jours un bain savonneux et de continuer cette médication pendant dix à vingt jours.

Traitement à l'hôpital Saint-Louis. — Friction avec le savon noir, pendant une demi-heure, sur tout le corps, puis un bain d'une heure pendant lequel le malade continue à se frotter; après quoi on recommence à frictionner tout le corps pendant une demi-heure avec cinquante à cent grammes de la pommade d'Helmerich n° 189, et le plus souvent le malade est débarrassé de sa gale. Les jours suivants on recommandera au malade de prendre des bains simples pour combattre l'irritation de la peau que la médication a pu occasionner. On conseillera en même temps au malade de changer de linge le plus souvent possible et de désinfecter les vêtements par un courant de gaz sulfureux ou de les mettre pendant quelque temps au four chaud.

Art. 2. — De la trichinose.

Synonymie. — Trichinose. Maladie de Zenker.

Définition. — On entend par trichinose, une affection caractérisée par des douleurs épigastriques et des muscles fléchisseurs, des extrémités, produites par des vers microscopiques; qui se développent, à ce qu'il paraît, spontanément chez le cochon et les animaux qui se nourrissent de viandes corrompues.

Étiologie. — L'usage de la viande de porc, crue ou incomplétement cuite, dans laquelle ce parasite existe quelquefois à l'état de chrysalide en attendant l'occasion favorable pour se développer sur les muqueuses intestinales d'un autre être carnivore.

Symptômes. — Céphalalgie, malaise général, fatigue, anorexie, soif; douleurs épigastriques et ballonnements du ventre, vomissements, diarrhées, quelquefois aussi constipation. Gonflement et douleurs articulaires et surtout des muscles fléchisseurs dos extrémités, parfois paralysie des membres. Insomnie, sueurs abondantes, pouls fréquent, mais faible; quelquefois fièvre intense. Douleurs névralgiques du plexus cœliaque et mésaraïque, et plus tard oppression intense, de véritables accès de dyspnée survenant la nuit, suivie de délire et de marasme. Vers le dixième jour, œdème partiel, soit d'un membre, soit de la face.

Marche. Durée. Terminaison. — Souvent assez rapide, continu; se manifestant après quelques jours à quelques semaines, selon la quantité de viandes trichinées ingérée; durant parfois quinze jours à cinq semaines et se terminant fréquemment d'une manière funeste.

Lésions anatomiques. — Infiltration d'une grande quantité de trichines dans les muscles de la respiration et surtout du diaphragme et souvent dans le tube digestif. Gonflement des glandes mésentériques. Pneumonie lobulaire.

Diagnostic. — Quelques-uns des symptômes suffisent souvent, surtout si le sujet a mangé dans les derniers temps de la viande de porc.

Pronostic. — Toujours très-grave.

Traitement. — La benzine à la dose d'un gramme au début et en augmentant insensiblement jusqu'à trente, même quarante grammes. Purgatifs drastiques. Frictions mercurielles sur le creux de l'estomac et les membres qui sont le siége de douleurs. La médecine des symptômes et combattre les complications. Mesures hygiéniques et de police sanitaire pour prévenir les populations contre les ravages de l'infection par les trichines.

CHAPITRE IV

DES MALADIES VÉNÉRIENNES.

ART. 1er. — De la syphilis en général.

Synonymie. — Syphilis. Vérole. Mal napolitain, espagnol, français, américain.

Définition. — On entend par syphilis, une affection conta-gieuse spéciale, consistant en un virus particulier qui se révèle sous la forme d'un ulcère produisant un pus inoculable, se développant sur le lieu même où a agi la cause infectante, toutes les fois qu'il y a la moindre lésion de la peau, de l'épiderme ou d'une membrane-muqueuse.

Étiologie. — L'infection par le virus syphilitique, par l'inoculation, la contagion congénitale ou par hérédité.

Symptômes primitifs. — Blennorrhagies virulentes, cordées, qui entraînent à soupçonner un chancre sur la muqueuse du canal; les différentes espèces de chancres. 1º Chancre simple ou superficiel; 2º chancre induré ou huntérien : 3º chancre phagédénique, rongeant, serpigineux.

Symptômes successifs. — Phimosis, paraphimosis. Les végétations, excroissances, verrues, poireaux, choux-fleurs, crêtes de coq, condylomes, rhagades. L'orchite. Le bubon. Les plaques muqueuses.

N. B. — Quant aux symptômes secondaires et tertiaires, il sera question à l'article : Syphilides.

ART. 2. — De la blennorrhagie syphilitique.

N. P. Inutile de la décrire. Voyez l'article : Blennorrhagie aiguë; il suffit de savoir qu'il est toujours prudent, toutes les fois qu'elle est virulente et qu'on a lieu de soupçonner une infection vénérienne, de soumettre les malades à un traitement anti-syphilitique, sur lequel on insistera encore plus longtemps si les symptômes se modifient d'une manière favorable dès les huit premiers jours.

Art. 3. — Du chancre.

Synonymie. — Chancre. Ulcère vénérien. Ulcère syphilitique.

Définition. — On entend par chancre, un ulcère qui se développe sur place, à la suite du contact d'une partie dénudée ou de l'inoculation artificielle du virus syphilitique.

Étiologie. — La dénudation du derme, l'éraillure, l'écorchure facilitent l'inoculation du principe contagieux. L'hérédité.

Symptômes. — Rougeur plus ou moins vive, circonscrite, et légère tuméfaction, démangeaison avec cuisson à l'endroit où se développe une petite pustule, fournissant en se rompant une sérosité qui baigne l'ulcération et qui, exposée à l'air, se sèche et forme une croûte sous laquelle existe l'ulcère vénérien. Le pus sécrété est souvent abondant, mal lié, d'une couleur grisâtre et quelquefois sanieux. Dans le chancre simple, superficiel, les bords sont à niveau avec le fond et on ne constate pas la moindre induration. Dans le chancre induré ou huntérien, les bords sont durs, élevés, cuivrés, souvent coupés à pic, déchiquetés, à fond grisâtre, lardacés. Le chancre phagédénique, rongeant, serpigineux, se reconnaît par la rapidité avec laquelle il s'agrandit, ronge et dévore pour ainsi dire les tissus.

Marche. Durée. Terminaison. — Marche lente, mais continue, excepté pour le chancre phagédénique, qui est rapide ; durant quelquefois, s'il est simple, que dix jours, souvent trois semaines à un mois et se terminant sous l'influence d'un traitement antisyphilitique bien dirigé, rarement d'une manière funeste.

Lésions anatomiques. — Nulles, dans la grande majorité des cas.

Diagnostic. — A son début, on ne peut que le soupçonner, si par les renseignements on apprend que l'affection s'est déclarée quelques jours après un coït suspect. Une fois l'ulcération bien caractérisée, on le reconnaît surtout à son fond grisâtre, lardacé.

Pronostic. — Peu grave, si un traitement rationnel est employé avant qu'il y ait infection générale, car dans ce cas on a à craindre des accidents secondaires ou tertiaires qui varient à l'infini et constituent des affections sérieuses.

Traitement. — Traitement local : cautérisation profonde et quelquefois répétée, avec le crayon de nitrate d'argent, qu'on pansera avec la pommade au calomélas n° 15, deux à trois fois par jour, et cela dès le début, à moins qu'il y ait une inflammation violente, qu'il faudrait d'abord combattre par des bains locaux et généraux, des cataplasmes émollients. Quelquefois des lotions avec le vin aromatique ; le vésicatoire, qu'on pansera avec la pommade n° 15, et avant tout un traitement interne plus ou moins énergique, proportionné à la gravité et à l'ancienneté de l'infection, pour prévenir l'explosion d'accidents ultérieurs. Les sudorifiques, les tisanes dépuratives, l'iodure de potassium à la dose de cinquante centigrammes et progressivement jusqu'à trois grammes par jour : les préparations mercurielles, le mercure soluble de Hahnemann, mais surtout le proto-iodure de mercure n° 187 ; la tisane de Feltz, les décoctions de Zittmann, de Pollini, etc., et dans les cas graves, dans l'infection générale, le traitement antisyphilitique et dépuratif suivant :

Prescriptions. — 1° Se vêtir chaudement et éviter surtout les transitions subites d'une température chaude à une plus froide, ainsi que le froid et l'humidité des pieds.

2° Suivre un régime doux et rafraîchissant, c'est-à-dire ne manger que des mets de facile digestion, rien d'épicé, salé, vinaigré, point de haricots, lentilles, ni de crudités, etc., et ne boire que du vin coupé avec moitié eau ; point de café, liqueurs, bière, cidre, etc.

3° Pour commencer le traitement dépuratif on prendra le premier jour la potion purgative n° 36 en une seule fois, le matin à jeun, et lorsqu'elle commencera à faire son effet, on boira quelques tasses de bouillon de veau ou aux herbes.

4° Dès le soir on commencera à faire usage de la tisane dépurative n° 185 et 186, dont on boira un tiers en se couchant, le plus chaud possible, un tiers le matin à jeûn dans le lit, si cela peut se faire et le restant dans la journée en une ou deux fois, mais au moins une heure avant de manger et deux à trois heures après les repas.

A. Dans le cas que cette tisane produirait plus de deux garde-robes par jour, on diminuerait graduellement la dose des herbes dépuratives en divisant le paquet en deux, même trois parties, pour obtenir seulement deux, tout au plus trois évacuations dans les vingt quatre heures.

B. Dans le cas qu'on n'obtiendrait pas d'effet purgatif, ce qui arrive chez certains sujets, il faudrait répéter tous les douze à quinze jours la médecine n° 36, ou on pourra aussi augmenter la dose des feuilles de séné dans les paquets d'herbes dépuratives n° 16.

5° Après deux où trois jours d'usage de cette tisane, on commencera les pilules n° 187, dont on prendra une le matin et une le soir en se couchant, en même temps que la tisane, en augmentant tous les quatre jours d'une pilule, même seulement tous les huit jours, suivant la gravité de la maladie, l'ancienneté de l'infection et le plus ou moins d'effet que la médication paraît produire sur le malade, pour arriver insensiblement à cinq même six à sept pilules par jour, selon la tolérance et la constitution du malade et l'opiniâtreté de l'affection.

6° Dans le cas où l'on s'apercevrait d'un commencement de salivation, on interromprait momentanément l'usage des pilules et on prendrait le purgatif n° 36 en même temps qu'on aurait recours aux moyens indiqués à l'article : Salivation mercurielle, quitte à revenir aux pilules à moindre dose, aussitôt que la bouche montrera que les accidents produits par la préparation métallique sont écartés.

7° Localement et comme moyens externes contre les boutons, rougeurs, dartres, végétations, ulcérations, etc., on se servira pour frictions ou pansements de la pommade n° 15, et si les symptômes ne se modifient pas ou se renouvellent, on remplacera tous les dix jours la pommade par des lotions émollientes avec de l'eau de guimauve, suivies d'applications de compresses trempées dans une solution de borax, six à dix grammes sur cent grammes d'eau, qu'on continuera pendant deux ou trois jours. Contre les dartres ou ulcérations on aura recours au crayon ou à une solution plus ou moins concentrée de nitrate d'argent et le pansement avec la pommade au calomélas n° 15.

8° Faire usage, pendant tout le traitement, d'abord : tous les trois à quatre jours d'un bain à l'eau de son, d'une bonne heure, et arrivé à la moitié, vers le vingt-quatrième ou vingt-huitième, de bains sulfureux, bains de Baréges artificiels, qu'on réitérera tous les quatre à cinq jours.

9° Après cinquante à soixante jours de traitement, on fera bien de continuer à une dose plus faible la tisane dépurative, une tasse matin et soir), en même temps qu'on prendra matin et soir une solution de cinquante centigrammes d'iodure de potassium dans une infusion de pensées sauvages, et tous les trois à cinq jours un bain de vapeur (bain russe).

Ce traitement complémentaire ne doit être suivi, bien entendu, que dans les cas graves, bien invétérés et si on a usé long-temps de préparations mercurielles ; pendant une vingtaine, même quarante jours, après quoi on reprendra ses habitudes comme par le passé.

Quant au chancre primitif, une simple décoction de salsepareille et de saponaire, vingt grammes de chaque par litre de tisane, et les pilules n° 187, dont on prendra une matin et soir en aug-mentant d'une pilule tous les trois à quatre jours, jusqu'à cinq pilules dans les vingt-quatre heures, suffisent le plus souvent, si la maladie est récente, pour éviter une infection générale.

Pour ce qui concerne les symptômes successifs, ils sont plu-tôt du ressort de la chirurgie ; cependant, pour éviter les récidives, un traitement antisyphilitique est le plus souvent une nécessité indispensable. Contre l'orchite et le bubon on conseillera le repos absolu, des applications de sangsues et des cataplasmes émollients, en même temps qu'on fera matin et soir des frictions avec la pommade n° 15, plus un bain tiède d'une bonne heure et des lavements rafraîchissants journellement, et si la fluctua-tion est évidente, l'ouverture avec le bistouri.

ART. 4. — Des plaques muqueuses ou pustules humides.

Synonymie. — Plaques muqueuses. Pustules muqueuses, plates, humides. Tubercules muqueux, plats. Papules muqueuses. Syphilide muqueuse.

Définition. — On entend par plaque muqueuse, un symptôme syphilitique particulier, caractérisé par des élevures saillantes plus ou moins rosées, d'une forme plus ou moins arrondie, re-couvertes par une surface ressemblant assez à une membrane muqueuse, siégeant le plus souvent au voisinage des ouvertures naturelles du corps, comme les organes génitaux, l'anus, etc., et se transmettant par le contact.

Étiologie. — Une infection syphilitique antérieure. La mal-propreté.

Symptômes. — Quelquefois surface ulcérée qui devient bour-geonnante et rouge, saillante, et se couvre d'une pellicule mem-braniforme ; quelquefois développement spontané, après une in-fection ; des plaques à surface rouge, vive, même saignante, souvent bordées par un bourrelet blanchâtre, sécrétant un liquide gluant, dense, d'une odeur forte, parfois un liquide puriforme, fétide ; souvent démangeaisons.

Marche. Durée. Terminaison. — Lente, quelquefois stationnaire pendant un laps de temps plus ou moins long et disparaissant quelquefois spontanément; durant quinze jours à quelques mois et se terminant, sous l'influence d'un traitement mercuriel, souvent promptement par la guérison; mais récidivant facilement si on n'insiste pas assez longtemps sur la médication interne.

Lésions anatomiques. — Des petites cicatrices cutanées.

Diagnostic. — La plaque muqueuse est molle, à surface légèrement convexe et recouverte d'une pellicule fine, rosée.

Pronostic. — Toujours favorable, mais grave en ce sens que c'est une indication d'une infection syphilitique générale.

Traitement. — Localement, avant tout, des soins de propreté et des lotions émollientes, puis des cautérisations répétées et les pansements des plaques avec la pommade n° 15 suffisent le plus souvent pour les voir disparaître; mais pour obtenir une guérison radicale, un traitement antisyphilitique est toujours indispensable.

ART. 5. — Des syphilides.

Synonymie. — Syphilides. Pustules syphilitiques. Dermatoses syphilitiques.

Définition. — On entend par syphilides, des affections constitutionnelles, non contagieuses, occasionnées par une infection antérieure du virus syphilitique; mais qui n'est plus inoculable et qui se révèle par des symptômes qu'on est convenu de qualifier de secondaires, tertiaires.

Symptômes secondaires. — Du côté de la peau, des éruptions diverses, syphilides proprement dites; du côté du système glanduleux, des engorgements de ganglions, surtout inguinaux, la lymphangite, le bubon; des abcès, des ulcérations du côté du tissu cellulaire et des altérations dans certaines cavités; telles que les fosses nasales, le pharynx, le larynx, le vagin, le col de l'utérus; l'iritis.

Symptômes. — Tertiaires. Douleurs ostéocopes nocturnes; lésions des tissus fibreux et osseux, comme périostite, exostose, nécrose, carie, etc.; gommes sous-cutanées, sous-muqueuses, intermusculaires, etc.

Les diverses espèces de syphilides sont:

1° La syphilide exanthématique. Voyez chap. III. Fièvres éruptives. Art. 1. Erythème syphilitique. Art. 2. Roséole syphilitique.

2° La syphilide vésiculeuse. Voyez chap. I. Dermatoses. Art. 1. Eczéma syphilitique ou eczéma impétigo syphilitique. Art. 2. Herpès syphilitique.

3° La syphilide bulleuse. Voyez chap. II. Dermatoses. Art. 2. Rupia syphilitique.

4° La syphilide pustuleuse. Voyez chap. III. Dermatoses. Art. 1. Impétigo syph. Art. 2. Ecthyma syph. Art. 4. Acné syph. ou syphilide lenticulaire.

5° La syphilide tuberculeuse. Voyez chap. VI. Dermatoses. Art. 1. Eléphantiasis des Grecs ou lèpre tuberculeuse. Art. 2. Lupus ou dartre rongeante.

6° La syphilide papuleuse. Voyez chap. IV. Dermatoses. Art. 1. Prurigo ou A., syphilide papuleuse discrète. B., syphilide papuleuse concrète. Art. 2. Lichen syphilitique.

7° La syphilide squameuse. Voyez chap. V. Dermatoses. Art. 1. A., Psoriasis syphilitique, guttata. B. syphilide squameuse cornée.

8° La syphilide maculée ou taches syphilitiques.

N. B. — Pour éviter les répétitions, je n'entrerai pas dans les détails ; c'est dans le livre suivant, traitant des dermatoses, qu'on trouvera la description des diverses espèces ; il suffit de savoir que les syphilides se distinguent des affections ordinaires de la peau par une teinte particulière, d'une couleur rouge, cuivrée, tirant quelquefois au gris brunâtre, et le plus souvent par leurs formes circulaires, leur marche lente, un travail de suppuration difficile et celui de cicatrisation plus lent encore ; que leurs croûtes sont presque toujours épaisses, verdâtres, quelquefois noires, dures, comme sillonnées, très-adhérentes et que les tissus affectés s'ulcèrent fréquemment ou sont détruits par une espèce de dégénérescence et laissent des cicatrices arrondies, déprimées, d'abord violacées et plus tard blanchâtres et toujours indélébiles et qu'il est indispensable, tout en soignant la maladie comme affection de la peau, si on veut obtenir une guérison radicale, de faire passer au malade en même temps un traitement antisyphilitique complet, tel qu'il est indiqué à l'article : Chancre.

LIVRE XII

CHAPITRE PREMIER

DES AFFECTIONS VÉSICULEUSES.

Par vésicules on entend des petites tumeurs remplies de sérosité en forme de gouttelettes qui soulèvent l'épiderme.

ART. 1er. — De l'eczéma.

Synonymie. — Eczéma. Dartre squameuse. Dermatose eczé-
mateuse. Dartre vive, humide.

Définition. — On entend par eczéma, une affection de la peau
caractérisée par une éruption de vésicules, ordinairement aplaties, très-nombreuses, agglomérées, se développant sur des surfaces irrégulières, lesquelles, en se rompant, laissent échapper
une sérosité plus ou moins abondante, la plupart du temps séro-
purulente, suivie d'excoriations, de squames, parfois de croûtes
légères, qui sont séparées par des portions de peau tout à fait
saines.

Étiologie. — La première et la seconde dentition et l'âge
critique chez les femmes ; les individus à peau fine d'un tempérament lymphatique. Les grandes chaleurs, les émotions vives,
la grossesse, les couches, l'allaitement, mais surtout les substances âcres, pulvérulentes ; les pommades, les huiles qui ont
une propriété irritante comme les frictions mercurielles et surtout
avec le croton tiglium.

Symptômes. — A l'état aigu : A. Eczéma simple. Vésicules
très-petites, sans aréole inflammatoire, remplies d'une sérosité
limpide, d'un aspect brillant, sans changement de couleur de la

peau ; après un ou deux jours la vésicule se flétrit et disparaît après une légère desquamation, ou le liquide se concrète en un petit disque squameux qui tombe très-rapidement. B. Eczéma rubrum. Petites vésicules sur une surface tuméfiée, tendue, douloureuse, lesquelles grossissent un peu avant de se flétrir ; mais la vésicule se rompt le plus souvent, et la peau enflammée s'excorie et devient le siége d'une irritation vive et d'un suintement qui se concrète en lames minces, molles, peù adhérentes. C. Eczéma impétiginodes. Succédant le plus souvent à l'eczéma rubrum. Vésicules primitives sur une surface rouge, tendue, tuméfiée, avec chaleur brûlante, se transformant en de véritables pustules qui se rompent et laissent échapper un liquide qui se durcit en squames épaisses, jaunâtres, molles, d'où suinte à leur chute une sérosité roussâtre qui sert à reproduire une nouvelle croûte, mais de moindre épaisseur, jusqu'à ce que ce ne soient plus que des lamelles minces, grises.

Symptômes. — A l'état chronique. Survenant le plus souvent à la suite de l'eczéma impétigineux, fréquemment compliqué d'un principe syphilitique, caractérisé soit par un état permanent, n'offrant pas d'exacerbations bien sensibles, mais toujours accompagné d'un prurit quelquefois brûlant et se présentant sous deux aspects assez tranchés. A. Une sécrétion abondante, s'échappant des orifices des canaux sudorifères avec des surfaces rouges, tuméfiées, ramollies; quelquefois la sécrétion est puriforme, la peau s'excorie, se gerce ou se couvre de squames molles, jaunâtres, minces et forme des couches de squames humides. B. Sécrétion à peine sensible, squames sèches, humides.

Siége. — Sur tous les points du corps, mais principalement au cuir chevelu, aux oreilles, aux mamelons, aux organes génitaux, aux cuisses, à l'anus et aux mains.

Marche. Durée. Terminaison. — A l'état aigu assez rapide ; à l'état chronique souvent bien lente ; ne durant dans le premier cas que peu de temps, six à huit jours au plus, à moins d'éruptions successives; mais dans le second, souvent indéfiniment; se terminant à l'état aigu souvent d'une manière favorable, tandis qu'à l'état chronique il est fréquemment rebelle à tous les traitements et dégénère quelquefois en pemphigus pour se terminer alors d'une manière toujours funeste.

Lésions anatomiques. — Destruction des follicules cutanés, traces d'inflammation des conduits sudorifères.

Diagnostic. — Vésicules ordinairement aplaties, transparentes, siégeant sur tous les points du corps, formant plutôt des squames que des croûtes, et à l'état chronique surface luisante, squames lamelleuses.

Pronostic. — A l'état aigu, le plus souvent favorable; mais à l'état chronique, vu sa ténacité, sans être d'une certaine gravité, il est toujours très-incommode et récidive souvent, mais est rarement funeste.

Traitement. — A l'état aigu, repos, régime doux et rafraîchissant, les émollients. Pour boissons les acides végétaux. Les lotions avec cinq à dix grammes de carbonate de soude dissous dans mille grammes d'eau ou une décoction de pavot. Les bains alcalins. La pommade au calomélas n° 15 ou n° 197. Les cataplames de fécule de pommes de terre. A l'état chronique les lotions avec l'eau de goudron. Des tisanes avec la douce amère ou d'autres tisanes dépuratives nᵒˢ 185 et 186. Les bains simples peu chauds gélatineux, cinq cents grammes par bain; plus tard des bains sulfureux avec soixante et progressivement jusqu'à cent cinquante grammes de sulfure de potassium, ou les bains de Baréges, Cauterets. Les bains avec cent à cent cinquante grammes de carbonate de potasse.

Art.2. — De l'herpès.

Synonymie. — Herpès labialis, préputialis. Herpès zona ou zoster. Feu de Saint-Antoine, feu sacré. Herpès circinatus. Dartre phlycténoïde. Herpès tonsurant.

Définition. — On entend par herpès, une éruption vésiculeuse rassemblée en groupes sur une surface enflammée, circonscrite et séparée par des intervalles où la peau est restée saine.

Étiologie. — Les individus à peau fine, d'un tempérament lymphatique. Les grandes chaleurs. Un mouvement fébrile; des émotions morales vives; des fatigues excessives, la malpropreté.

Symptômes. — Éruption d'un plus ou moins grand nombre de petites vésicules, remplies d'un liquide séreux, sur une surface rouge, enflammée; se flétrissant du quatrième au cinquième jour pour former des croûtes brunâtres qui tombent du septième au huitième et qui se développent le plus souvent à la lèvre (herpès labialis) ou au prépuce (herpès préputialis).

Quant à l'herpès zona, dont le caractère saillant est la forme en demi-ceinture, il a son siége le plus souvent au côté droit du tronc, quelquefois au cou, à la face, et pour symptôme dominant une douleur vive, qui persiste souvent longtemps après la disparition de l'éruption. L'herpès circinatus se distingue par ses petites vésicules à bords rouges enflammés, sous forme de cercles complets plus ou moins étendus, auxquels succèdent des petites squames si minces qu'elles constituent une espèce d'état farineux. L'herpès tonsurant, qui est contagieux, a son siége de prédilection au cuir chevelu et est caractérisé par des plaques arrondies qui s'agrandissent insensiblement jusqu'à la dimension d'une pièce d'un à cinq francs et plus.

Marche. Durée. Terminaison. — Rapide la plupart du temps, mais quelquefois ralentie par des éruptions successives ; ne durant souvent que huit à quinze jours, mais à l'état chronique plusieurs mois, parfois des années, et se terminant le plus souvent heureusement, à l'exception de l'herpès tonsurant, qui se prolonge très-souvent indéfiniment. (Voyez ch. III. Art. 3. Porrigo.)

Lésions anatomiques. — Les vaisseaux qui pénètrent à travers les aréoles du derme sont très-souvent injectés dans les points où se sont développées les vésicules.

Diagnostic. — Vésicules disposées en groupes, en demi-zones, avec douleur vive, brûlante ; en cercle, gagnant le centre sain. Quelquefois ulcérations très-superficielles et sans induration.

Pronostic. — Presque toujours favorable, excepté pour l'herpès préputialis chronique et l'herpès tonsurant qui sont parfois récalcitrants à toutes les médications.

Traitement. — Repos, régime doux et rafraîchissant. Limonades pour boissons. La pommade au calomélas n° 15 ou n° 193. Des onctions huileuses, qu'on saupoudre avec de l'amidon très-fin et sec. Des lotions alcalines avec deux à trois grammes de carbonate de potasse pour cinq cents grammes d'eau, une solution de borax, l'acétate de plomb liquide étendu d'eau. Les cautérisations avec une solution de nitrate d'argent, suivies d'onctions avec un gramme de calomel sur seize grammes d'axonge.

CHAPITRE II

DES AFFECTIONS BULLEUSES.

Par affections bulleuses on entend une dermatose caractérisée par de larges soulèvements de l'épiderme et par l'accumulation entre cette membrane et le derme d'une sérosité transparente ou bien d'un liquide séro-sanguinolent ou séro-purulent.

Art. 1er. — Du pemphigus.

Synonymie. — Pemphigus. Pemphix.

Définition. — On entend par pemphigus, une affection caractérisée par un développement d'un plus ou moins grand nombre de bulles sur des surfaces rouges et enflammées, distendues par une sérosité d'abord limpide, puis jaunâtre; se déchirant facilement et donnant lieu à des excoriations ou à des croûtes minces, foliacées.

Etiologie. — Les habitations basses, humides; la misère, les refroidissements prolongés des extrémités. Les écarts de régime.

Symptômes. — Du pemphigus aigu: Lassitude, soif, nausées, céphalalgie, élévation et fréquence du pouls, démangeaisons, suivies de petites tâches circulaires d'un rouge vif, qui s'agrandissent et sont bientôt converties en bulles plus ou moins grandes, qui se flétrissent vers le quatrième jour et se rompent pour laisser voir des excoriations plus ou moins étendues, qui se couvrent de petites croûtes minces et noirâtres, tombant rapidement; parfois l'épiderme se dessèche en lamelles blanchâtres, parfois il y a plusieurs éruptions bulleuses successives.

Symptômes. — Du pemphigus chronique: Presque toujours successives, se présentant d'une manière indéfinie, sous forme de larges bulles de la grandeur d'une noix et plus, se rompant vers le huitième jour et laissant à découvert des surfaces excoriées, qui se couvrent de croûtes minces, brunâtres.

Marche. Durée. Terminaison. — Assez rapide, s'il est aigu; durant un à trois septénaires et se terminant souvent d'une manière favorable. Quant au pemphigus chronique, sa marche est lente, il dure souvent plusieurs mois, même plusieurs années, et ne se termine parfois qu'avec la vie.

Lésions anatomiques. — Pâleur des membranes muqueuses, épanchement séreux dans les grandes cavités; état gras du foie. Dans les bulles restées entières on rencontre souvent un liquide albumineux, limpide, quelquefois jaunâtre, visqueux, inodore, parfois très-fétide.

Diagnostic. — Bulles bien isolées, bombées; croûtes minces, lamelleuses, foliacées, excoriations superficielles.

Pronostic. — Peu grave, à l'état aigu, si ce n'est qu'on a souvent des récidives à craindre; à l'état chronique, la terminaison est souvent funeste à cause des complications, surtout viscérales, principalement chez les jeunes enfants et parmi les vieillards.

Traitement. — Pemphigus aigu: Repos, diète légère, boissons délayantes, acidules. Préserver les bulles du plus léger frottement pour ne pas les découvrir de l'épiderme. Les excoriations sont pansées avec la pommade au calomel n° 15. Pemphigus chronique : Même médication, mais plus active, plus les bains simples ou amidonnés. Cataplasmes saupoudrés de quinquina et de charbon, et s'il y a un suintement abondant saupoudrer les points affectés avec de l'amidon sec, réduit en poudre fine, impalpable. Les amers, les toniques, les ferrugineux, le café de glands, la limonade vineuse, la limonade sulfurique, nitrique.

ART. 2. — Du rupia.

Synonymie. — Rupia. Ulcères croûteux. Ulcères atoniques.

Définition. — On entend par rupia, une affection cutanée caractérisée d'abord par des bulles plus ou moins volumineuses, isolées, aplaties, renfermant un liquide primitivement séreux, puis purulent, quelquefois noirâtre, et plus tard par des croûtes épaisses et enfin par des ulcérations.

Étiologie. — Les habitations humides, privées d'air, de soleil; la misère, une nourriture malsaine, insuffisante; le très-jeune âge et la vieillesse; une constitution affaiblie par des excès, des maladies; les scrofules. L'état cachectique, pour ce qui concerne le rupia escharotica. Parfois aussi il se manifeste à la suite de la variole, la rougeole, la scarlatine ou vient compliquer le purpura hæmorrhagica.

Symptômes. — Du rupia simplex : Petites bulles aplaties aux membres inférieurs, rarement au tronc et aux supérieurs; qui sont distendues par un liquide d'abord séreux et transparent, se changeant rapidement en véritable pus et qui se concrète et forme une croûte brunâtre, rugueuse, se renouvelant quelquefois et présentant si elle est tombée une ulcération superficielle.

Symptômes. — Du rupia proëminens: Bulles plus grosses, croûtes plus épaisses, entourées d'une aréole érythémateuse, ulcérations plus profondes et souvent blafardes.

Symptômes. — Du rupia escharotica : Larges ampoules aplaties, irrégulières, entourées d'une auréole violacée et contenant un liquide noirâtre; suivies d'ulcérations larges, profondes, ayant un aspect gangréneux, fournissant une suppuration fétide, de mauvaise nature et occasionnant de très-vives douleurs. Maladie propre principalement aux enfants débilités, cachectiques, se montrant le plus souvent dans les premiers mois de leur naissance et siégeant surtout au cou, à la poitrine, à l'abdomen, au scrotum.

Marche. Durée. Terminaison. — Essentiellement chronique, ne durant rarement que deux à trois septénaires, fréquemment plusieurs mois et se terminant souvent chez les jeunes enfants d'une manière heureuse; mais chez les vieillards la cicatrisation est souvent impossible à obtenir.

Lésions anatomiques. — Des désorganisations des surfaces cutanées par les ulcérations.

Diagnostic. — Bulles toujours suivies de croûtes et de profondes et larges ulcérations.

Pronostic. — N'est réellement grave que sous la forme de rupia escharotica.

Traitement. — Chez les enfants très-jeunes, le lait d'une bonne nourrice et en général un régime substantiel, fortifiant. Les amers, les vins généreux, les toniques, l'air pur de la campagne, une grande propreté. Ouvrir les bulles du rupia simplex pour faire écouler la sérosité et les panser avec la pommade au calomélas n° 15. Lotions avec le vin aromatique miellé ou une solution de crème de tartre après la chute des croûtes pour favoriser la cicatrisation, ou saupoudrer avec la même substance les surfaces ulcérées. Dans le rupia proëminens, cautérisations avec le nitrate d'argent ou avec le nitrate acide de mercure et les panser avec la pommade au proto-iodure de mercure n° 190 ou au deuto-iodure de mercure n° 191; le repos, les bains simples ou alcalins.

CHAPITRE III

DES AFFECTIONS PUSTULEUSES.

Par affections pustuleuses on entend une maladie cutanée caractérisée par de petites collections purulentes qui soulèvent l'épiderme sous forme de boutons blancs et qui reposent sur une base enflammée.

ART. 1er. — De l'impétigo.

Synonymie. — Impétigo. Dartre croûteuse. Gourmes. Croûtes de lait. Teigne muqueuse. Dartre crustacée. Achore.

Définition. — On entend par impétigo, une affection cutanée caractérisée par des pustules psydraciées (petites pustules) confluentes, donnant lieu à la formation de croûtes molles, jaunâtres, épaisses, irrégulières, qui se renouvellent par la dessiccation d'un suintement plus ou moins abondant, laissant après elles des empreintes assez persistantes.

Étiologie. — Une peau fine et blanche, le tempérament lymphatique chez les jeunes enfants, la première et la seconde dentition, et chez les femmes l'âge critique. La misère, la malpropreté; l'ivrognerie, les excès de table; les émotions morales, l'exposition à une forte chaleur, les substances irritantes, surtout en poudre fine.

Symptômes. — 1° Impétigo aigu : Taches rouges, un peu saillantes, avec chaleur cuisante, se transformant rapidement en de petites pustules aplaties, superficielles, de la grosseur d'un grain de millet, qui s'ouvrent et laissent échapper un liquide purulent qui se sèche et donne lieu à des croûtes jaunes, ressemblant à des larmes d'ambre, à des fragments de miel desséché, aux grains de succin ou au suc gommeux de certains arbres, et qui en s'épaississant laissent continuellement suinter un liquide ichoreux se renouvelant insensiblement d'épaisseur.

2° Impétigo erysipélatades : Ne diffère que par des surfaces plus larges et plus fortement enflammées.

3° Impétigo chronique syphilitique : Se manifestant par des séries d'éruptions aiguës, successives, sur place ou à d'autres endroits, ou sur un point fixe, sans aucune trace d'acuïté, ou les croûtes se renouvellent et grossissent continuellement par un suintement purulent, se détachant facilement pour se reformer rapidement.

4° Impétigo scaboda : Croûtes quelquefois énormes, rugueuses, verdâtres, enveloppant parfois un membre entier et sous lesquelles s'échappe un liquide ichoreux, brunâtre, d'une odeur fétide, et se compliquant souvent d'œdème, d'ulcérations.

5° Impétigo figurata : Ainsi nommé parce que les pustules sont agglomérées en ovales ou circulaires.

6° Impétigo sparsa : Quand les pustules sont disséminées, éparses, irrégulières.

7° Impétigo larvalis ou croûtes de lait, teigne muqueuse : Croûtes jaunes, verdâtres, le plus souvent minces, lamelleuses, occupant la totalité du visage ou seulement les lèvres, le menton, les joues, les oreilles ou une portion du cuir chevelu.

8° Impétigo granulata : Teigne granulée. Pustules d'un blanc jaunâtre, traversées à leur centre par un cheveu et s'ouvrant vers le troisième ou quatrième jour ; formant des croûtes dures, bosselées, desquelles s'exhale une odeur nauséabonde.

Marche. Durée. Terminaison. — Toujours plus ou moins lente, durant à l'état aigu deux à trois septénaires et plus, mais à l'état chronique souvent indéfiniment ; se terminant en guérissant par une légère desquamation.

Diagnostic. — Pustules psydraciées, isolées ou en groupes, suivies de croûtes jaunes, épaisses, peu adhérentes.

Pronostic. — Presque toujours favorable, surtout quant à l'impétigo chronique ; il n'a de gravité qu'à l'égard de sa longue durée, et quant aux autres espèces, elles cèdent souvent à un traitement dépuratif rationnel.

Traitement. — A l'état aigu : Repos, régime doux, boissons rafraîchissantes, acidules ; quelquefois laxatifs, parfois même de légers purgatifs. Lotions émollientes, bains tièdes et en cas de pléthore, saignée générale ou au moins locale. Dans l'impétigo du cuir chevelu couper les cheveux et faciliter la chute des croûtes par des cataplasmes émollients ; puis faire matin et soir de légères frictions avec la pommade au calomélas n° 15 ; à l'état chronique même médication, plus des bains et douches de vapeur, quelquefois des bains alcalins, sulfureux, les bains de mer. Les cautérisations avec une faible dissolution de nitrate d'argent suivies d'onctions avec un mélange d'un gramme de calomel pour vingt grammes d'axonge, et pour tisane, matin et soir, une décoction de fleurs de prunier sauvage et de houblon, sucrée à volonté.

ART. 2. — De l'ecthyma.

Synonymie. — Ecthyma. Phlyzacia.

Définition. — On entend, par ecthyma, une inflammation de la peau caractérisée par des pustules phlyzaciées, larges, arrondies, ordinairement discrètes, à base dure, enflammée, auxquelles succèdent des croûtes brunes, épaisses, suivies d'une plaie rouge, parfois d'une cicatrice.

Étiologie. — Tout ce qui débilite la constitution. La misère, les chagrins, la débauche, la malpropreté, les saisons froides, les fièvres éruptives, toutes les causes d'irritation, comme l'action de se gratter, dans la gale, le prurigo, le lichen.

Symptômes. — A l'état aigu : Éruption, le plus souvent aux bras et aux mains, des points rouges, douloureux, au centre desquels s'élève la pustule phlyzaciée, remplis d'un liquide purulent, parfois séro-purulent, entourés d'une aréole d'un rouge vif et qui se convertit après six à douze jours en une petite croûte bleuâtre, peu épaisse et assez adhérente. A l'état chronique: Pustules, souvent d'une étendue d'une pièce d'un franc et au-delà, mais peu nombreuses, aux membres inférieurs; renfermant une sérosité épaisse, quelquefois noirâtre ou sanguinolente, se convertissant en croûtes noires très-adhérentes et laissant après elles des excoriations sanieuses, suivies de petites cicatrices.

Marche. Durée. Terminaison. — A l'état aigu : Quelquefois assez rapide, mais avec des éruptions successives qui font que parfois il dure plusieurs semaines. A l'état chronique : Essentiellement lente, durant plusieurs mois, même des années, mais se terminant habituellement par la guérison.

Lésions anatomiques. — Traces d'inflammation à la surface de la peau, congestion sanguine; fluxion séreuse, formation de pus.

Diagnostic. — Etat pustuleux dès le commencement du soulèvement épidermique, larges pustules phlyzaciées.

Pronostic. — Jamais grave par lui-même, mais il coïncide souvent avec un état de faiblesse, de cachexie ou une affection intestinale.

Traitement. — A l'état aigu : Repos, régime doux, boissons délayantes, purgatifs salins ; bains d'eau de son, et en cas d'indication, des émissions sanguines. A l'état chronique : Régime tonique, fortifiant, les amers, les ferrugineux ; des bains gélatineux, alcalins, les bains de mer. Chez les enfants à la mamelle, souvent un changement de nourrice produit une heureuse modification. Les ulcérations seront lavées avec des décoctions de plantes aromatiques, une solution de chlorure de chaux ou saupoudrées avec de la crème de tartre, cautérisées avec une faible solution de nitrate d'argent. A l'intérieur, en cas d'indication, une alimentation substantielle, les amers, le quinquina, le fer, etc.

Art. 3. — Du Porrigo.

Synonymie. — Porrigo. Teigne. Favus. Teigne faveuse. Teigne tonsurante.

Définition. — On entend par porrigo, une inflammation spéciale du cuir chevelu, affection contagieuse ; caractérisée par des petites pustules jaunes, enchâssées, se convertissant en croûtes d'un jaune cendré, déprimées en godets, avec prurit violent, quelquefois intolérable et suivi la plupart du temps d'alopécie.

Étiologie. — La contagion, soit par contact immédiat, soit par des objets ayant servi à des teigneux. L'hérédité, la malpropreté.

Symptômes. — 1° Porrigo ou favus disséminé : Pustules extrêmement petites, enchâssées dans l'épaisseur de la peau, jaunes, traversées par un cheveu et remplies d'un liquide qui se concrète rapidement. 2° Porrigo ou favus en cercles. Plaques grenues, chagrinées, constituées par le gonflement de l'extrémité des conduits pilifères ; plus ou moins nombreuses, presque toujours arrondies, précédées de démangeaisons plus ou moins intenses et qui sont suivies de petites squames blanches, sèches, adhérentes, qui se réunissent quelquefois au point de former une espèce de calotte. Sous ces croûtes la peau est rouge, humide et on constate des érosions souvent très-douloureuses, qui sont suivies de nouvelles pustules.

Marche. Durée. Terminaison. — Continue en se renouvelant ; durée indéterminée et se terminant bien rarement par la guérison, à moins d'un traitement long et minutieux.

Lésions anatomiques. — Oblitération des conduits pilifères.

Diagnostic. — Petites pustules enchâssées et déprimées à leur centre, croûtes sèches, comme soufrées, d'un jaune gris, traversées par un cheveu.

Pronostic. — Toujours grave, à cause de son principe contagieux et de sa durée très-longue, ainsi que de son influence sur la constitution en général, et encore parce que l'alopécie est une conséquence presque inévitable.

Traitement. — L'emploi de la calotte, moyen barbare, est aujourd'hui complétement abandonné et remplacé par le procédé de MM. Bretonneau et Trousseau. L'épilation ou traitement de M. Bazin. La méthode des frères Mahon. Le traitement du docteur Wigan. Les préparations alcalines, les douches sulfureuses, les lotions acidulées, soit avec du vinaigre, soit avec de l'acide nitrique ou de l'acide chlorhydrique, une solution d'un gramme de deuto-chlorure de mercure pour cinq à six cents grammes d'eau distillée. Les cautérisations avec une solution plus ou moins concentrée de nitrate d'argent suivies d'onctions avec la pommade au calomélas n° 15, ou une pommade soufrée plus ou moins forte. Dans la teigne tonsurante, le moyen par excellence pour détruire le trichophyton consiste dans des frictions avec l'huile de croton tiglium à des intervalles plus ou moins espacés, huit jours à un mois, suivant le degré d'inflammation produite qu'on combattra avec la pommade n° 15 au calomélas, une légère onction tous les soirs.

ART. 4. — De l'acné.

Synonymie. — Acné. Dartre pustuleuse miliaire, disséminée.

Définition. — On entend par acné, une inflammation ayant son siége dans les follicules sébacés de la peau, caractérisée par la présence de petites pustules isolées dont la base, plus ou moins dure, d'un rouge foncé, forme souvent après la disparition de la pustule une petite tumeur dure, circonscrite, dont la résolution ne s'opère que lentement.

Étiologie. — Les excès de table, les habitudes vicieuses, les professions sédentaires, les longs chagrins, une frayeur vive. Les climats humides et froids, l'exposition de la figure à une chaleur ardente et toutes les causes d'irritation, comme l'emploi de certains fards, des cosmétiques, etc , et, souvent aussi l'hérédité.

Symptômes. — 1° Acné simple : S'observant le plus souvent à

19.

l'époque de la puberté. Petites élevures rouges, disséminées sur le front, le nez, les joues, entourées fréquemment d'une aréole rosée, au milieu de laquelle s'élève au bout du premier septénaire une petite pustule dont le sommet après quelques jours s'amincit, se déchire et se couvre d'une croûte mince, légère presque imperceptible. 2° Acné indurata : Attaquant souvent le visage, parfois le dos. Pustules qui s'élèvent lentement, ne suppurant que vers le quinzième ou vingtième jour, à base dure, rouge, formant une sorte de tubercule ou induration chronique. 3° Acné sebacea : Se montrant le plus souvent à la face. Peau huileuse, points noirs qui ne sont autre chose que la matière sébacée qui, retenue dans les follicules, s'y est concrétée et noircie au contact de l'air et qui, énucléée, sort sous forme d'un petit ver blanchâtre. Quelquefois abondante sécrétion folliculeuse, qui finit par former une couche plus ou moins consistante, suivant son ancienneté, d'un aspect gras, jaunâtre, parfois noirâtre. 4° Acné rosacea : Se manifestant presque constamment à l'âge mûr et chez les femmes à leur époque critique; nommée aussi couperose, ayant son siége de prédilection au nez. Bout du nez d'une couleur rouge, violacée momentanément après une légère excitation, principalement après les repas, et souvent aussi d'une manière permanente. Petites pustules qui le plus souvent ne suppurent pas. Augmentation du volume, dans les cas permanents, même déformation du nez, qui est ordinairement couvert de lignes blanchâtres, variqueuses, s'étendant parfois aux joues, au front, au menton, même à tout le visage.

Marche. Durée. Terminaison. — Lente, durant le plus souvent très-longtemps, et même indéfiniment si on ne cherche pas à y remédier avec persévérance; mais se terminant rarement d'une manière funeste.

Lésions anatomiques. — Désorganisation plus ou moins notable de la peau.

Diagnostic. — Facile à cause des croûtes molles, huileuses, peu adhérentes, d'un jaune sale, noirâtre ou de couleur violacée avec des lignes blanchâtres, variqueuses dans l'acné rosacea ou couperose du peuple.

Pronostic. — Rarement d'un certain danger, mais souvent très-rebelle à toutes les médications, surtout si les causes qui l'ont fait naître existent, et aussi parce que l'on obtient rarement des malades la persévérance nécessaire pour pouvoir prétendre à une guérison.

Traitement. — Régime doux, boissons rafraîchissantes ; éviter de s'exposer à un froid intense ou à une forte chaleur et en général toutes causes de congestion vers la tête. Les révulsifs sur le canal intestinal, les dérivatifs sur les extrémités. Des lotions avec de l'eau de son ou du sulfate d'alumine, des applications d'une solution concentrée de borate de soude, quelquefois même le deuto-chlorure de mercure n° 192. Des frictions avec la pommade au calomel n° 15. Le collodion. Les eaux sulfureuses de Baréges, Cauterets, etc., en lavage et bains ; les douches et bains de vapeur.

Art. 5. — Du sycosis.

Synonymie. — Sycosis. Mentagre. Dartre pustuleuse-mentagre.

Définition. — On entend par sycosis, une affection caractérisée par des éruptions successives de petites pustules acuminées, siégeant principalement au menton, et par des engorgements tuberculeux, quelquefois assez considérables pour donner au visage un aspect tout à fait difforme.

Étiologie. — Les tempéraments sanguins, bilieux ; toutes les causes d'irritation, les excès alcooliques, la malpropreté.

Symptômes. — Petits boutons éphémères au commencement, remplacés plus tard par de petites pustules acuminées, douloureuses, suivies de petites croûtes sèches, noirâtres, peu adhérentes ; à base indurée, dégénérant souvent en un engorgement tuberculeux qui finit par former de véritables nodosités, même des abcès.

Marche. Durée. Terminaison. — Le plus souvent essentiellement chronique ; d'une durée souvent très-longue, parfois indéfinie ; se terminant cependant assez souvent par la guérison, mais récidivant fréquemment.

Lésions anatomiques. — Dégénérescence de la peau et même du tissu cellulaire sous-dermique, quelquefois destruction des bulbes des poils.

Diagnostic. — Pustules discrètes, acuminées; croûtes sèches noirâtres, peu adhérentes, avec induration souvent tuberculeuse.

Pronostic. — Jamais grave, mais souvent d'une ténacité désespérante, malgré les plus rationnelles médications.

Traitement. — Eviter de se raser, ainsi que toutes les

causes d'irritation, et en cas de tension douloureuse ou d'un état inflammatoire, les émollients, les cataplasmes de fécule; une tisane rafraîchissante et quelques laxatifs; quelquefois les saignées locales dans le voisinage de l'affection. Contre les engorgements tuberculeux, les douches de vapeur et les topiques résolutifs; la pommade au calomélas n° 15; au proto-iodure de mercure ou à l'iodure de soufre à la dose d'un à deux grammes pour trente grammes d'axonge. A l'intérieur de légers purgatifs salins, souvent répétés; les amers, les tisanes dépuratives n° 185 et 186. L'épilation, suivie de la cautérisation des bulbes pilifères.

CHAPITRE IV

DES AFFECTIONS PAPULEUSES.

Par affection papuleuse on entend une maladie cutanée caractérisée par de petites élevures qui ne présentent pas de cavité, sans changement de couleur de la peau ou seulement une légère rougeur, accompagnées d'un prurit plus ou moins intense.

ART. 1ᵉʳ. — Du prurigo.

Synonymie. — Prurigo. Papule prurigineuse.

Définition. — On entend par prurigo, une affection de la peau caractérisée par un prurit plus ou moins intense et par des papules plus ou moins larges, isolées, distinctes, surmontées d'une petite croûte noire, centrale.

Étiologie. — Le tempérament nerveux et tout ce qui exalte la sensibilité de la peau; la misère, la malpropreté, les excès et en général tout ce qui débilite l'organisme.

Symptômes. — Quelquefois des papules petites, isolées, peu saillantes, avec de légères démangeaisons; plus souvent papules larges, nombreuses, aplaties, plus saillantes avec un prurit insupportable, augmenté vers le soir, par la chaleur du lit et encore par la présence d'une quantité innombrable de poux, qui couvrent souvent la surface de tout le corps. Croûtes noirâtres, produit d'un léger suintement de sang, occasionné par l'action des ongles.

Marche. Durée. Terminaison. — Lente avec des paroxysmes d'exacerbations, suivies d'une nouvelle éruption papuleuse et d'un redoublement de démangeaisons; ne durant parfois que quelques semaines, mais aussi souvent beaucoup plus de temps, même indéfiniment et se terminant quelquefois heureusement; d'autres fois la maladie résiste à toutes les médications et le malade succombe, par suite de la fièvre et des insomnies; dans le marasme.

Lésions anatomiques. —Peau profondément altérée et présentant une dureté et un épaississement considérables, quelquefois on constate des abcès et de véritables cicatrices.

Diagnostic. — Papules ordinairement larges, nombreuses, aplaties, couronnées de petites croûtes noirâtres, sanguines, sur une peau à peine irritée, accompagnées d'un prurit extrême.

Pronostic. — Peu grave par lui-même, mais toujours fâcheux à cause de sa ténacité, les insomnies, etc.

Traitement. — Régime doux et rafraîchissant, boissons alcalines; bains salés; quelquefois des émissions sanguines. Si la constitution est détériorée, les amers, les toniques, les ferrugineux; le soufre et un régime fortifiant; les bains sulfureux à une température élevée, les eaux de Néris, de Plombières, etc. douches et bains de vapeur à 35' ou 40 centigrades. Si la maladie est très-invétérée, les bains et lotions de deutochlorure de mercure ou des compresses trempées dans la solution d'iodure de potassium n° 193. Une solution de six grammes de borate de soude pour cent cinquante grammes d'eau de roses. La pommade camphrée; la pommade au goudron à la dose de deux à quatre grammes pour trente grammes d'axonge; la pommade n° 15. Les lotions gélatino-sulfureuses, unies à l'usage de la limonade nitrique; les bains tièdes, surtout alcalins, etc.

ART. 2. — Du lichen.

Synonymie. — Lichen. Papule ulcéreuse.

Définition.— On entend par lichen, une affection caractérisée par une éruption simultanée ou successive de papules le plus ordinairement petites, agglomérées, conservant quelquefois la couleur de la peau, mais présentant dans le plus grand nombre de cas une coloration plus ou moins rouge, et par des produits d'inflammation tels que la sécrétion d'un liquide séro-purulent; accompagnée constamment d'un prurit plus ou moins intense; l'ulcération.

Étiologie. — Les écarts de régime, l'abus des boissons alcooliques; l'insolation, l'exposition à un foyer ardent et le contact de matières irritantes, surtout pulvérulentes.

Symptômes. — 1° Lichen simple aigu. Petites papules de la grosseur d'un grain de millet, agglomérées, rouges, accompagnées d'un prurit et d'une chaleur incommodes. A l'état chronique il se prolonge par des éruptions successives; les papules sont alors peu ou point enflammées et sont surtout appréciables par le toucher.

2° Lichen agrius. Le plus souvent consécutif au premier. Surface érythémateuse, couverte de petites papules nombreuses, très-rouges, très-enflammées, saillantes, acuminées, luisantes avec tension, chaleur ardente, cuisson, fortes démangeaisons. Augmentation de volume des papules qui s'ulcèrent souvent et fournissent un liquide séro-purulent, se convertissant promptement en de petites croûtes jaunes, verdâtres, et se reproduisant surtout d'une manière indéfinie.

Marche. Durée. Terminaison. — Quelquefois rapide; ne durant que dix à vingt jours, mais aussi souvent beaucoup plus longtemps, entretenue par des éruptions successives; durant alors des mois et même parfois des années, mais se terminant cependant presque toujours favorablement.

Lésions anatomiques. — Epaississement et fermeté remarquable de la peau.

Diagnostic. — Boutons pleins, solides; papules occupant presque toujours la face externe des membres, accompagnées de prurit.

Pronostic. — Rarement grave, mais toujours une affection désagréable, fâcheuse à cause de sa ténacité et de ses récidives.

Traitement. — Le même que pour le prurigo. Quelquefois des lotions vinaigrées et de légères cautérisations avec une solution de nitrate d'argent. Le badigeonnage ou des frictions avec l'huile de cade pure, quelquefois un petit vésicatoire si la surface n'est pas très-étendue, qu'on panse avec de la pommade au nitrate d'argent à la dose d'un gramme sur huit à vingt d'axonge. A l'intérieur le sulfate de quinine et les préparations arsenicales.

CHAPITRE V

DES AFFECTIONS SQUAMEUSES.

Par affection squameuse on entend une maladie cutanée précédée par des taches rouges ou des élevures papuleuses, dont le sommet est couvert d'une petite écaille; caractérisée par des lamelles ou des plaques d'épiderme altéré, desséché ou d'un blanc mat, et qui, après leur chute, ne tardent pas à se reproduire.

ART. 1er. — Du psoriasis.

Synonymie. — Psoriasis. Dartre sèche, squameuse. Dartre squameuse lichénoïde.

Définition. — On entend par psoriasis une affection chronique de la peau caractérisée par des plaques plus ou moins étendues, irrégulières, saillantes, recouvertes de squames minces, sèches, d'un blanc chatoyant, se renouvelant rapidement.

Étiologie. — Le tempérament lymphatique. L'hérédité. L'exposition prolongée ou habituelle à l'humidité. Les écarts hygiéniques, les boissons alcooliques. Les émotions morales.

Symptômes. — 1° Psoriasis guttata: Petits points rouges, distincts, saillants, se couvrant bientôt d'une légère écaille, sèche et blanche, accompagnées d'un peu de prurit; s'étendant ordinairement sur de grandes surfaces, surtout à la partie postérieure du tronc et à la face externe des membres. 2° Psoriasis diffusa : Surface plus ou moins large, irrégulière, qui devient rugueuse, sèche et se couvre de squames minces, grisâtres, adhérentes, se détachant lentement. Quelquefois général, son siége de prédilection est aux membres, surtout au voisinage des articulations, aux coudes, aux genoux, parfois envahissant tout un membre. 3° Psoriasis inveterata : Squames plus sèches, plus abondantes; démangeaisons insupportables; la peau qu'elles recouvrent s'épaissit, se gerce et se transforme en une poussière farineuse se renouvelant rapidement. Si l'affection a son siége aux mains, au voisinage des ongles, ils s'altèrent profondément et tombent même quelquefois.

Marche. Durée. Terminaison. — Presque toujours très-lente, durant quelques mois, même plusieurs années et parfois toute la vie ; se terminant quelquefois par résolution, mais le plus souvent il est incurable.

Lésions anatomiques. — Désorganisation notable de l'organe cutané qui était le siége de l'affection, souvent épaississement énorme et altération des ongles.

Diagnostic. — Squames dures, sèches, d'un blanc chatoyant, se détachant difficilement, épaississement de la peau, desquamation farineuse rapide, désorganisation des ongles.

Pronostic. — Jamais assez grave pour altérer d'une manière sérieuse la santé et l'issue n'est jamais funeste ; mais toujours très-rebelle et sujet à récidiver ; souvent incurable.

Traitement. — Frictionner matin et soir les parties malades avec les pommades sulfureuses, alcalines, mercurielles et surtout avec la pommade n° 15, au calomélas, à l'iodure de soufre n° 194, au goudron à la dose de quatre grammes pour trente grammes d'axonge. Bains alcalins ou de vapeur tous les trois à quatre jours. Lotions avec une solution de quatre à huit grammes de carbonate de potasse pour cinquante grammes d'eau ou cent vingt-cinq à deux cents cinquante grammes de sous-carbonate de potasse pour un bain entier. Bains et douches de vapeur à trente-cinq ou quarante degrés en alternant avec des bains sulfureux. Les bains de mer. Les sudorifiques, les purgatifs, les antimoniaux, les sulfureux, la teinture de cantharide et les préparations arsenicales.

ART. 2. — De la lèpre.

Synonymie. — Lèpre. Dartre écailleuse. Dartre squameuse orbiculaire.

Définition. — On entend par lèpre vulgaire, une maladie cutanée caractérisée par des plaques écailleuses, arrondies, à centre sain ou déprimé, à bords élevés et recouverts de petites squames minces, sèches, d'un blanc chatoyant.

Étiologie. — Les mêmes causes que pour le psoriasis.

Symptômes. — Petits points rouges, saillants et recouverts aussitôt de squames très-légères, s'élargissant et formant un disque régulier, à bords élevés, le plus souvent de la grandeur d'une pièce de deux francs, se renouvelant sur un fond rouge, à centre sain, à mesure qu'ils sont dépouillés de leurs squames.

Marche. Durée. Terminaison. — Lente, cessant quelquefois

spontanément pour reparaître à une autre saison ou dans un
autre climat; d'une durée indéterminée et se terminant rarement
d'une manière funeste; mais elle est quelquefois très-rebelle, récidivant fréquemment, et chez les vieillards presque toujours incurable.

Lésions anatomiques. — Les mêmes que dans le psoriasis.

Diagnostic. — Quelques-uns des symptômes ci-dessus.

Pronostic. — Pas d'une autre gravité que parce que la maladie est souvent très-rebelle à toutes les médications, récidive
facilement et presque toujours incurable chez les vieillards.

Traitement. — La douce-amère à la dose de quinze à soixante
grammes pour un litre de décoction; la tisane dépurative
n° 185 et 186. Le jalap, la gomme-gutte, l'aloës, le calomel à
doses purgatives. Les préparations sulfureuses à l'intérieur et en
bains. La teinture de cantharides, les préparations arsenicales,
comme la solution de Pearson, de Fowler et tous les moyens
contre le psoriasis.

ART. 3. — Du pityriasis.

Synonymie. — Pityriasis. Dartre furfuracée volante. Herpès
furfureux.

Définition. — On entend par pityriasis, une inflammation
chronique de la peau; caractérisée par une desquamation de
l'épiderme qui se détache en petites lamelles, blanchâtres, pulvérulentes, qu'on a comparées à du son ou de la farine.

Étiologie. — Toutes les causes susceptibles d'irriter l'enveloppe cutanée; l'insolation, les émotions morales vives; les aliments âcres, échauffants, les alcooliques.

Symptômes. — 1° Pityriasis sans modification de la couleur
de la peau : Légère exfoliation farineuse au cuir chevelu, avec
démangeaisons et même un sentiment de chaleur désagréable.
Les squames ont l'aspect de petites lamelles très-ténues, très-
minces, blanches, sèches, adhérentes; alopécie. 2° Pityriasis avec
modification de la couleur des tissus : A. Pityriasis rubra : Plaques
d'abord très-petites, d'un rouge vif avec léger prurit, s'étendant
bientôt et recouvrant de larges surfaces, couvertes d'une foule
de squames très-minces, qui tombent et se renouvellent constamment. B. Pityriasis versicolor. Taches grisâtres ou safranées
plus ou moins larges, couvertes de squamules furfuracées, siégeant le plus souvent au cou, à la poitrine, au ventre et au front,

vulgairement appelées taches hépatiques. C. Pityriasis nigra : Ne
diffère du pityriasis rubra que parce que les squames reposent
sur des surfaces d'un noir plus ou moins foncé, et en enlevant
l'épiderme on trouve parfois des surfaces rouges, lisses.

Marche. Durée. Terminaison. — Lente, durant toujours longtemps et se terminant quelquefois spontanément ; mais le plus
souvent la maladie est rebelle, même à des traitements métho-
diques et des plus rationnels suivis avec persévérance.

Lésions anatomiques. — Nulles.

Diagnostic. — Facile à cause de la reproduction constante des
lamelles, qui se détachent et tombent sans cesse.

Pronostic. — Peu grave, mais d'une certaine importance à
cause de son opiniâtreté et de l'alopécie qui en est souvent la suite.

Traitement. — Éviter les causes d'irritation locale. Lotions
émollientes ou avec une solution de carbonate de potasse n° 195,
avec l'eau de son, de laitue, de roses ; une solution ou une pommade au borate de soude, la pommade au calomel n° 15. Lotions
et bains sulfureux. Des bains et douches de vapeur dans le
pityriasis nigra. Les boissons amères, la tisane dépurative
n°s 185 et 186.

Art. 4. — De l'ichthyose.

Synonymie. — Ichthyose serpentine, nacrée, cornée. Épaississement squameux.

Définition. — On entend par ichthyose, une maladie cutanée,
caractérisée par l'épaississement de l'épiderme qui prend la forme
de squames plus ou moins larges, dures, desséchées, d'un blanc
grisâtre, comme imbriquées, ne reposant jamais sur un tissu enflammé et ressemblant aux écailles des poissons.

Etiologie. — La congénitale est presque toujours héréditaire et
se rencontre le plus souvent chez le sexe masculin. L'ichthyose
accidentelle, chez des sujets qui ont une disposition héréditaire, se
développe aussi sous l'influence d'agents irritants ou à la suite
de vives émotions morales ; quelquefois elle est endémique dans
certains climats.

Symptômes. — Quelquefois que des parcelles épidermiques bri-
sées, grisâtres, avec légère augmentation de l'épaisseur et de la sécheresse de la peau, accompagnées d'une exfoliation continuelle ;
d'autres fois la peau est épaissie, fendillée, recouverte de véritables écailles sèches, dures, quelquefois grisâtres, parfois d'un

blanc nacré, souvent très-luisantes et entourées de plusieurs cercles noirâtres, partagées en une foule de squames irrégulières, la plupart imbriquées au point adhérent.

Marche. Durée. Terminaison. — Toujours très-lente et dans l'ichthyose congénitale occupant presque toute l'enveloppe cutanée, et plutôt rapide dans l'ichthyose accidentelle, n'occupant le plus souvent qu'une région, les membres particulièrement; durant, quant à la première, presque toute la vie; quant à la seconde souvent plusieurs années et parfois aussi indéfiniment, n'occasionnant jamais la mort par elle-même et se terminant rarement d'une manière funeste.

Lésions anatomiques. — Nulles, si ce n'est que la peau s'est épaissie et durcit.

Diagnostic. — Ecailles sèches et dures, peau épaisse, fendillée; maladie à marche lente et surtout congénitale.

Pronostic. — Rarement favorable, mais ne compromettant jamais l'existence; il n'est grave qu'en raison de l'incurabilité, pour ce qui concerne l'ichthyose congénitale.

Traitement. — Dans l'ichthyose congénitale, de simples moyens palliatifs: lotions mucilagineuses, bains souvent répétés, de vapeur. Dans l'ichthyose accidentelle; vésicatoires successifs, si les surfaces ne sont pas par trop étendues.

CHAPITRE VI

DES AFFECTIONS TUBERCULEUSES DE LA PEAU.

Par affection tuberculeuse de la peau, on entend une maladie caractérisée par des élevures solides, développées dans l'épaisseur de la peau et dont le volume varie entre celui d'une lentille, d'une olive, même d'une noix, et qui se termine presque toujours par suppuration ou par une altération de texture des parties affectées.

ART. 1er. — De l'éléphantiasis des Grecs.

Synonymie. — Éléphantiasis des Grecs. Lèpre du moyen âge. Lèpre tuberculeuse.

Définition. — On entend par éléphantiasis des Grecs, une affection cutanée caractérisée par des taches rougeâtres auxquelles succèdent des tubercules mous, livides d'abord et acquérant plus tard une coloration bronzée, quelquefois indolents, parfois extrêmement sensibles; se terminant par ulcération ou par résolution et accompagnés par un boursouflement du tissu cellulaire sous-cutané souvent énorme.

Étiologie. — Les climats tropicaux et polaires. La jeunesse, le tempérament bilieux, le sexe masculin. Les travaux pénibles, les excès, l'habitation de lieux humides.

Symptômes. — Points jaunâtres, plus ou moins insensibles, à la peau; taches d'une teinte fauve, polies et luisantes, et plus tard ternes et bronzées avec léger gonflement, comme œdémateux. Après des mois et même des années succèdent aux taches des tubercules ou de petites tumeurs molles, rougeâtres ou livides, qui peuvent acquérir le volume d'une noix et plus. Plus tard ils s'enflamment et dégénèrent en ulcérations blafardes et de mauvaise nature, fournissent un liquide sanieux qui se change en croûtes épaisses, et si la maladie envahit les tissus sous-jacents, les os se ramollissent, se déforment, se contournent; des portions de membres se détachent et tombent, et on constate, si elles n'ont pas déjà devancé, des affections sur les muqueuses gastro-intestinales, des ulcérations de la pituitaire, etc.

Marche. Durée. Terminaison. — Ordinairement très-lente, disparaissant quelquefois pour reparaître de nouveau avec plus de gravité; durant des mois, des années, même indéfiniment et se terminant presque toujours d'une manière funeste.

Lésions anatomiques. — Désorganisation de la peau, induration tuberculeuse, blanchâtre, résistant au scalpel; ramollissement et déformation des os; plus des ulcérations intestinales, des tubercules pulmonaires, etc.; mais qui sont probablement des altérations consécutives, suite de graves complications.

Diagnostic. — Gonflement plus ou moins informe d'une partie du corps, surtout au visage, quelquefois aux membres et quelques autres des symptômes ci-dessus.

Pronostic. — Toujours très-grave, et toujours fâcheux si l'affection a déjà envahi une certaine étendue.

Traitement. — Frictions avec des liniments irritants, des lotions excitantes, des frictions résolutives avec l'hydriodate de potasse à la dose de quatre grammes pour trente grammes d'axonge en même temps que des douches de vapeur. Les vésicatoires dans le commencement, même les cautérisations avec le fer rouge, si la surface n'est pas trop grande. Les sudorifiques et surtout la tisane dépurative n°ˢ 185 et 186. La teinture de cantharides, les pilules asiatiques avec l'acide arsénieux. L'hydrothérapie.

ART. 2. — Du lupus.

Synonymie. — Lupus. Herpès esthiomène. Dartre rongeante.

Définition. — On entend par lupus une maladie chronique de la peau, siégeant presque toujours à la face, qui se manifeste quelquefois au début par des taches d'un rouge violacé, mais le plus ordinairement par des tubercules livides, indolents, plus ou moins volumineux, qui s'ulcèrent et ont une tendance à détruire soit en profondeur, soit en surface les tissus environnants; se couvrant sans cesse de croûtes blanchâtres, très-adhérentes et produisant des cicatrices indélébiles.

Etiologie. — Le jeune âge, de douze à trente ans, surtout chez les sujets lymphatiques, scrofuleux, où l'affection se montre de préférence à la face, surtout au nez, aux lèvres, quelquefois aussi sur d'autres points du corps, mais rarement.

Symptômes. — 1° Lupus exedens. Tubercules plus ou moins volumineux et nombreux, entourés d'un gonflement œdémateux et finissant par une ulcération irrégulière qui envahit de proche en proche la peau, sécrétant une matière ichoreuse, âcre, excoriant les parties voisines, se couvrant d'une croûte noirâtre, souvent épaisse, fort adhérente, se reproduisant rapidement, creusant constamment en profondeur, au point de détruire totalement le nez, la voûte palatine. 2° Lupus non exedens. Tubercules peu saillants, mous, indolents; quelquefois simples taches rouges, violacées, occupant le plus souvent la joue, quelquefois toute la figure; s'élargissant, sans s'ulcérer à leur sommet ou à leur base; avec engorgement, tuméfaction de la peau et du tissu cellulaire sous-jacent. 3° Esthiomène de la région vulvo-anale. Ne différant des deux premières que par son siége.

Marche. Durée. Terminaison. — Ordinairement très-lente, durant des années, même indéfiniment, mais ne se terminant jamais par la mort.

Lésions anatomiques. — Destruction plus ou moins notable de la peau.

Diagnostic. — Quelques-uns des symptômes ci-dessus suffisent, surtout s'il n'y a pas de douleurs.

Pronostic. — Plus la maladie est ancienne, plus elle est rebelle, et comme elle récidive souvent et facilement, c'est toujours une maladie très-grave, quoiqu'elle n'entraîne jamais la mort par elle-même, mais parce qu'elle laisse après elle souvent des difformités, même des mutilations.

Traitement. — Les moyens employés contre la maladie scrofuleuse et surtout l'huile de foie de morue à haute dose, jusqu'à quatre à cinq cents grammes par jour, si le malade le supporte. Le deuto-iodure de mercure à petite dose, de cinq à quinze milligrammes en deux fois dans les vingt-quatre heures ; mais continué à doses lentement croissantes pendant plusieurs mois, en interrompant par moment le traitement métallique. Les caustiques, tels que l'acide sulfurique, le nitrate acide de mercure, appliqués sur des points limités, mais successifs. Les pommades au calomélas nº 15, à l'iodure de soufre, à la dose d'un gramme pour trente grammes d'axonge, à l'iodure de mercure à la dose de deux grammes pour trente grammes de graisse. La pâte de chlorure de zinc, une partie pour deux à trois parties de farine ; le caustique de Vienne, la poudre arsenicale du frère Côme ; la solution de chlorure d'or, à la dose de cinq centigrammes dans soixante grammes d'eau, à prendre une cuillerée à café deux à trois fois par jour et à l'extérieur comme caustique.

N. B. — Je ne parlerai pas du Molluscum, maladie rare et dont les causes nous sont encore inconnues et dont le traitement n'est guère mieux connu que son histoire ; ni du Framboesia, très-rare en Europe et se développant surtout chez les nègres, qu'on traite habituellement par les caustiques, la pâte arsenicale du frère Côme ; ni du bouton d'Alep, qu'on attaque le plus souvent avec le fer rouge ; ni du Kéloïde, qui résiste habituellement à tous les traitements, toutes maladies qui n'ont qu'une importance très-secondaire pour les praticiens.

CHAPITRE VII

DES AFFECTIONS HÉMORRHAGIQUES.

Par affections hémorrhagiques on entend des maladies caractérisées par l'éruption spontanée, à la surface du corps ou aux diverses muqueuses, même dans le parenchyme des organes, soit de petites taches lenticulaires et noirâtres, formées de sang extravasé dans l'épaisseur de la peau, soit par une extravasion d'une quantité de sang plus notable dans les membranes muqueuses ou le parenchyme d'un organe.

ART. 1er. — Du purpura simplex.

Synonymie. — Purpura simplex. Dartre pourprée.

Définition. — On entend par purpura simplex, une affection caractérisée par l'apparition à la peau de plaques rouges, variables, peu étendues, ne disparaissant pas sous la pression du doigt, ayant pour caractère principal de n'être pas accompagnées d'hémorrhagie et ressemblant assez à des piqûres de puces.

Étiologie. — Une constitution faible, un tempérament lymphatique, les habitations humides, privées d'air et des rayons du soleil, une alimentation débilitante, insuffisante, malsaine.

Symptômes. — Éruptions successives de taches d'un rouge vif qui prend bientôt une teinte livide, ne disparaissant pas par la pression du doigt; quelquefois gonflement très-douloureux sur un point limité, sans changement de couleur. Faiblesse, abattement général, perte d'appétit, céphalalgie, fièvre légère.

Marche. Durée. Terminaison. — Quelquefois continue, mais le plus souvent les éruptions ont lieu successivement et avec des intervalles plus ou moins longs; durant quinze jours à plusieurs mois et ne se terminant jamais par la mort.

Lésions anatomiques. — Nulles.

Diagnostic. — Toujours facile, si on constate quelques-uns des symptômes ci-dessus.

Pronostic. — Jamais grave, mais s'il est chronique, ce qui arrive souvent chez les vieillards, il est très-rebelle et dénote alors presque toujours une détérioration profonde de la constitution.

Traitement. — Repos, bains frais, boissons rafraîchissantes et les amers, les toniques, les fortifiants; les ferrugineux et les moyens hygiéniques pour combattre les causes occasionnelles.

ART. 2. — Du purpura hæmorrhagica.

Synonymie. — Purpura hæmorrhagica. Maladie de Werlhof.

Définition. — On entend par purpura hæmorrhagica, une maladie caractérisée par des taches plus ou moins étendues; des hémorrhagies à la surface des membranes muqueuses ou dans le parenchyme d'un organe, plus ou moins abondantes et des symptômes généraux souvent très-graves.

Étiologie. — Les mêmes causes, mais souvent avec plus d'intensité que dans le purpura simple.

Symptômes. — Taches plus ou moins larges, irrégulières, livides quelquefois couvertes d'une bulle pleine de sang, quelquefois ayant pour siége diverses muqueuses, s'étendant parfois jusque dans le parenchyme des organes et pouvant devenir très-abondantes, même foudroyantes, ou, en se répétant souvent, détériorer profondément la constitution. Quant aux symptômes généraux, ce sont les mêmes que dans le purpura simplex; mais beaucoup plus intenses. Le mouvement fébrile est plus violent, le malade éprouve des étourdissements, des lipothymies, quelquefois de fortes coliques, a la diarrhée, plus souvent de la constipation, et fréquemment on constate un état anémique, des symptômes d'hydropisie.

Marche. Durée. Terminaison. — Souvent rapide, quelquefois chronique, par conséquent d'une durée variable, indéterminée; se terminant fréquemment d'une manière funeste, même subitement, si l'hémorrhagie a lieu à l'intérieur.

Lésions anatomiques. — État exsangue de diverses parties du corps, infiltrations sanguines dans la peau et le tissu des organes.

Diagnostic. — Le plus souvent facile, surtout si on peut voir le point de la muqueuse par lequel s'échappe le sang, et que ce soit sur cette surface que siégent des taches purpurines.

Pronostic. — Toujours très-grave, surtout si les hémorrhagies sont abondantes et se reproduisent souvent.

Traitement. — Repos complet, habiter un logement sain, exposé au soleil, alimentation légère mais restaurante, fortifiante et autant que possible aliments froids, boissons glacées; les acides végétaux; le quinquina uni à l'eau de Rabel, une décoction de ratanhia, les amers. Quelquefois des purgatifs répétés. L'acide gallique, l'acide tannique. Les ablutions froides sur tout le corps, les bains de mer.

CHAPITRE VIII

DES AFFECTIONS CUTANÉES DE DIVERSES NATURES.

Art. 1er. — De l'éléphantiasis des Arabes.

Synonymie. — Eléphantiasis des Arabes. Fièvre érysipélateuse. Maladie glandulaire des Barbades, jambes de Barbades. Lèpre tuberculeuse éléphantine.

Définition. — On entend par éléphantiasis des Arabes, une affection consistant dans une tuméfaction de la peau, du tissu cellulaire et du tissu adipeux sous-jacent, plus ou moins considérable, dure, permanente, produite peu à peu par des inflammations successives du derme, des vaisseaux et des ganglions lymphatiques, accompagnée d'une déformation qui a de l'analogie avec la peau de l'éléphant.

Étiologie. — Causes inconnues.

Symptômes. — Douleurs plus ou moins vives dans l'aine et le jarret, développement d'une raie rouge, d'une corde dure, noueuse, tendue, semblable à un chapelet de petites tumeurs sous-cutanées, s'étendant du pli de l'aine jusqu'au genou ou à la malléole. Teinte érythémateuse et tuméfaction considérable du tissu cellulaire sous-cutané. Frissons prolongés, soif vive, malaise, anxiété, efforts violents pour vomir, vomissements, parfois délire, contractions fréquentes du cœur et contractures des membres; accès avec des intervalles plus ou moins éloignés, suivis d'une augmentation progressive du volume des membres malades.

Marche. Durée. Terminaison. — D'abord aiguë et irrégulièrement intermittente et plus tard essentiellement chronique; durant toujours très-longtemps et se terminant bien rarement par la guérison.

Lésions anatomiques. — Hypertrophie considérable du derme, élargissement de ses papilles, augmentation de volume des follicules; induration, infiltration, épaississement du tissu cellulaire sous-cutané; développement des vaisseaux et encore plus des ganglions lymphatiques; oblitération, obstruction des veines, des petites artères, hypertrophie des nerfs; ramollissement, amincissement ou épaississement des muscles, quelquefois cou-vertis en graisse.

Diagnostic. — Difficile au début, mais à mesure que les attaques se multiplient la difficulté diminue, et à l'état chronique il est toujours très-facile.

Pronostic. — Toujours très-sérieux à cause des infirmités qu'il occasionne et parce qu'il est toujours très-rebelle.

Traitement. — Émissions sanguines, applications émollientes; bains tièdes. Repos, la compression, des frictions résolutives ou avec la pommade au calomélas nº 15, iodée. Douches de vapeur.

Art. 2. — Du sclérème.

Synonymie. — Sclérème. Sclérémie. Sclérodermie. Stegnose. Chorionitis ou sclérosténose cutanée.

Définition. — On entend par sclérème, une maladie occasionnée par une altération des vaisseaux lymphatiques, due à une paralysie ou une perversion du fluide nerveux et caractérisée par la dureté, la rigidité de la peau, quelquefois sans changement de coloration, ou d'un blanc sale, jaunâtre, grise, avec des taches brunes, rouges, bleuâtres, quelquefois ressemblant à du vieux parchemin, à une momie, et qui s'ulcère dans certains cas, mais sans altérations notables des fonctions des autres organes.

Étiologie. — Les logements froids et humides, l'action du froid prolongé, le changement brusque d'une température chaude à une très-froide. Les troubles menstruels, donc prédispositions du sexe féminin, le tempérament lymphatique, les scrofules.

Symptômes. — Induration du tissu cutané, d'abord limitée, siégeant le plus souvent soit à la partie antérieure du cou, soit aux membres supérieurs, d'où elle s'étend quelquefois rapidement pour envahir de grandes surfaces et ressemblant au toucher à la dureté des cadavres gelés ou présentant l'aspect d'une statue de marbre ou de cire.

Marche. Durée. Terminaison. — Au début rapide, progressive, mais plus tard très-lente le plus souvent et se reproduisant fréquemment d'une manière symétrique, c'est-à-dire des deux côtés du corps; durant souvent trois à quatre mois, mais quelquefois des années, même indéfiniment et se terminant souvent par des complications, comme phthisie, marasme produit par des accidents urémiques.

Lésions anatomiques. — Induration de la peau, du tissu cellulaire, où on constate la formation de mailles fibreuses; les nerfs et leurs ramifications sont hypertrophiés, parfois aussi atrophiés.

Diagnostic. — Sur la surface indurée il est impossible de faire aucun pli à la peau, de la faire glisser sur les tissus sous-jacents, de la soulever, la pincer, tellement elle est tendue.

Pronostic. — N'est réellement grave que lorsqu'il existe des complications.

Traitement. —Frictions avec la pommade au calomélas n° 15, et le calomel à l'intérieur à doses purgatives. Frictions résolutives avec le liniment n° 196. Les purgatifs répétés, les diurétiques, les douches et bains sulfureux, les bains de vapeur et combattre les causes occasionnelles, telles que la suppression de la menstruation. (Voyez article : Aménorrhée. Dysménorrhée.)

N. B. — Je ne veux que mentionner les macules, qui comprennent la teinte bronzée due à l'administration du nitrate d'argent; le lentigo, taches de rousseur, éphélides lentiformes, d'un jaune fauve ; les éphélides ou taches hépatiques d'un jaune safrané, taches irrégulières d'une beaucoup plus grande étendue; le nævi, tache congénitale, tache de vin; les signes, petites taches proéminentes ; l'albinisme, le vitiligo, toutes des altérations de couleur dépendant d'une altération du pigment de la peau et qui n'ont qu'un intérêt fort secondaire pour le praticien.

FORMULAIRE PHARMACEUTIQUE

ABRÉVIATIONS

c. .... centigrammes
gr. .... grammes

1.

Pr. Nitrate de potasse......	5 gr.	R. Nitr. depurat............	5 gr.
Eau d'orge, 20 gr. p. 1000	1000 gr.	Decoct. hord.........	1000 gr.
Sirop de groseilles.....	200 gr.	Syr. ribior...........	200 gr.

Mêlez selon l'art. S.   Misc. S.
Tisane à boire par verres dans les 24 heures.

2.

Pr. Crème de tartre soluble	20 gr.	R. Crem. tart. solub.......	20 gr.
Nitrate de potasse.....	3 gr.	Nitr. depurat..........	3 gr.
Eau..................	1000 gr.	Aq. font.............	1000 gr.
Sirop de vinaigre......	100 gr.	Syr. acetic...........	100 gr.

Mêlez selon l'art. S.   Misc. S.
Tisane à boire par verres dans les 24 heures.

3.

| Pr. Résine de gaïac...... | 12 gr. | R. Resin. guajac........... | 12 gr. |
| Crème de tartre soluble. | 24 | Crem. tart. boraxat.... | 24 gr. |

Mêlez et divisez en 12 paquets égaux.   Misc. et divid. in part. æqual. nº XII.
S. Deux à six paquets dans les 24 heures.   S.

4.

Pr. Feuilles de séné.......	15 gr.	R. Fol. senn...........	15 gr.
Sulfate de soude.......	30 gr.	Sal. Mirab. Glaub.......	30 gr.
Eau bouillante.........	500 gr.	Aq. fervid...........	500 gr.

Faites selon l'art une infusion, passez.   Misc. f. l. a. infus. colat. S.
S. Lavement purgatif à administrer en deux fois à 20 minutes de distance.

5.

Pr. Tartre stibié..........	10 c.	R. Tart. stibiat........	10 c.
Eau distillée.........	80 gr.	Aq. distill.........	80 gr.
Sirop d'ipécacuanha...	20 gr.	Syrup. Ipecac........	20 gr.

Mêlez selon l'art. S.   Misc. l. a. S.
Deux cuillerées à bouche toutes les dix minutes jusqu'à effet vomitif.

6.

| Pr. Fleurs d'arnica........ | 5 gr. | R. Flor. arnic........... | 5 gr. |
| Eau bouillante........ | 500 gr. | Aq. fervid........... | 500 gr. |

Laissez infuser, ajoutez à la còlature :
  Sirop de citron........· 100 gr.

f. l. a. infus, ad colat. adde
  Syrup. citr............. 100 gr.
Misc. S.

Mêlez. S. A boire par verres dans la journée.

7.

Pr. Calomel à la vapeur.... 60 c.
  Sucre de lait.......... 3 gr.
Mêlez et divisez en six paquets égaux.
S. Un paquet toutes les quatre heures dans un peu de miel.

7.

R. Merc. dulc............. 60 c.
  Sacch. lact.... .... 3 gr.
Misc., divid. in partes æquales Nº VI. S.

8.

Pr. Tamarin................ 60 gr.
  Petit lait clarifié... .... 1000 gr.
Laissez infuser selon l'art, passez.
S. Petit lait tamariné par tasse dans la journée.

8.

R. Fruct. tamarind........ 60 gr.
  Ser. lactis 1000
Misc. f. l. a. infus, Colat. S.

9.

Pr. Extrait alcoolique de noix
  vomique................ 2 gr.
Poudre de guimauve q. s....
pour faire selon l'art. 100 pilules. S.
A prendre une pilule matin et soir en augmentant tous les trois jours d'une pilule jusqu'à dix et plus avec beaucoup de circonspection.

10.

R. Extr. nuc. vomic. alcool. 2 gr.
  Pulv. rad. alth. q. s....
Misc. f. l. a. pil. nº 100. S.

10.

Pr. Strychnine pure........ 20 c.
  Conserve de roses rouges 2 gr.
Mêlez, faites selon l'art 60 pilules. S.
Matin et soir une pilule, en augmentant graduellement tous les cinq jours d'une, jusqu'à effet.

10.

R. Strychni. pur.......... 20 c.
  Conser. rosar. rubr..... 2 gr.
Misc. f. l. a. pil. nº LX. S.

11.

Pr. Teinture de noix vomique 40 gr.
  Ammoniaque.......... 10 gr.

11.

R. Tinct. nuc. vomic...... 40 gr.
  Ammoniac. liq......... 10 gr.
Misc. S.

Mêlez. S. Liniment pour frictions matin et soir sur les parties qui sont le siége de paralysie.

12.

Pr. Sulfate de magnésie,... 40 gr.
Faites dissoudre dans
  Eau de fontaine...... . 120 gr.
Ajoutez
  Sirop de framboises..... 40 gr.
Mêlez S.

12.

R. Magnes. sulphur....... 40 gr.
Solv. in
  Aq. font............. 120 gr.
Add.
  Syr. rub. idæi......... 40 gr.
Misc. S.

Potion purgative à prendre deux cuillerées à bouche toutes les demi-heures.

13.

Pr. Poudre de digitale pourprée 20 c.
  Calomélas à la vapeur....40 à 80 c.
  Sucre de lait.......... 12 gr
Mêlez et divisez en vingt paquets égaux.
S. Toutes les deux heures une poudre.

13.

R. Pulv. digit. purp...... 20 c.
  Hydrarg. muriat. mit.. 40 à 80 c.
  Sacch. lact............. 12 gr.
Misc. div. in part. æqual. nº XX. S.

14.

Pr. Extrait de coloquinte composé.
  Résine de jalap ââ ..... 1 gr.
  Aloès socotrin... 2
  Savon médicinal. q. s.
Pour faire selon l'art trente pilules.
S. A prendre deux à quatre pilules toutes les trois heures jusqu'à effet purgatif.

14.

R. Extr. colocynth., comp.
  Resin. jalap. ââ....... 1 gr.
  Aloes socotrin......... 2
  Sapon. medicin. q. s.
Misc. f. l. a. pil. nº XXX. S.

15.	15.
Pr. Calomélas à la vapeur.. 3 gr.	R. Hydrarg. muriatic. mit. 3 gr.
Axonge récente.. ...... 24 gr.	Axung. porc, recent.... 24 gr.
Mêlez exactement par trituration.	Misc. exactiss. S.
S. Pommade en frictions matin et soir.	

16.	16.
Pr. Calomel à la vapeur..... 1 gr.	R. Merc. dulc..... ..... 1 gr.
Poudre de valériane.... 5 gr.	Pulv. valerian, ... 5 gr.
Mêlez, divisez en trente paquets.	Misc., divid. in partes æquales n° XXX. S.

S. Toutes les deux heures un paquet et même plus souvent.

17.	17.
Pr. Teinture de digitale pourprée.	R. Tinct. digit. purp.
Teinture de scille.	Tinct. scill.
Laudanum de Sydenham. ââ. 10 gr.	Laud. l'q. Sydenh. ââ... 10 gr.
Baume tranquille.	Balsam. tranq.
Huile de jusquiame ââ.. 40 gr.	Ol. hyosciam. ââ....... 40 gr.
Mêlez. S.	Misc. S.

Liniment calmant pour faire des frictions matin et soir sur la partie malade.

18.	18.
Pr. Aloès socotrin.	R. Aloes socotrin.
Résine de jalap ââ..... 2 gr.	Resin. jalap. ââ....... 2 gr.
Calomélas à la vapeur.	Merc. dulc.
Extrait de rhubarbe ââ.. 1 gr.	Extr. rhei. ââ.......... 1 gr.
Scammonée en poudre.. 3 gr.	Pulv. scammon........ 3 gr.
Savon médicinal q. s.	Sapon medicin. q. s,
Pour faire selon l'art cinquante pilules	Misc. f. l. a. pil. n° L. S.

S. A prendre toutes les trois heures trois pilules jusqu'à effet purgatif.

19.	19.
Pr. Ammoniaque.......... 5 gr.	R. Liq. ammon. caustic..... 5 gr.
Huile d'amandes douces. 30 gr.	Ol. amygd. dulc........ 30 gr.
Mêlez. S,	Misc. S.

Liniment ammoniacal pour frictionner les parties qui sont le siége de la paralysie.

20.	20.
Pr. Extrait de belladone.... 4 gr.	R. Extr. belladon........ 4 gr.
Huile de jusquiame..... 40 gr.	Ol. hyosciam.......... 40 gr.
Mêlez. S.	Misc. S.

Liniment belladoné pour faire trois à quatre fois par jour une friction sur les parties qui sont le siége de la douleur.

21.	21.
Pr. Essence de térébenthine. 12 gr.	R. Ol. terebenth.......... 12 gr.
Gomme arabique.	Gum. arab.
Huile d'amandes douces	Ol. amygd. dulc. ââ.... 6 gr.
ââ................. 6 gr.	Aq. menth...., ... 120 gr.
Eau de menthe........ 120 gr.	Syr. menth. pip.
Sirop de menthe poivrée.	Syr. fl. aurant. ââ....... 30 gr.
Sirop de fleurs d'oranges	Misc. S.
ââ................. 30 gr.	
Mêlez selon l'art. S.	

Looch composé à prendre une cuillerée à bouche toutes les six heures.

22.	22.
Pr. Résine de gaïac...... 6 gr.	R. Resin. guajac......... 6 gr.
Fleurs de soufre.	Lact. sulphur.
Extrait de douce amère	Extr. dulc, amar. ââ... 2 gr.
ââ................. 2 gr.	Sapon. medicinal. q. s.
Savon médicinal. q. s,	

pour faire selon l'art quarante pilules. S. — pro massà, f. l. a. pil. n° XL. S.

A prendre trois pilules matin et soir, en augmentant lentement d'une pilule tous les quatre à cinq jours jusqu'à dix à douze.

23.

			23.		
Pr. Chloroforme..........	40 gr.		R. Chloroformic.......	40 gr.	

S.

S. Pour frictions à l'aide d'un tampon de cotons cardé.

24,

Pr. Valérianate de zinc. — R. Zinc. valerianic.
  Extrait de quinquina. — Extr. cort. peruv.
  Extrait de gentiane ââ... 2 gr. — Extr. gentian. àà....... 2 gr.
  Extrait de belladone.... 40 c. — Extr. belladon......... 40 c.
Mêlez, faites selon l'art vingt pilules. — Misc. f. l. a. pil. n° XX. S.
  S. Une pilule matin et soir.

25.

Pr. Calomel à la vapeur.... 6 gr. — R. Merc. dulc............. 6 gr.
  Extrait de belladone.... 2 gr. — Extr. belladon......... 2 gr.
  Beurre de cacao q. s. pour faire se- — Butyr. cacao q. s. f. l. a.
lon l'art douze suppositoires. — Supposit. n° XII. S.
  S. Toutes les douze heures à introduire un suppositoire.

26.

Pr. Huile d'amandes douces. 20 gr. — R. Ol. amygd. dulc........ 20 gr.
  Gomme arabique....... 10 gr. — Gum. arab.......... 10 gr.
  Extrait de jusquiame.... 30 c. — Extr. hyosc .... 30 c.
  Poudre de lycopode..... 12 gr. — Pulv. lycopod.......... 12 gr.
  Eau .... 120 gr. — Aq. font.............. 120 gr.
  Sirop d'orgeat .... 40 gr. — Syr. amygdal.......... 40 gr.
Mêlez, faites selon l'art une émulsion. — Misc. f. l. a. emuls. S.
S. Une cuillerée à bouche toutes les heures en ayant soin de bien agiter chaque fois.

27.

Pr. Oxyde blanc de zinc..... 20 c. — R. Zinc. oxydat. alb....... 20 c.
  Poudre d'ipécacuanha... 15 c. — Pulv. ipecacuanh...... 15 c.
  Poudre de racine d'armoise. — Pulv. rad. artemis. vulg.
  Sucre de fenouil ââ...... 1 gr. — Sacch. fœnicul. ââ..... 1 gr.
Mêlez et divisez en quinze paquets égaux. — Misc., div. in partes æquales n° XV. S.
  S. A faire prendre un paquet toutes les deux heures.

28.

Pr. Calomel à la vapeur. — R. Merc. dulc.
  Oxyde blanc de zinc ââ.. 15 c. — Zinc. oxydat. alb. ââ... 15 c.
  Carbonate de magnésie. 1 gr. — Magnes. carbon........ 1 gr.
  Sucre de fenouil........ 60 c. — Sacch. fœnicul......... 60 c.
Mêlez et divisez en huit paquets égaux. — Misc., divid. in partes æquales n° VIII. S.
  S. Un paquet toutes les cinq à huit heures, suivant l'intensité des attaques.

29.

Pr. Teinture de valériane. — R. Tinct. valerian.
  Teinture de castoreum. — Tinct. castor.
  Teinture d'asa fœtid. ââ. 20 gr. — Tinct. assæ fœtid. ââ... 20 gr.
Mêlez S. — Misc. S.
  Toutes les heures une cuillerée à café dans de l'eau sucrée.

30.

Pr. Oxyde de zinc. — R. Zinc. oxydat.
  Extrait de jusquiame. — Extr. hyosciam.

Extrait de valériane ââ..   2 gr.   Extr. valerian. ââ......   2 gr.
Mêlez, faites selon l'art quarante pilules.   Misc. f. l. a. pil. n° XXXX. S.
S. Pilules de Méglin, une matin et soir, en augmentant progressivement, mais
lentement, jusqu'à quatre à cinq par jour.

31.   31.

Pr. Oxyde de zinc,.........   8 gr.   R. Zinc. oxydat.,..........   8 gr.
   Extrait de stramonium.   Extr. stramon.
   Extrait d'opium ââ.....   50 c.   Extr. op. ââ..........   50 c.
Mêlez, faites selon l'art quarante pilules.   Misc. f. l a. pilul. n° XXXX. S.
S. Une pilule matin et soir en augmentant progressivement jusqu'à huit par jour.

32.   32.

Pr. Camphre.   R. Camphor.
   Asa fœtida ââ ....   12 gr.   Assa fœtid. ââ..........   12 gr.
   Extrait de belladone.   Extr. belladon.
   Extrait aqueux d'opium ââ.   1 gr.   Extr. op. aquos. ââ.....   1 gr.
   Sirop de gomme q. s.   Syr. gummos. q. s.
Mêlez, faites selon l'art cent vingt pi-   Misc. f. l.. a. pil. n° CXX. S.
lules.
S. Une pilule matin et soir en augmentant progressivement jusqu'à six dans les
vingt-quatre heures.

33.   33.

Pr. Extrait thébaïque.   R. Extr. thebaïc.
   Extrait de belladone ââ.   4 gr.   Extr. belladon. ââ......   4 gr.
   Teinture de castoreum.   Tinct. castor.
   Teinture de digitale ââ..   8 gr.   Tinct. digital. ââ.......   8 gr.
   Axonge récente.   Axung. porc.
   Huile de jusquiame ââ..   30 gr.   Ol. hyosciam. ââ......   30 gr.
Mêlez. S.   Misc. S.
Mélange pour frictions selon l'ordonnance.

34.   34.

Pr. Oxyde de zinc.   R. Zinc. oxydat.
   Castoreum en poudre ââ,   6 gr.   Castor. pulv. ââ.........   6 gr.
   Aloès socotrin.   Aloës socotrin.
   Extrait de valériane.   Extr. valerian.
   Extrait de jusquiame ââ.   4 gr.   Extr. hyosciam ââ......   4 gr.
Mêlez, faites selon l'art cinquante pilules. Misc. f. l. a. pil. n° L. S.
S. Trois fois par jour, deux heures avant ou au moins trois heures après les
repas en même temps que la tisane, deux pilules en augmentant tous les cinq jours
d'une pilule jusqu'à dix-huit dans les vingt-quatre heures.

35.   35.

Pr. Oxyde de zinc.........   30 c.   R. Zinc. oxydat...........   30 c.
   Extrait de jusquiame...   20 c.   Extr. hyosciam........   20 c.
   Sucre en poudre.......   2 gr.   Sacch. alb. pulv. .,.....   2 gr.
Mêlez et divisez en six paquets égaux.   Misc. div. in part. æqual. n° VI. S.
S. Une poudre toutes les deux heures, en augmentant graduellement la dose d'oxyde
de zinc.

36.   36.

Pr. Feuilles de séné.......   12 gr.   R. Fol. senn.............   12 gr.
   Sulfate de soude.   Sal. mirab. Glaub.
   Manne en larmes ââ....   30 gr.   Mann. elect. ââ........   30 gr.
Mêlez, faites selon l'art avec q. s. d'eau   Misc. f. l. a. cum aq. ferv. q. s. per
bouillante par infusion une potion pur-   infus. pot. laxant. 120 gr. S.
gative de 120 gr.
S. Potion purgative à prendre en une seule fois le matin à jeun.

37.

Pr. Calomel à la vapeur....   15 c.
   Opium................   5 c.
   Sucre de fenouil... ...   1 gr.
Mêlez, faites huit paquets semblables.
  S. Un paquet toutes les heures.

37.

R. Hydrarg. muriat. mit....   15 c.
   Opii pur...........   5 c.
   Sacch. fœnicul........   1 gr.
Misc. f. l. a. pulv. disp. doses tales n° VIII
  S.

38.

Pr. Teinture d'opium.
  Teinture de valériane
  Teinture de castoréum.
  Liqueur de corne de cerf
   succiné ou liqueur am-
   moniacale anisée ââ...   3 gr.
Mêlez. S.

38.

R. Tinct. op. simpl.
  Tinct. valerian.
  Tinct. castor.
  Liq. corn. cerv. succ. seu
   liq. ammon. anisat.
   ââ................   3 gr.
Misc. S.

Toutes les deux à trois heures quinze à vingt gouttes dans une infusion de tilleul.

39.

Pr. Oxyde blanc de zinc.
  Poudre de valériane ââ.   3 gr.
Mêlez et divisez en vingt paquets. S.

39.

R. Zinc. oxydat. alb.
  Pulv. rad. valerian. ââ..   3 gr.
Misc. divid. in part. æqual. n° XX. S.

Trois paquets par jour à prendre deux heures après les repas.

40.

Pr. Oxyde blanc de zinc.....   2 gr.
  Extrait de jusquiame...   1 gr.
  Extrait de valériane.....   4 gr.
Mêlez, faites selon l'art trente pilules. S.

40.

R. Zinc. oxydat. alb.......   2 gr.
  Extr. hyosciam........   1 gr.
  Extr. valerian.........   4 gr.
Misc. f. l. a. pil. n° XXX. S.

Trois à dix progressivement en deux ou trois fois dans les vingt-quatre heures.

41.

Pr. Sulfate de zinc........   1 gr.
  Extrait de valériane....   3 gr.
Mêlez, faites selon l'art trente pilules. S.

41.

R. Zinc. sulphur........   1 gr.
  Extr. valerian.........   3 gr.
Misc. f. l. a. pil. n° XXX. S.

A prendre deux à trois pilules par jour en deux fois.

42.

Pr. Sulfate de cuivre ammon.   1 gr.
  Extrait de valériane.....   5 gr.
Mêlez, faites selon l'art soixante pilules.

42.

R. Cupr. sulphur. ammoniac.   1 gr.
  Extr. valerian.........   5 gr.
Misc. f. l. a. pil. n° LX. S.

S. A prendre une pilule par jour, en augmentant tous les dix jours d'une, jusqu'à quatre dans les vingt-quatre heures.

43.

Pr. Opium en poudre.......   30 c.
  Poudre d'ipecacuanha...   60 c.
  Sucre pulvérisé........   1 gr.
Mêlez et divisez en six paquets.

43.

R. Opii. puri. pulv.......   30 c.
  Pulv. Ipecacuanh.......   60 c.
  Sacch. pulv...........   1 gr.
Misc., div. in part. æqual. n° VI. S.

S. Toutes les heures un paquet jusqu'à ce que le malade devienne calme.

44.

Pr. Quinquina rouge en poudre.
  Rhubarbe pulvérisée.
  Magnésie calcinée ââ....   5 gr.
Mêlez exactement. S.

44.

R. Pulv. cort. peruv. rubr.
  Pulv. rad. rh.
  Magnes. calcin. ââ.....   5 gr.
Misc. exactiss. S.

Poudre stomachique à prendre une petite cuillerée à café dans une hostie ou dans une cuillerée de potage au moment du principal repas.

45.

Pr. Extrait de laitue vireuse.   1 gr.

45.

R. Extr. lactuc. viros......   1 gr.

Eau de laurier-cerise...   12 gr.   Aq. laur. ceras........   12 gr.
Mêlez, faites dissoudre selon l'art.   Misc. f. l. a. solut. S.
S. Toutes les deux heures quinze gouttes dans une cuillerée d'eau de mélisse
    et un peu d'eau sucrée.

46.   46.

Pr. Extrait de belladone....   30 c.   R. Extr. belladon..........   30 c.
    Valérianate de zinc.....   60 c.   Zinc. valerianic..........   60 c.
Mêlez, faites selon l'art avec q. s. de   Misc. f. l. a. cum pulv. valerian. q. s.
    poudre de valériane trente pilules.   pil. n° XXX. S.
    S. A prendre une pilule toutes les heures.

47.   47.

Pr. Nitrate de potasse.   R. Nitr. depurat.
    Digitale pourprée ââ....   8 gr.   Digital. purp. ââ.......   8 gr.
    Eau bouillante........   200 gr.   Aq. fervid............   200 gr.
Faites selon l'art une infusion, passez et Infund. l. a. ad colat. add.
    ajoutez :
    Eau de laurier-cerise...   12 gr.   Aq. laur. ceras........   12 gr.
    Sirop de guimauve.....   60 gr.   Syr. alth..............   60 gr.
Mêlez. S.   Misc. S.
    Une cuillerée à bouche toutes les deux heures.

48.   48.

Pr. Nitrate de potasse......   1 gr.   R. Nitr. depurat.........   1 gr.
    Gomme arabique.......   8 gr.   Gum. arab. pulv... ...   8 gr.
    Eau de fleurs d'oranger..   30 gr.   Aq. fl. aurant.........   30 gr.
    Eau de laitue distil.....   120 gr.   Aq. lactuc. dist.......   120 gr.
    Sirop diacode.   Syr. diacod.
    Sirop capillaire ââ......   30 gr.   Syr. capil. ââ.........   30 gr.
Mêlez. S.   Misc. S.
    Potion calmante à prendre par cuillerée à bouche d'heure en heure.

49.   49.

Pr. Calomel...............   2 gr.   R. Merc. dulc...........   2 gr.
    Axonge récente........   8 gr.   Axung. porc. recent....   8 gr.
    Huile de jusquiame.....   12 gr.   Ol. hyosciam..........   12 gr.
Mêlez exactement. S.   Misc. exactiss. S.
    Mélange pour frictions trois fois par jour selon l'ordonnance.

50.   50.

Pr. Sulfate de fer.   R. Ferr. sulphuric.
    Carbonate de potasse ââ   2 gr.   Kal. carbonic. ââ.......   2 gr.
    Extrait de quinquina.   Extr. cort. chin.
    Extrait de pissenlit ââ,...   3 gr.   Extr. taraxac. ââ......   3 gr.
Mêlez, faites selon l'art quarante pilules. Misc. f. l. a. pil. n° XXXX. S.
    S. A prendre deux à dix pilules par jour en deux ou trois fois.

51.   51.

Pr. Sulfate de fer..........   6 gr.   R. Ferr. sulphuric........   6 gr.
    Iodure de potassium.....   8 gr.   Kal. ioduret..........   8 gr.
    Carbonate de potasse....   4 gr.   Kal. carbonic..........   4 gr.
    Miel blanc.   Mell. alb.
    Poudre de guimauve ââ q. s. pour   Pulv. rad. alth. ââ q. s.
    faire quatre-vingts pilules.   f. l. a. pil. n° LXXX, S.
S. Une pilule matin et soir en augmentant graduellement jusqu'à dix dans les
    24 heures.

52.   52.

Pr. Chlorate de potasse....   2 gr.   R. Kal. chloric..........   2 gr.

Eau bouillante........	60 gr.	Aq. fervid.............	60 gr.
Sirop de limon.........	40 gr.	Syrup. citr............	40 gr.
Mêlez. S.		Misc. S.	

Une cuillerée toutes les heures, en alternant dans l'intervalle des demi-heures avec
la potion tonique n° 53.

53.   53.

Pr. Extrait de quinquina...	10 gr.	R. Extr. cort. peruv.......	10 gr.
Décoction d'écorce de quinquina............	80 gr.	Decoct. cort. peruv......	80 gr.
Teinture de cannelle.		Tinct. cinnamom.	
Sirop de pavot ââ......	30 gr.	Syrup. papavor. ââ.....	30 gr.
Mêlez. S.		Misc. S.	

Une cuillerée d'heure en heure alternativement avec le n° 52.

54.   54.

Pr. Borate de soude	5 gr.	R. Natr. boracic...........	5 gr.
Décoction de ronces....	100 gr.	Decoct. fol. rub........	100 gr.
Miel rosat.............	40 gr.	Mell. rosat............	40 gr.
Mêlez. S.		Misc. S.	

Pour se gargariser selon l'ordonnance.

55.   55.

Pr. Borate de soude........	12 gr.	R. Natr. boracic..........	12 gr.
Eau filtrée............	200 gr.	Aq. filtr..............	200 gr.
Mucilage de semences de coing.		Mucil. semin. cydon.	
Miel rosat ââ..........	60 gr.	Mell. rosat. ââ........	60 gr.
Mêlez. S.		Misc. S.	

Gargarisme selon l'ordonnance.

56.   56.

Pr. Charbon végétal en poudre.		R. Carbon. vegetab. pulv.	
Quinquina rouge pulvérisé.		Cort. chin. rubr. pulv.	
Magnésie calcinée ââ...	10 gr.	Magnes. calcinat. ââ...	10 gr.
Mêlez exactement. S.		Misc. S.	

Poudre antiseptique à prendre trois fois par jour une cuillerée à café selon l'ordonnance.

57.   57.

Pr. Extrait de ratanhia.		R. Extr. ratanh.	
Alun en poudre ââ.....	4 gr.	Pulv. alumin. crud. ââ.	4 gr.
Teinture de cachou.		Tinct. catech.	
Teinture de cannelle ââ...	8 gr.	Tinct. cinnam. ââ......	8 gr.
Teinture de myrrhe.		Tinct. myrrh.	
Teinture de gaïac ââ....	12 gr.	Tinct. guajac. ââ.......	12 gr.
Esprit de cochléaria....	60 gr.	Spirit. cochlear........	60 gr.
Mêlez. S.		Misc. S.	

Elixir dentifrice pour nettoyer la bouche, pur ou étendu d'eau.

58.   58.

Pr. Proto-iodure de mercure.	3 gr.	R. Hydrarg. iodat. flav....	3 gr.
Axonge récente..........	24 gr.	Axung. porc. recent....	24 gr.
Mêlez exactement. S.		Misc. exactiss. S.	

Pommade pour frictions matin et soir.

59.   59.

Pr. Hydroiodate de potasse..	2 gr.	R. Kal. hydrojodic........	2 gr.
Axonge récente.........	24 gr.	Axung. porc. recent....	24 gr.
Mêlez exactement. S.		Misc. exactiss. S.	

Pommade pour frictions matin et soir.

60.	60.
Pr. Perchlorure de fer liquide	R. Liquor. ferr. sesquichlorat.
à 30°............... 1 gr.	à 30°............... 1 gr.
Eau distillée.......... 30 gr.	Aq. distil............. 30 gr.
Mêlez. S.	Misc. S.

En injections, lotions, etc., en augmentant graduellement la dose de perchlorure de fer jusqu'à quatre grammes pour trente grammes d'eau.

61.	61.
Pr. Acide sulfurique....... 10 gr.	R. Acid. sulphur.......... 10 gr.
Eau distillée.......... 200 gr.	Aq. distil............. 200 gr.
Sirop de gomme....... 100 gr.	Syr. gum. arab........ 100 gr.
Mêlez. S.	Misc. S.

Une cuillerée à bouche toutes les demi-heures, dans un verre d'eau sucrée froide.

62.	62
Pr. Tartre stibié.......... 10 c.	R. Tartar. stibiat........ 10 c.
Eau distillée.......... 100 gr.	Aq. distil............. 100 gr.
Sulfate de soude...... 30 gr.	Sal. mirab. Glaub....... 30 gr.
Faites selon l'art une solution, ajoutez :	f. l. a. solut. add.
Sirop d'ipécacuanha.... 20 gr.	Syr. ipecacuanh........ 20 gr.
Mêlez. S.	Misc. S.

Une cuillerée à bouche toutes les dix minutes jusqu'à ce que le malade ait eu deux évacuations par le bas.

63.	63.
Pr. Poudre d'alun.......... 3 gr.	R. Pulv. alumin......... .. 3 gr.
Eau de sauge.......... 150 gr.	Aq. salviæ............. 150 gr.
Sirop de mûres.	Syr. mororum.
Miel rosat ââ.......... 30 gr.	Mell. rosat. ââ .... 30 gr.
Mêlez. S.	Misc. S.
Gargarisme astringent.	

64.	64.
Pr. Tartre stibié .... 10 c.	R. Tartar. emetic........ 10 c.
Eau distillée.......... 50 gr.	Aq. distil............. 50 gr.
Oxymel scillitique.	Oxymel. scillit.
Sirop de framboises ââ. 20 gr.	Syr. rub. idæi ââ....... 20 gr.
Poudre d'ipécacuanha... 1 gr.	Pulv. rad. ipecacuanh.. 1 gr.
Mêlez. S.	Misc. S.

Une cuillerée à café tous les quarts d'heure jusqu'à effet.

65.	65.
Pr. Calomel à la vapeur..... 50 c.	R. Hydrarg. muriat. mit... 50 c.
Sucre en poudre........ 2 gr.	Sacch. pulv............. 2 gr.
Mêlez et divisez en dix paquets égaux.	Misc. et divid. in part. æqual. n° X. S.
S. Un paquet toutes les heures.	

66.	66.
Pr. Sulfate de cuivre....... 20 c.	R. Cupr. sulphuric........ 20 c.
Sucre de lait........... 60 c.	Sacch. lact .... 60 c.
Mêlez et divisez en quatre paquets.	Misc. et divid. in part. æqual. n° X. S.

S. Un paquet toutes les vingt minutes dans un peu d'eau chaude, jusqu'à effet purgatif.

67.	67.
Pr. Asa fœtida............. 8 gr.	R. Assa fœtida........... 8 gr.
Acétate d'ammoniaque... 20 gr.	Spirit. Minder.......... 20 gr.
Eau de laitue.......... 100 gr.	Aq. lactuc............. 100 gr.
Sirop de sucre.......... 40 gr.	Syr. simpl............. 40 gr.
Mêlez. S.	Misc. S.

Une cuillerée à dessert toutes les dix minutes.

68.

			68.		
Pr. Asa fœtida...	10 gr.		R.	Assa fœtid.............	10 gr.
Huile d'olives..........	80 gr.			Ol. olivar.............	80 gr.
Décoction de racine de gui-mauve..............	100 gr.			Decoct. rad. alth.	100 gr.

Mêlez. S.   Misc. S.

Lavement à faire prendre pour le garder le plus longtemps possible.

69.

		69.		
Pr. Tartre stibié	15 c.	R.	Tart. emetic..........	15 c.
Eau distillée de laitue...	100 gr.		Aq. lactuc. distil......	100 gr.
Sirop d'ipécacuanha			Syr. ipecac.	
Sirop capillaire ââ...,..	20 gr.		Syr. capil. ââ.........	20 gr.

Mêlez. S.   Misc. S.

Une cuillerée à dessert toutes les dix minutes, jusqu'à ce qu'on ait obtenu trois à quatre vomissements, puis on éloignera insensiblement les doses.

70.

		70.		
Pr. Polygala senega........	15 gr.	R.	Polygal. seneg.........	15 gr.
Eau de fontaine q. s. pour faire selon l'art une dé-coction de............	120 gr.		f. l. a, cum aq. font. q. s. decoct...............	120 gr.
Ajoutez :		Add.		
Tartre stibié..........	25 c.		Tartar. stibiat	25 c.
Sirop scillitique........	30 gr.		Syr. scillitic.......,...	30 gr.

Mêlez. S.   Misc. S.

Une cuillerée à bouche toutes les dix minutes, jusqu'à effet purgatif, en ralentissant les doses à mesure de l'amélioration.

71.

		71.		
Pr. Calomélas à la vapeur...	1 gr.	R.	Hydrarg. muriat. mit...	1 gr.
Sucre pulvérisé.........	2 gr.		Sacch. alb. pulv.......	2 gr.

Mêlez et divisez en dix paquets égaux.   Misc., divid. in part. æqual. n°X. S.

S. Un paquet à faire prendre toutes les heures.

72.

		72.		
Pr. Nitrate de potasse......	6 gr.	R.	Nitr. depurat.........	6 gr.
Crème de tartre soluble..	10 gr.		Tartar. boraxat	10 gr.
Mucilage de gomme ara-bique...............	120 gr.		Mucilag. gum. arab....	120 gr.
Sirop d orgeat..........	60 gr.		Syr. amygd...........	60 gr.

Mêlez. S.   Misc. S.

Une cuillerée à bouche toutes les heures.

73.

		73.		
Pr. Acide sulfurique XII gouttes.		R.	Acid. sulphur. XII gtt.	
Eau distillée...........	120 gr.		Aq. distil.............	120 gr.
Sirop de grande consoude	60 gr.		Syr. consolid. major...	60 gr.

Mêlez. S.   Misc. S.

Une cuillerée à bouche toutes les dix à quinze minutes, en ralentissant graduellement à mesure de la diminution de la quantité de sang.

74.

		74.		
Pr. Perchlorure de fer.....	60 c.	R.	Ferr. sesquichlorat....	60 c.
Eau distillée	120 gr.		Aq. distil.............	120 gr.
Teinture de cannelle.....	10 gr.		Tinct. cinnam.........	10 gr.
Sirop de ratanhia........	30 gr.		Syr. ratanh...........	30 gr.

Mêlez. S.   Misc. S.

Une cuillerée à bouche toutes les heures en diminuant à mesure que la perte de sang s'arrête.

75.

Pr. Alun en poudre........   1 gr.
    Extrait de ratanhia....   2 gr.
Mêlez, faites selon l'art vingt pilules.
Une pilule toutes les heures ou toutes les deux heures.

R. Pulv. alumin............   1 gr.
   Extr. ratanh. ....   2 gr.
Misc. f. l. a. pil. n° XX. S.

76.

Pr. Tannin pur.............   50 c.
    Eau distillée...........   100 gr.
    Eau de cannelle........   20 gr.
    Sirop de grande consoude   40 gr.
Mêlez. S.
Une cuillerée à bouche toutes les heures.

R. Acid. tannic..........   50 c.
   Aq. distil...........   100 gr.
   Aq. cinnam..........   20 gr.
   Syr. consolid. major...   40 gr.
Misc. S.

77.

Pr. Extrait thébaïque.......   20 c.
    Extrait de jusquiame....   60 c.
Mêlez, faites selon l'art huit pilules. S.
Une pilule en se couchant et une seconde plus tard en cas de toux intense.

R. Extr. thebaic..........   20 c.
   Extr. hyosciam........   60 c.
Misc. f. l. a. pil. n° VIII, S.

78.

Pr. Nitrate de potasse......   1 gr.
    Gomme arabique ....   12 gr.
    Huile d'amandes douces..   20 gr.
    Eau de laitue..........   120 gr.
    Eau de fleurs d'oranger..
    Sirop diacode.
    Sirop capillaire ââ......   30 gr.
Mêlez, faites selon l'art une émulsion. S.
Potion émulsionnée à prendre une cuillerée d'heure en heure.

R. Nitr. depurat..........   1 gr.
   Gum. arab ....   12 gr.
   Ol. amygd. dulc.......   20 gr.
   Aq. lactuc. dist.......   120 gr.
   Aq. fl. aurant.
   Syr. diacod.
   Syr. capill. ââ ....   30 gr.
Misc. f. l. a. emulsion. S.

79,

Pr. Sel ammoniacal,........   6 gr.
    Suc de réglisse..... ...   12 gr.
    Eau de laurier-cerise....   6 gr.
    Eau de laitue..........   120 gr.
    Oxymel scillitique.
    Sirop de guimauve ââ...   40 gr.
Mêlez S.
Une cuillerée à bouche toutes les heures.

R. Sal. ammoniac.......   6 gr.
   Succ. liquirit.........   12 gr.
   Aq. laur. ceras.. ....   6 gr.
   Aq. lactuc. distil......   120 gr.
   Oxymel. scillitic.
   Syrup. alth. ââ.......   40 gr.
Misc. S..

80.

Pr. Soufre doré d'antimoine.
    Extrait de jusquiame ââ..   30 c.
    Gomme arabique..... ..   12 gr.
    Eau de laitue..........   120 gr.
    Sirop de pavot blanc....   40 gr.
Mêlez. S.
Une cuillerée à bouche toutes les heures.

R. Sulphur. aurat. antimon.
   Extr. hyosciam. ââ...   30 c.
   Gum. arab..........   12 gr.
   Aq. lactuc. dist.......   120 gr.
   Syr. papav. alb......   40 gr.
Misc. S.

81.

Pr. Racine de polygala......   10 gr.
Faites selon l'art, avec q. s.
    d'eau une décoction de.....   150 gr.
Ajoutez à la colature :
    Teinture de scille.......   5 gr.
    Sirop de tolu...........   40 gr.
Mêlez. S.
Une cuillerée à bouche d'heure en heure.

R. Rad. polygal. amar....   10 gr.
   f. l. a. cum aq. font. q.s.
   decoct..............   150 gr.
   Ad. colatur. add.
   Tinct. scill.......... ..   5 gr.
   Syr. tolu...........   40 gr.
Misc. S.

82.

Pr. Opium en poudre........ 10 c.
    Racine de bellad. en poudre. 20 c.
    Sucre blanc en poudre.... 2 gr.
Mêlez et divisez en dix paquets égaux. S.
    Un paquet matin et soir.

R. Opii. pur. pulv....... 10 c.
   Rad. bellad. pulv..... 20 c.
   Sacch. alb. pulv...... 2 gr.
Misc. div. in partes æquales, nº X. S.

83.

Pr. Extrait de jusquiame.
    Racine d'ipécacuanha ââ. 5 c.
    Sucre en poudre....... 25 c.
Mêlez, faites dix paquets semblables. S.
    Un paquet toutes les trois à quatre heures.

R. Extr. hyosciam.
   Rad. ipecacuanh. ââ .. 5 c.
   Sacch. pulv.......... 25 c.
Misc. f. l. a. pulv. disp. doses tales nº X. S.

84.

Pr. Extrait de belladone...... 5 gr.
    Axonge récente........ 30 gr.
Mêlez. S.
    Pommade pour faire deux à trois fois par jour des frictions.

R. Extr. belladon........ 5 gr.
   Axung. porc. recent... 30 gr.
Misc. S.

85

Pr. Ipécacuanha en poudre.. 60 c.
    Sucre de fenouil....... 3 gr.
Mêlez et divisez en douze paquets égaux. S.
    Un paquet toutes les deux à trois heures.

R. Pulv. rad. ipecac...... 60 c.
   Sacch. fœnicul....... 3 gr.
Misc. div. in partes æquales, nº XII. S.

86.

Pr. Soufre doré d'antimoine. 30 c.
    Extrait de scille....... 50 c.
    Extrait de valériane..... 2 gr.
Mêlez, faites selon l'art. des pilules de quinze centigr. S.
    Toutes les trois heures une à trois pilules.

R. Sulphur. aurat. antimon. 30 c.
   Extr. scill............ 50 c.
   Extr. valerian......... 2 gr.
Misc. f. l. a. pil. pond. XV centig. S.

87.

Pr. Gomme ammoniaque.
    Sel ammoniac ââ....... 6 gr.
    Eau de laitue.......... 120 gr.
    Vin émétisé........... 3 gr.
    Oxymel scillitique....... 15 gr.
    Sirop de réglisse....... 30 gr.
Mêlez. S.
    Toutes les heures une cuillerée à bouche.

R. Gummi ammoniac.
   Sal. ammoniac. ââ..... 6 gr.
   Aq. lactuc. distil...... 120 gr.
   Vin. emetic........... 3 gr.
   Oxymel. scillit....... . 15 gr.
   Syr. liquirit .... 30 gr.
Misc. S.

88.

Pr. Gomme arabique....... 10 gr.
    Eau distillée........... 120 gr.
    Esprit de nitre dulcifié.. 4 gr.
    Sirop de fleurs d'oranger 30 gr.
Mêlez. S.
    Une cuillerée à bouche toutes les deux heures.

R. Gum. arab............ 10 gr.
   Aq. distil............. 120 gr.
   Spirit. nitr. dulc....... 4 gr.
   Syr. flor. aurant....... 30 gr.
Misc. S.

89.

Pr. Calomel à la vapeur.... 30 c.
    Opium............... 10 c.
    Sucre............... 6 gr.
Mêlez, faites une poudre, divisez en six paquets égaux. S.
    Un paquet toutes les deux à trois heures.

R. Merc. dulc........... 30 c.
   Opi. pur............. 10 c.
   Sacch. alb........... 6 gr.
Misc. f. l. a. pulv. divid. in partes æquales, nº VI. S.

90.

Pr. Tartre stibié.............	10 c.	R. Tartar. emetic..........	10 c.
Nitrate de potasse......	5 gr.	Nitr. depurat...........	5 gr.
		Solv. in	
Eau distillée...........	120 gr.	Aq. distil.............	120 gr.
Sirop de guimauve.		Add. Syr. alth.	
Sirop de suc de réglisse ââ	30 gr.	Syr. succ. liquirit. ââ..	30 gr.
Mêlez. S.		Misc. S.	

Une cuillerée toutes les heures.

91.

Pr. Sel ammoniac.		R. Sal. ammoniac. depurat..	
Suc de réglisse ââ......	6 gr.	Succ. liquirit. ââ.......	6 gr.
Tartre stibié...........	5 c.	Tartar. stibiat.........	5 c.
Eau de sureau.........		Aq. sambuc.	
Eau d'hysope ââ...... ..	80 gr.	Aq. hyssop. ââ.........	80 gr.
Sirop de guimauve.....	60 gr.	Syr. alth...............	60 gr.
Mêlez. S.		Misc. S.	

Une cuillerée à bouche d'heure en heure.

92.

Pr. Infusion de polygala se- nega (6 gr.)...........	120 gr.	R. Inf. rad. seneg. (6 gr.).	120 gr.
Sel ammoniac..........	6 gr.	Sal. ammoniac.........	6 gr.
Vin d'antimoine.		Vin. antimon.	
Eau de laurier-cerise ââ.	3 gr.	Aq. lauroceras. ââ.....	3 gr.
Sirop de guimauve.		Syrup. alth.	
Sirop capillaire ââ......	30 gr.	Syrup. capill. ââ.......	30 gr.
Mêlez. S.		Misc. S.	

Une cuillerée à bouche toutes les heures.

93.

Pr. Tartre stibié...........	10 c.	R. Tart. emetic..........	10 c.
Sulfate de soude........	30 gr.	Sal. mirab. Glaub......	30 gr.
Eau bouillante....	120 gr.	Aq. fervid...........	120 gr.
Sirop de framboises.....	30 gr.	Syr. rub. id........ ...	30 gr.
Mêlez. S.		Misc. S.	

Deux cuillerées toutes les demi-heures jusqu'à effet purgatif, malgré les vomissements qui surviennent en commençant.

94.

Pr. Tartre stibié..........	30 c.	R. Tart. stibiat..........	30 c.
Eau distillée...........	120 gr.	Aq. distil.............	120 gr.
Sirop diacode....	40 gr.	Syr. diacod..........	40 gr.
Mêlez. S.		Misc. S.	

Une cuillerée à bouche de demi en demi-heure, et si la tolérance s'établit,
une cuillerée toutes les heures.

95.

Pr. Écorce de quinquina rouge	20 gr.	R. Cort. peruv. rubr......	20 gr.
Faites selon l'art avec q.s. d'eau une décoction de........	120 gr.	f. l. a. cum. aq. font. q. s. decoct.....	120 gr.
Ajoutez à la colature :		Ad colatur. adde	
Teinture de rhubarbe.		Tinct. rh.	
Teinture de calamus aromatique ââ.......	10 gr.	Tinct. calam. arom. ââ..	10 gr.
Sirop d'écorce d'oranges amères..............	40 gr.	Syr. cort. aurant. amar.	40 gr.
Mêlez. S.		Misc. S.	

Trois fois par jour deux cuillerées à bouche, un quart d'heure avant les repas.

96.

Pr. Quinquina rouge en poudre.		R. Pulv. cort. peruv. rubr.	
Rhubarbe pulvérisée		Pulv. rad. rh.	
Magnésie calcinée.		Magnes. calcin.	
Charbon végétal en poudre			
ââ...................	10 gr.	Carbon. veget. pulv. ââ.	10 gr.
Mêlez. S.		Misc. S.	

Poudre stomachique anti-septique à prendre par cuillerée à café à jeun.

97

Pr. Chlorure de chaux......	3 gr.	R. Calcar. hypochlorat......	3 gr.
Opium.................	1 gr.	Opii..................	1 gr.
Mêlez, faites selon l'art vingt pilules.		Misc. f. l. a. pil. n° XX. S.	
S. Deux à quatre pilules par jour.			

98.

Pr. Chlorure de soude, XX gouttes.		R. Natr. hypochlorat. XX gutt.	
Eau distillée de tilleul...	150 gr.	Aq. distill. til..........	150 gr.
Sirop de gomme........	40 gr.	Syr. gummos	40 gr.
Mêlez. S.		Misc. S.	

Une cuillerée à bouche d'heure en heure en augmentant graduellement la dose de chlorure de soude, jusqu'à deux cents gouttes.

99,

Pr. Teinture de semence de colchique.		R. Tinct. semin. colchic.	
Teinture de digitale ââ..	10 gr.	Tinct. digit. purp. ââ	10 gr.
Ether nitrique alcoolisé.	2 gr.	Spirit. nitric. æther....	2 gr.
Mêlez. S.		Misc. S.	

Vingt gouttes toutes les trois à quatre heures dans un verre d'eau sucrée.

100.

Pr. Alun en poudre.........	10 gr.	R. Alumin. crud..........	10 gr.
Eau d'orge.............	300 gr.	Decoct. hord..........	300 gr.
Miel rosat.............	60 gr.	Mell. rosat..	60 gr.
Mêlez. S.		Misc. S.	

Gargarisme astringent.

101.

Pr. Acide hydrochlorique...	10 gr.	R. Acid. muriatic.........	10 gr.
Infus. de feuilles de sauge	300 gr.	Inf. fol. salv...........	300 gr.
Sirop de mûres........	100 gr.	Syr. moror...........	100 gr.
Mêlez. S.		Misc. S.	

Gargarisme.

102.

Pr. Borate de soude......	2 gr.	R. Natr. boracic..........	2 gr.
Sirop de mûres........	60 gr.	Syrup. moror..........	60 gr.
Mêlez. S.		Misc. S.	

Une cuillerée à café toutes les heures en ayant soin de ne pas faire boire après.

103.

Pr. Borate de soude.	4 gr.	R. Natr. boracic..........	4 gr.
Miel rosat.............	15 gr.	Mell. rosat..........	15 gr.
Sirop de mûres........	30 gr.	Syrup. moror..........	30 gr.
Mêlez. S.		Misc. S.	

Pour toucher deux à trois fois par jour les parties avec un pinceau en charpie.

104.

Pr. Borate de soude.......	12 gr.	R. Natr. boracic..........	12 gr.

Infusion de feuilles de ronces .... 200 gr. — Inf. fol. rubi. fruticos.. 200 gr.
Teinture de myrrhe..... 15 gr. — Tinct. myrrh.......... 15 gr.
Mucilage de semence de coings. — Mucil. semin. cydon.
Miel rosat ââ.......... 30 gr. — Mell. rosat ââ.......... 30 gr.
Mêlez. S. — Misc. S.
Pour gargarisme.

105. — 105.

Pr. Borate de soude........ 6 gr. — R. Natr. boracic.......... 6 gr.
Décoction de feuilles de sauge.............. 60 gr. — Decoct. fol. salv....... 60 gr.
Teinture de myrrhe..... 8 gr. — Tinct. myrrh.......... 8 gr.
Miel rosat............ 30 gr. — Mell. rosat............ 30 gr.
Mêlez. S. — Misc. S.
Par petites gorgées, qu'on tiendra dans la bouche le plus longtemps possible.

106. — 106.

Pr. Extrait de ratanhia..... 1 gr. — R. Extr. ratanh........... 1 gr.
Diascordium.......... 3 gr. — Diascord .... 3 gr.
Mêlez, faites selon l'art 20 pilules. S. — Misc. f. l. a. pil. n° XX. S.
Une à deux pilules toutes les deux à six heures, suivant l'intensité de la diarrhée.

107. — 107.

Pr. Chlorure de soude..... 10 gr. — R. Liquor. natr. hypochlor. 10 gr.
Eau filtrée............ 100 gr. — Aq. filtr.............. 100 gr.
Mêlez. S. — Misc. S.
Solution pour toucher les parties malades, plusieurs fois par jour.

108. — 108.

Pr. Acétate de plomb...... 25 c. — R. Plumb. acet........... 25 c.
Extrait de jusquiame.... 40 c. — Extr. hyosciam........ 40 c.
Extrait de millefeuilles.. 3 gr. — Extr. millefol.......... 3 gr.
Poudre de racine de guimauve q. s. — Pulv. rad. alth. q. s.
Mêlez, faites selon l'art soixante pilules. S. — Misc. f. l. a. pil. n° LX. S.
Toutes les deux à trois heures une à deux pilules, suivant l'intensité des symptômes.

109. — 109.

Pr. Sous-nitrate de bismuth 60 c. — R. Bismuth. nitr. præcip... 60 c.
Extrait de jusquiame.... 30 c. — Extr. hyosciam........ 30 c.
Magnésie carbonatée. — Magnes. carbonic.
Sucre blanc pulvérisé ââ. 6 gr. — Sacch. alb. pulv. ââ.... 6 gr.
Huile de cajeput 6 gouttes. — Ol. æther. cajeput. VI gutt.
Mêlez exactement, faites une poudre qu'on divisera en six paquets. S. — Misc. f. pulv. divid. in part. æqual... n° VI. S.
A prendre un paquet le matin, dans la journée et le soir avant les repas.

110. — 110.

Pr. Teinture d'écorces d'orange. — R. Tinct. cort. aurant.
Teinture de castoreum. — Tinct. castor.
Teinture d'aloès ââ..... 4 gr. — Tinct. aloes ââ....... 4 gr.
Mêlez. S. — Misc. S.
Mixture à prendre trente gouttes trois fois par jour, dans une cuillerée d'eau sucrée.

111. — 111.

Pr. Gomme arabique....... 10 gr. — R. Gum. arab........... 10 gr.
Huile d'amandes douces. 15 gr. — Ol. amygd. dulc....... 15 gr.
Eau de laurier-cerise... 10 gr. — Aq. laur. ceras........ 10 gr.
Eau de laitue.......... 120 gr. — Aq. lact. distil........ 120 gr.

| Extrait de jusquiame... | 30 c. | Extr. hyosciam........, | 30 c. |
| Sirop de guimauve.,.... | 40 gr. | Syr. alth............. | 40 gr. |

Mêlez. S. Misc. S.

Potion émulsionnée à prendre une cuillerée à bouche d'heure en heure.

112.

Pr. Sous-nitrate de bismuth.	1 gr.	R. Bismuth. nitric. præcipitat..............	1 gr.
Extrait de ratanhia.....	2 gr.	Extr. ratanh..........	2 gr.
Diascordium..........	6 gr.	Diascord	6 gr.

Mêlez, faites selon l'art trente pilules. Misc. f. l. a. pil. n° XXX. S.

S. Trois fois par jour deux pilules en augmentant graduellement en cas de nécessité.

113.

Pr. Extrait de noix vomique	1 gr.	R. Extr. nuc. vomic.......	1 gr.
Extrait de jusquiame...	50 c.	Extr. hyosciam........	30 c.
Gomme arabique.......	10 gr.	Gum. arab............	10 gr.
Eau de laitue.,........	120 gr.	Aq. lact. distil.........	120 gr.
Sirop de guimauve......	40 gr.	Syrup. alth............	40 gr.

Mêlez. S. Misc. S.

Une cuillerée à bouche toutes les heures.

114.

Pr. Fiel de bœuf épaissi.		R. Fell. taur. iuspissit.	
Scammonée en poudre.		Pulv. scammon.	
Savon médicinal ââ.....	3 gr.	Sapon medicin. ââ......	3 gr.

Mêlez, faites selon l'art trente pilules. Misc. f. l. a. pil. n° XXX S.

S. Matin et soir six pilules, selon l'effet, pour combattre la constipation.

115.

Pr. Aloès socotrin.		R. Aloes socotrin.	
Résine de jalap. ââ.....	2 gr.	Resin. jalap. ââ........	2 gr.
Scammonée.		Scammon.	
Extrait de rhubarbe ââ..	1 gr.	Extr. rh. ââ..........	1 gr.
Savon médicinal q. s. pour faire selon l'art trente pilules.		Sapon. medic. q. s. pro massâ ex quâ formentur l. a. pil. n° XXX. S.	

Deux à trois pilules le soir en se couchant pour combattre la constipation.

116.

Pr. Extrait de coloquinte..		R. Extr. colocynt.	
Extr. de rhubarbe ââ....	1 gr.	Extr. rh. compos. ââ...	1 gr.
Fer réduit par l'hydrogène.	50 c.	Ferr. hydrogen. reduct.	50 c.

Mêlez, faites selon l'art dix pilules.. S. Misc. f. l. a. pil. n° X. S.

Deux à trois pilules, pour combattre les constipations.

117.

| Pr. Fleurs de soufre...... . | 15 gr. | R. Flor. sulphur.......... | 15 gr. |
| Crème de tartre soluble.. | 30 gr. | Tartar. boraxat........ | 30 gr. |

Mêlez. S. Misc. exact. S.

Une cuillerée à café dans de l'eau, deux fois par jour.

118.

Pr. Poudre de racine de tormentille.		R. Pulv. rad. tormentill.	
Poudre d'écorce de chêne ââ............... ..	10 gr.	Pulv. cort. querc. ââ...	10 gr.
Miel q. s. pour faire selon l'art dix suppositoires. S.		Mell. q. s. f. l. a. supposit. n° X. S.	

A introduire le soir, après avoir pris un lavement simple, pour vider l'intestin en cas de pertes sanguines ou chute du rectum.

119.

Pr. Alun en poudre.
     Extrait de ratanhia ââ...   3 gr.
     Conserves de roses.
     Cachou en poudre ââ....   6 gr.
     Sirop de tormentille q. s.
Mêlez et faites selon l'art soixante pilules. S.
     Deux matin et soir en cas de nécessité, on augmentera graduellement.

R. Pulv. alumin. crud.
    Extr. ratanh. ââ......   3 gr.
    Conserv. rosar.
    Pulv. catech. ââ:......   6 gr.
    Syr. tormentill. q. s.
Misc. f. l. a. pil. nº LX. S.

120.

Pr. Mousse de Corse.
     Semen contra.
     Racine de valériane ââ..   8 gr.
     Eau bouillante......... 250 gr.
Laissez infuser, faites selon l'art un lavement. S.
     Lavement à prendre le soir, selon l'ordonnance.

R. Fuc. helmenthocort.
    Semen contra verm.
    Rad. valerian. ââ......   8 gr.
    Aq. ferv............... 250 gr.
F. infus. l. a. colat. S.

121.

Pr. Calomel à la vapeur....   40 c.
     Résine de jalap pulvérisée
     Scammonée en poudre ââ   60 c.
Mêlez et div. en quatre paquets égaux. S.
     Un paquet toutes les heures jusqu'à effet purgatif.

R. Hydrarg. muriat. mit...   40 c.
    Resin. jalap. pulveris.
    Scammon. pulv. ââ.....   60 c.
Misc., divid. in part. æq. nº IV. S.

122.

Pr. Ecorce fraîche de racine
         de grenadier.........   60 gr.
     Eau de fontaine........ 1000 gr.
Faites macérer pendant douze heures,
puis faites bouillir sur un feu doux
jusqu'à réduction de 500 gr.. passez
et sucrez à volonté. S.
     A boire en trois fois, de demi-heure en demi-heure, le matin à jeun.

R. Cort. rad. granat. recent.   60 gr.
    Macera in aq. font......   1000 gr.
per duodecim horas, deinde coque leni
calore ad remanent., 500 gr. filtra et
adde sacch. alb. ad gratum saporem.
S.

123.

Pr. Calomélas à la vapeur..   1 gr.
     Sucre de lait..........   4 gr.
Mêlez et divisez en vingt paquets. S.
     Un paquet toutes les heures.

R. Hydrarg. dulc.........   1 gr.
    Sacch. lact...........   4 gr.
Misc. divid. in part. æqual. nº XX. S.

124.

Pr. Hydrochlorate d'ammo-
         niaque...............   2 gr.
     Nitrate de potasse......   4 gr.
     Eau de framboises .... 150 gr.
     Sirop de fleurs d'oranger
     Sirop de guimauve ââ...   30 gr.
Mêlez. S.
     Une cuillerée toutes les heures.

R. Ammon. muriat.......   2 gr.
    Nitr. depurat..........   4 gr.
    Aq. rub. idæi.........   150 gr.
    Syrup. flor. aurant.
    Syrup. alth. ââ.......   30 gr.
Misc. S.

125.

Pr. Gomme ammoniaque.
     Extrait de chelidoine ââ   2 gr.
     Savon médicinal........   4 gr.
Mêlez, faites selon l'art soixante pilules. S.
     Quatre à douze pilules par jour, en trois fois.

R. Gum. ammoniac.
    Extr. chelidon. ââ.....   2 gr.
    Sapon. medic.........   4 gr.
Misc. f. l. a. pil. nº LX. S.

126.

Pr. Aloès socotrin.
Rhubarbe en poudre.
Scammonée en poudre.
Savon médicinal râpé ââ   2 gr.
Mêlez, faites selon l'art trente pilules. S.
A prendre trois à dix pilules, même plus en cas de nécessité, pour obtenir deux garde-robes dans les vingt-quatre heures.

R. Aloës socotrin.
Rad. rh. pulv.
Scamm. pulv.
Sapon. medic. ââ......   2 gr.
Misc. f. l. a. pil. n° XXX. S.

127.

Pr. Essence de térébenthine   10 gr.
Faites dissoudre dans :
    Ether sulfurique........   15 gr.
Mêlez. S.
Remède de Durande, à prendre deux à quatre grammes par jour en deux fois, matin et soir dans une tasse de bouillon et douze à seize grammes dans deux cent cinquante grammes d'eau de graines de lin, pour un lavement.

R. Ol. terebenth..........   10 gr.
Solv. in
Æther. sulphuric......   15 gr.
Misc. S.

128.

Pr. Gomme ammoniaque.
Extrait de chélidoine.
Extrait de pissenlit ââ..   3 gr.
Savon médicinal q. s.
Pour faire selon l'art trente pilules. S.
Trois fois par jour trois à cinq pilules.

R. Gumm. ammoniac.
Extr. chelidon.
Extr. taraxac. ââ......   3 gr.
Sapon. medic. q. s.
f. l. a. pil. n° XXX. S.

129.

Pr. Graines de chènevis....   30 gr.
Amandes douces n° XX.
Poudre de lycopode....   8 gr.
Faites selon l'art avec eau de fontaine q. s. une émulsion de.......   400 gr.
Ajoutez :
Sirop de pavot blanc.
Sirop capillaire ââ......   40 gr.
Mêlez. S.
Emulsion à prendre en trois ou quatre fois dans les vingt-quatre heures en la continuant quinze à vingt jours.

R. Semin. canab.........   30 gr.
Amygd. dulc. n° XX.
Pulv. lycopod........ .   8 gr.
Misc. f. l. a. cum. aq. font. q. s. emulsion................   400 gr.
Add. Syrup. papav. alb.
Syrup. capill. ââ......   40 gr.
Misc. S.

130.

Pr. Décoction de graines de lin................   1000 gr.
Bicarbonate de soude...   2 gr.
Sirop de cerises.......   200 gr.
Mêlez. S.
Tisane à boire par petites tasses dans les vingt-quatre heures.

R. Decoct. semin. lin.....   1000 gr.
Natr. bicarbonic.......   2 gr.
Syrup. cerasor........   200 gr.
Misc. S.

131.

Pr. Cantharides en poudre..   50 c.
Camphre.............   60 c.
Savon de Venise......   4 gr.
Mêlez, faites selon l'art quarante pilules.
S. Une à deux pilules trois fois par jour.

R. Pulv. cantharid........   50 c.
Camphor.............   60 c.
Sapon. venit.........   4 gr.
Misc. f. l. a. pil. n° XXXX. S.

132.

Pr. Noix vomique..........   40 c.
Oxyde de fer...........   4 gr.
Mêlez, faites selon l'art vingt-quatre pilules. S.
Trois fois par jour une pilule.

R. Nuc. vomic.............   40 c.
Ferr. oxyd.............   4 gr.
Misc. f. l. a. pil. n° XXIV. S.

133.

Pr. Extrait de belladone.... 50 c.
　　Poudre de belladone.... 1 gr.
Mêlez, faites selon l'art cinquante pilules. S.

R. Extr. belladon........ 50 c.
　Pulv. herb. belladon... 1 gr.
Misc. f. l. a. pil. n° L. S.

A prendre le soir en se couchant une pilule, en augmentant graduellement jusqu'à quatre dans les vingt-quatre heures.

134.

Pr. Seigle ergoté.......... 30 c.
　　Sucre en poudre....... 2 gr.
Mêlez, faites douze paquets semblables. S. Trois fois par jour un paquet.

R. Secal. cornut. pulv.... 30 c.
　Sacch. alb. pulv....... 2 gr.
Misc., dispens. doses tales n° XII. S.

135.

Pr. Proto-chlorure de mercure............... 2 gr.
　　Gomme arabique........ 8 gr.
　　Eau filtrée.,......... 100 gr.
Mêlez, faites une solution. S.

R. Merc. dulc........,.... 2 gr.
　Gum. arab. pulv.;...... 8 gr.
　Aq. filtr............. 100 gr.
Misc. f. solutionem. S.

Pour faire trois fois par jour une injection, en ayant soin d'agiter chaque fois le mélange au moment de s'en servir.

136.

Pr. Nitrate d'argent cristallisé................ 1 gr.
　　Eau distillée.......... 30 gr.
Mêlez. S.
Solution concentrée pour injections.

R. Argent. nitric. cryst.... 1 gr.
　Aq. distill............. 30 gr.
Misc. S.

137.

Pr. Baume de copahu pur.
　　Poivre de cubèbe en poudre ââ.......... 20 gr.
　　Cachou en poudre...... 4 gr.
　　Poudre de racine de gentiane................ 12 gr.
　　Teinture de cannelle.... 4 gr.
Mêlez exactement. S.

R. Balsam. Copaiv. pur.
　Pulv. cubeb. ââ....... 20 gr.
　Pulv. catech...... .... 4 gr.
　Pulv. rad. gentian..... 12 gr.
　Tinct. cinnam .... 4 gr.
Misc. exact. S.

Opiat à prendre gros comme une forte noisette, trois fois par jour.

138.

Pr. Gomme arabique....... 10 gr.
　　Calomel.............. 3 gr.
　　Eau distillée.......... 120 gr.
　　Mucilage de semences de coings .... 40 gr.
Mêlez. S.

R. Gum. arab. pulv...... 18 gr.
　Merc. dulc........... 3 gr.
　Aq. distil. .... 120 gr.
　Mucilag. sem. cyd...... 40 gr.
Misc. S.

Mélange pour faire trois fois par jour une injection, en la retenant quelques minutes et après l'avoir agitée chaque fois.,

139.

Pr. Térébenthine de Venise. 10 gr.
　　Gomme Kino.......... 3 gr.
　　Sulfate de fer......... 12 gr.
　　Extrait de gentiane.
　　Extrait de quassia ââ... 8 gr.
Mêlez, faites selon l'art des pilules de 20 centigrammes. S.

R. Terebenth. Venit....... 10 gr.
　Gum. Kino........... 3 gr.
　Ferr. sulphuric........ 12 gr.
　Extr. gentian.
　Extr. quass. amar. ââ... 8 gr.
Misc. f. l. a. pil. pond. XX centigr. S.

Trois fois par jour trois pilules, en augmentant graduellement jusqu'à vingt dans les vingt-quatre heures.

140.

Pr. Elixir acide de Haller...	2 gr.	R. Elix. acid. Haller......	2 gr.
Teinture de quinquina...	6 gr.	Tinct. chin............	6 gr.
Mêlez. S.		Misc. S.	

Quarante à soixante gouttes trois fois par jour dans une décoction de lichen d'Islande.

141.

Pr. Colombo en poudre.....	20 gr.	R. Pulv. rad. Columb.....	20 gr.
Eau de fontaine.........	300 gr.	Aq. font...............	300 gr.
Faites selon l'art une décoction de...............	150 gr.	F. l. a. decoctum	150 gr.
Ajoutez à la colature :		Colatur. add.	
Teinture d'écorces d'orange...............	6 gr.	Tinct. cort. aurant.....	6 gr.
Sirop d'écorces d'orange	30 gr.	Syr. cort. aurant.......	30 gr.
Mêlez. S.		Misc. S.	

Une cuillerée à bouche toutes les deux à trois heures.

142.

Pr. Carbonate de fer.		R. Ferr. carbon.	
Cachou ââ............	2 gr.	Terr. catech. ââ.......	2 gr.
Alun en poudre.		Alumin. crud. pulv.	
Quinquina en poudre ââ.	4 gr.	Pulv. chin. ââ.........	4 gr.
Extrait de quassia.		Extr. quassiæ.	
Extrait de ratanhia ââ...	3 gr.	Extr. ratanh. ââ.......	3 gr.
Mêlez, faites selon l'art des pilules de vingt centigrammes. S.		Misc. f. l. a. pil. pond XX centigr. S.	

Deux pilules trois fois par jour en augmentant graduellement jusqu'à douze dans les vingt-quatre heures.

143.

Pr. Extrait de ratanhia......	4 gr.	R. Extr. ratanh..........	4 gr.
Elixir acide aromatique.	2 gr.	Tinct. aromatic. acid....	2 gr.
Eau distillée..........	120 gr.	Aq. distil...........	120 gr.
Sirop de grande consoude	30 gr.	Syr. consolid. major...	30 gr.
Mêlez. S.		Misc. S.	

Une cuillérée toutes les heures.

144.

Pr. Extrait de ratanhia.. ..	12 gr.	R. Extr. ratanh...........	12 gr.
Eau distillée de cannelle.	120 gr.	Aq. cinnamom.........	120 gr.
Sirop d'écorces d'orange	30 gr.	Syr. cort. aurant......	30 gr.
Mêlez. S.		Misc. S.	

Une cuillerée à dessert toutes les deux heures.

145.

Pr. Alun en poudre........	4 gr.	R. Alumin. crud..........	4 gr.
Cannelle pulvérisée.....	2 gr.	Cort. cinnam. pulv....	2 gr.
Opium en poudre.......	20 c.	Opii pulv.............	20 c.
Mêlez et divisez en quatre paquets égaux.		Misc. et divid. in part. æquales nº IV. S.	

Toutes les deux heures un paquet.

146.

Pr. Iodure de potassium....	2 gr.	R. Kal. hydroiod.........	2 gr.
Eau distillée..........	150 gr.	Aq. distill...........	150 gr.
Teinture d'iode........	25 gr.	Tinct. iod............	25 gr.
Mêlez. S. Solution pour injections selon l'ordonnance.		Misc. f. l. a. solut. S.	

147.

Pr. Calomélas à la vapeur... 1 gr.
    Scammonée en poudre... 2 gr.
    Résine de gaïac........ 5 gr.
    Savon médic. q. s.
Faites selon l'art trente pilules.
S.

R. Merc. dulc............. 1 gr.
    Scammon. pulv........ 2 gr.
    Resin. guajac.......... 5 gr.
    Sapon. medicinal. q. s.
Pro massâ ex quâ forment. pil. n° XXX.
S.

A faire prendre toutes les heures deux à trois pilules le matin à jeun jusqu'à effet purgatif.

148.

Pr. Résine de gaïac.
    Gomme arabique ââ..... 8 gr.
    Eau distillée.......... 150 gr.
    Nitrate de potasse.
    Vin antimonial ââ...... 4 gr.
    Sirop d'orgeat........ 40 gr.
Mêlez, faites selon l'art une émulsion S.

R. Resin. guajac.
    Gum. arab. ââ......... 8 gr.
    Aq. distil............. 150 gr.
    Nitr. depurat.
    Vin. antimon. ââ...... 4 gr.
    Syr. amygdal.......... 40 gr.
Misc. f. l. a. emulsion. S.

Une cuillerée à bouche toutes les deux heures.

149.

Pr. Soufre doré d'antimoine. 20 c.
    Extrait d'aconit........ 40 c.
    Résine de gaïac........ 8 gr.
    Savon médic. q. s.
Mêlez, faites selon l'art soixante pilules. S,

R. Sulphur. aurat. antimon. 20 c.
    Extr. aconit........... 40 c.
    Resin. guajac ââ....... 8 gr.
    Sapon. medic. q. s.
Misc. f. l. a. pil. n° LX. S.

Trois fois par jour, trois pilules en augmentant graduellement jusqu'à vingt-quatre pilules dans vingt-quatre heures.

150.

Pr. Teinture de semences de colchique.
    Teinture de gaïac ââ.... 10 gr.
Mêlez. S.

R. Tinct. semin. colchic.
    Tinct. guajac. ââ..... 10 gr.
Misc. S.

Trois fois par jour quarante gouttes dans de l'eau sucrée.

151.

Pr. Résine de gaïac........ 10 gr.
    Fleurs de soufre....... 5 gr.
    Soufre doré d'antimoine. 30 c.
    Sucre en poudre....... 6 gr;
Mêlez et divisez en vingt paquets.

R. Resin. guajac.......... 10 gr.
    Lact. sulphur.......... 5 gr.
    Sulphur. aurat. antimon. 30 c.
    Sacch. pulv. .... 6 gr.
Misc. divid. in partes æquales, n° XX. S.

S. Chaque mois pendant quatre à cinq jours, pour obtenir journellement trois à quatre selles; deux, trois, même quatre paquets dans les vingt-quatre heures.

152.

Pr. Nitrate de potasse...... 3 gr.
    Acétate d'ammoniaque li-
      quide................ 15 gr.
    Vin antimonial........ 3 gr.
    Eau de fleurs de sureau. 120 gr.
    Sirop d'écorces d'orange 40 gr.
Mêlez. S.

R. Nitr. depurat.......... 3 gr.
    Spirit. Mindereri....... 15 gr.

    Vin. antimon.,........ 3 gr.
    Aq. fl. sambuc........ 120 gr.
    Syr. cort. aurant...... 40 gr.
Misc. S.

Toutes les heures une cuillerée.

153.

Pr. Tartre stibié. .... 15 c.
    Eau distillée.......... 150 gr.
    Sirop de framboises..... 40 gr.
Mêlez. S.

R. Tart. emetic........... 15 c.
    Aq. distil............. 150 gr.
    Syr. rubr. idæi........ 40 gr.
Misc. S.

Une cuillerée toutes les deux heures.

154.

Pr. Acétate d'ammoniaque li-		R. Liquor. ammonii. acetici	15 gr.
quide...............	15 gr.	Aq. distil. fl. tiliæ.....	120 gr.
Eau distillée de tilleul..	120 gr.	Oxymel. simpl.........	20 gr.
Oxymel simple........	20 gr.	Syr. diacod............	30 gr.
Sirop diacode..........	30 gr.	Misc. S.	

Mêlez. S. Une cuillerée toutes les heures.

155.

Pr. Sulfate de quinine......	1 gr.	R. Chinini sulphurici......	1 gr.
Acide muriatique.......	X gout.	Acidi muriat...........	X gtt.
Eau de fleurs de sureau.	200 gr.	Aq. fl. sambuc. dist....	200 gr.
Sel ammoniac..........	3 gr.	Ammon. muriat. depurat.	3 gr.
Sirop de groseilles......	40 gr.	Syr. ribiorum.........	40 gr.

Mêlez. S.   S.

Toutes les deux heures une cuillerée à bouche.

156.

Pr. Racine de salsepareille.	20 gr.	R. Radic. salsap..........	20 gr.
Bois de gaïac..........	12 gr.	Lign. guajac..........	12 gr.
Douce-amère..........	8 gr.	Stipit. dulcamar........	8 gr.
Eau de fontaine......	1000 gr.	Aq. font.............	1000 gr.
Faites selon l'art une décoction		f. l. a. decoct. ad rema-	
en laissant réduire à......	500 gr.	nent.............	500 gr.
Ajoutez à la colature :		Colat. add.	
Sirop de salsepareille...	100 gr.	Syr. salsap............	100 gr.

Mêlez. S.   Misc. S.

A boire par verres, le plus chaud possible, dans les vingt-quatre heures.

157.

Pr. Résine de gaïac........	20 gr.	R. Resin. guajac.........	20 gr.
Extrait de douce-amère.		Extr. dulcamar.	
Fleurs de soufre.		Flor. sulphur.	
Savon médicinal ââ.....	6 gr.	Sapon. medic. ââ.......	6 gr.

Mêlez, faites selon l'art des pilules de
vingt centigrammes. S.   Misc. f. l. a. pil. pond. XX cent. S.

Trois fois par jour trois pilules.

158.

Pr. Carbonate de fer.	4 gr.	R. Ferr. carbon.........	4 gr.
Rhubarbe pulvérisée. ââ.	4 gr.	Pulv. rad. rh.. ââ.....	4 gr.
Sucre en poudre.......	2 gr.	Sacch. alb. pulv.......	2 gr.

Mêlez et divisez en vingt paquets. S.   Misc. divid. in partes æquales n° XX.
                                      S.

Matin et soir un paquet, en augmentant insensiblement jusqu'à quatre par jour.

159.

Pr. Carbonate d'ammoniaque	1 gr.	R. Ammonii carbonici.....	1 gr.
Eau distillée de cannelle.		Aq. cinnamomi distil.	
Eau de mélisse ââ......	40 gr.	Aq. meliss. ââ.......	40 gr.
Sirop de quinquina.....	20 gr.	Syrup. cort. peruv......	20 gr.

Mêlez. S.   Misc. S.

Une cuillerée à bouche toutes les heures.

160.

| Pr. Extrait d'opium....... | 5 c.. | R. Extr. opii............ | 5 c.. |
| Thériaque............. | 2 gr. | Theriacæ venetæ....... | 2 gr. |

Mêlez, faites selon l'art dix pilules. S.   Misc. f. l. a. pil. n° X. S.

Pilules à prendre en deux fois le soir en se couchant; à une ou deux heures d'intervalle.

161.

Pr. Extrait de ratanhia..... 1 gr. R. Extr. ratanh............ 1 gr.
    Extrait thébaïque....... 10 c.   Extr. thebaïcæ......... 10 c.
    Diascordium........... 3 gr.   Diascord. .... 3 gr.
Mêlez, faites selon l'art quinze pilules. Misc. f. l. a. pil. n° XV. S.
S. Deux pilules toutes les deux à quatre heures.

162.

Pr. Teinture de digitale.   R. Tinct. digital.
    Teinture de scille ââ... 20 gr.   Tinct. scill. ââ........ 20 gr.
    Huile de jusquiame.   Ol. hyosciam.
    Huile camphrée ââ...... 40 gr.   Ol. camphor. ââ........ 40 gr.
Mêlez. S.   Misc. S.
    Liniment pour frictions.

163.

Pr. Nitrate de potasse...... 1 gr. R. Nitr. depurat. .... 1 gr.
    Gomme arabique....... 10 gr.   Gum. arab. pulv....... 10 gr.
    Acétate d'ammoniaque li-   Spirit. Minderer....... 20 gr.
        quide............ 20 gr.
    Eau distillée de cannelle. 30 gr.   Aq. cinnamom. distil... 30 gr.
    Eau de laitue......... 120 gr.   Aq. lactuc.......... ... 120 gr.
    Sirop diacode.   Syr. diacod.
    Sirop de coings ââ...... 40 gr.   Syr. cydon. ââ......... 40 gr.
Mêlez. S.   Misc. S.
    Une cuillerée à bouche toutes les dix minutes, selon l'ordonnance.

164.

Pr. Liqueur ammoniacale anisée.   R. Liquor. ammoniac. anisat.
    Teinture de valériane éthérée.   Tinct. valerian. æther.
    Huile de menthe poivrée ââ 10 gr.   Ol. menth. piper. ââ....
Mêlez. S.   Misc. S.
    Mélange à prendre vingt gouttes toutes les heures dans un peu de tisane.

165.

Pr. Nitrate de potasse...... 2 gr. R. Nitr. depurat.......-... 2 gr.
    Sulfate de soude....... 15 gr.   Sal. mirab. Glaub...... 15 gr.
    Eau distillée de fram-   Aq. rub. idæi dist....... 120 gr.
        boises............ 120 gr.
    Sirop de guimauve..... 20 gr.   Syr. alth............. 20 gr.
Mêlez. S.   Misc. S.
    Une à deux cuillerées à bouche toutes les heures, contre la constipation.

166.

Pr. Tartre stibié........... 5 c.   R. Tartar. stibiat......... 5 c.
    Eau distillée........... 80 gr.   Aq. distil............. 80 gr.
    Oxymel scillitique.   Oxymel. scillitic.
    Sirop de framboises ââ.. 20 gr.   Syr. rub. idæi. ââ..... 20 gr.
Mêlez. S.   Misc. S.
Contre les symptômes gastriques toutes les dix minutes une cuillerée à bouche
        jusqu'à ce qu'on ait obtenu deux vomissements.

167.

Pr. Fruits de tamarin.   R. Fruct. tamarindor.
    Manne choisie ââ..... .. 20 gr.   Mann. elect. ââ....... .. 20 gr.
    Sulfate de soude....... 30 gr.   Sal. mirab. Glaub....... 30 gr.
    Eau de fontaine..... .. 200 gr.   Aq. font............. 200 gr.
Faites selon l'art une infusion.   f. l. a. infus. ad colatur. add.
Ajoutez à la colature :

Sirop de framboises....	40 gr.	Syr. rub. idæi............	40 gr.
Mêlez. S.		Misc. S.	

Potion laxative à prendre par cuillerée toutes les deux heures jusqu'à évacuation suffisante.

168.   168.

Pr. Nitrate de potasse.		R. Nitr. depurat.	
Antimoine diaphorétique ââ................	2 gr.	Antimonii diaphoret. ââ.	2 gr.
Emulsion d'amandes douces..................	120 gr.	Emuls. amygd. dulc.....	120 gr.
Sirop capillaire........	30 gr.	Syr. capill.............	30 gr.
Mêlez. S.		Misc. S.	

Deux cuillerées à bouche toutes les heures.

169.   169.

Pr. Sulfate de quinine,.....	2 gr.	R. Chin. sulphur..........	2 gr.
Sucre de lait...........	3 gr.	Sacch. lact.............	3 gr.

Mêlez et divisez en dix paquets égaux. S.   Misc. dividetur in partes æquales n° X. S.
A prendre trois paquets par jour selon l'ordonnance.

170.   170.

Pr. Acide sulfurique étendu.	2 gr.	R. Acid. sulphur. dilut.....	2 gr.
Décoction de chiendent.	120 gr.	Decoct. rad. gramin.....	120 gr.
Sirop de framboises.....	40 gr.	Syr. rub. idæi	40 gr.
Mêlez. S.		Misc. S.	

Toutes les heures une cuillerée à bouche.

171.   171.

Pr. Fleurs d'arnica........	6 gr.	R. Flor. arnic. mont.......	6 gr.
Faites selon l'art avec q. s. d'eau bouillante une infusion de......	120 gr.	f. l. a. cum aq. fervid.... q. s. infus.............	120 gr.
Ajoutez à la colature :		Ad colatur. add.	
Acide hydrochlor. étendu...............	6 gr.	Acid. muriat. dilut....	6 gr.
Ether acétique........	1 gr.	Æther acetic..........	1 gr.
Sirop de framboises....	40 gr.	Syr. rub. idæi..........	40 gr.
Mêlez. S.		Misc. S.	

Toutes les deux heures une cuillerée à bouche, même plus souvent dans les cas très-graves.

172.   172.

Pr. Extrait de jusquiame...	15 c.	R. Extr. hyosciam........	15 c.
Gomme arabique.......	6 gr.	Gum. arab.............	6 gr.
Huile d'amandes douces.	30 gr.	Ol. amygd. dulc.......	30 gr.
Eau distillée de tilleul..	120 gr.	Aq. distil. fl. til........	120 gr.
Sirop de guimauve......	40 gr.	Syr. alth.............	40 gr.
Mêlez, faites selon l'art une émulsion. S.		Misc. f. l. a. emuls. S.	

Une cuillerée à bouche toutes les heures.

173.   173.

Pr. Extrait de belladone....	5 c.	R. Extr. belladon.........	5 c.
Eau de cannelle........	15 gr.	Aq. cinnamom.........	15 gr.
Mêlez. S.		Misc. S.	

Deux à trois gouttes, et progressivement selon l'âge du sujet, matin et soir.

174.   174.

Pr. Tartre stibié..........	5 c.	R. Tartar. emetic.........	5 c.
Sulfate de magnésie....	30 gr.	Magnes. sulph.........	30 gr.
Eau distillée...........	100 gr.	Aq. distill.............	100 gr.

Poudre d'ipécac........	1 gr.	Pulv. rad. ipecac.......	1 gr.
Oxymel scillitique.......	15 gr.	Oxymel. scill..........	15 gr.
Sirop de framboises....	30 gr.	Syr. rub. idæi	30 gr.
Mêlez. S.		Misc. S.	

Toutes les dix minutes une cuillerée, jusqu'à ce qu'on ait obtenu deux garde-robes.

175.

Pr. Poudre de racine de bel-		R. Pulv. rad. bellad......	25 c.
ladone..............	25 c.	Hydr. dulc.............	10 c.
Calomel à la vapeur	10 c.	Pulv. rad. valerian.....	50 c.
Poudre de valériane....	50 c.		

Mêlez, faites vingt paquets semblables. S. Misc. f. pulv. dispens. doses tales n° XX. S.

Une poudre le matin à jeun et une le soir dans une infusion de valériane dont on boira abondamment pour favoriser la transpiration.

176.

Pr. Feuilles de séné........	15 gr.	R. Fol. senn.............	15 gr.
Faites infuser dans eau		f. l. a. infus. in aq. fervid..	1000 gr.
bouillante....... ...	1000 gr.		
Ajoutez à la colature :		Ad colatur. adde :	
Sulfate de soude.......	15 gr.	Natr. sulphur..........	15 gr.
Vin émétisé...........	120 gr.	Vin. stibiat...........	120 gr.
Mêlez. S.		Misc. S.	

Lavement contre la colique des peintres.

177.

Pr. Casse concassée........	60 gr.	R. Cassiæ fistulæ	60 gr.
Laissez bouillir dans eau de		coque cum. aq. font....	1000 gr.
fontaine...............	1000 gr.	Ad colatur. adde :	
Faites la colature et ajoutez :			
Emétique.	15 c.	Tartar. stibiat	15 c.
Sel d'Épsom..........	30 gr.	Magnes. sulphur.......	30 gr.
Mêlez. S.		Misc. S.	

Tisane à boire dans la journée par verre, de demi en demi-heure.

178.

Pr. Huile de noix..........	200 gr.	R. Ol. nucis.....	200 gr.
Vin rouge............	400 gr.	Vin. rubr.	400 gr.
Mêlez. S.		Misc. S.	

Lavement anodin des peintres.

179.

Pr. Thériaque...........	4 gr.	R. Theriacæ venetæ.......	4 gr.
Poudre d'opium.......	5 c.	Pulv. opii...........	5 c.
Mêlez. Faites une pilule. S.		Misc. f. l. a. pil. S.	

Bol calmant des peintres.

180.

Pr. Tartre stibié..........	30 c.	R. Tartar. stibiati........	30 c.
Eau tiède.............	120 gr.	Aq. calidæ...........	120 gr.
Mêlez. S.		Misc. S.	

A prendre en deux fois, à une heure d'intervalle, dans le traitement de la colique de plomb.

181.

Pr. Racine de salsepareille..	30 gr.	R. Rad. salsaparill........	30 gr.
Gaïac râpé.		Lign. guajac.	
Squine ââ.............	20 gr.	Rad. smilac. chin. ââ..	20 gr.

Sassafras.
  Réglisse ââ.. .... 15 gr,
Mêlez, faites avec q. s. d'eau une décoc-
  tion de............... 1000 gr.
Lign. sassafrass.
  Rad. liquirit. ââ........ 15 gr.
Misc. f. l. a. cum. aq. font.
  q. s. decoct.......... 1000 gr. S.

S.Tisane sudorifique simple à boire dans les vingt-quatre heures, contre la colique de plomb.

182.

Pr. Feuilles de séné....... 8 gr.
Laissez infuser dans eau bouil-
  lante. .... 150 gr.
Ajoutez à la colature :
  Sulfate de soude........ 30 gr.
  Jalap en poudre........ 1 gr.
  Sirop de nerprun..... . 30 gr.
Mêlez. S.

R. Fol. senn............. 8 gr.
Infund. l. a. in aq. fervid.. 150 gr.
  ad colatur. adde :
  Natr. sulphuric .... 30 gr.
  Pulv. rad. jalapp...... 1 gr.
  Syr. spinæ. cervinæ.... 30 gr.
Misc. S.

    Potion purgative des peintres à prendre en une seule fois le matin à jeun.

183.

Pr. Racine de salsepareille.
  Gaïac râpé ââ .... 20 gr.
Faites selon l'art avec q. s.
  d'eau, une décoction de... 300 gr.
Ajoutez Sassafras.
  Réglisse ââ....... .... 5 gr.
  Séné. .... 15 gr.
Laissez infuser et passez. S.

R. Rad. salsaparill.
  Lign. guajac ââ........ 20 gr.
F. l. a. cum. aq. font. decoct. 300 gr.
Ad. Lign. sassafras.
  Rad. liquirit. ââ........ 5 gr.
  Fol. senn............. 15 gr.
Infund. f. colatur. S.

    Tisane sudorifique laxative des peintres, à boire en deux ou trois fois dans l'après-midi.

184.

Pr. Huile de croton tiglium. III gout.
  Sucre en poudre........ 2 gr.
Mêlez, faites une poudre et divisez en trois paquets. S.
Toutes les huit heures un paquet.

R. Ol. crotonis tigl......... III gtt
  Sacch. alb............. 2 gr.
Misc. f. pulv. et divid. in partes æquales n° III. S.

185.

Pr. Racine de salsepareille.
  Racine de saponaire ââ... 200 gr.
  Racine de bardane.
  Bois de gaïac ââ....... 80 gr.
  Racine de patience.
  Bois de sassafras ââ.... 60 gr.
Mêlez et divisez en douze paquets égaux. S.

R. Rad. salsaparil.
  Rad. saponar. ââ...... 200 gr.
  Rad. bardan.
  Lign. guajac ââ........ 80 gr.
  Rad. lapath. acut.
  Lign. sassafr. ââ......... 60 gr.
Misc. div. in partes æqual. N° XII. S.

Bois sudorifiques à faire bouillir un paquet après macération dans deux litres d'eau jusqu'à réduction de moitié, à laquelle on ajoutera au moment de la retirer du feu un paquet d'herbes dépuratives n° 186, qu'on laisse infuser pendant une heure avant de passer par expression ; pour boire en trois fois, le plus chaudement possible, mais toujours une heure avant de manger ou trois heures après les repas.

186.

Pr. Fleurs de prunier sau-
  vage................. 120 gr.
  Feuilles de séné....... 80 gr.
  Fleurs de sureau.
  Fleurs de bourrache ââ. 15 gr.
  Douce-amère.
  Sommités de houblon ââ. 60 gr.
Mêlez et divisez en douze paquets égaux. S.

R. Flor. prun. spinos ...... 120 gr.
  Fol. senn............. 80 gr.
  Flor. sambuc.
  Flor. boragin. ââ...... 15 gr.
  Dulc. amar.
  Humul. lupul. ââ....... 60 gr.
Misc. div. in part. æqual. n° XII. S.

    Herbes dépuratives pour laisser infuser dans la décoction des bois sudorifiques n° 185, selon l'ordonnance.

187.

Pr. Proto-iodure de mercure.	2 gr.	R. Hydrarg. iodati flavi....	2 gr.
Extrait thébaïque.......	50 c.	Extr. opii.............	50 c.
Thridace.............	1 gr.	Thridac..............	1 gr.
Extrait de gaïac........	5 gr.	Extr. guajac..........	5 gr.

Mêlez, faites selon l'art cent pilules. S.   Misc. f. l. a. pil. n° C. S.

Une pilule matin et soir en augmentant graduellement selon l'ordonnance.

188.

| Pr. Soufre sublimé de....... | 1 à 6 gr. | R. Sulphuris sublimati..... | 1 à 6 gr. |
| Axonge récente........ | 30 gr. | Adipis suilli............ | 30 gr. |

Mêlez. S.   Misc. f. unguent. S.

Pour faire matin et soir une friction selon l'ordonnance.

189.

Pr. Soufre sublimé........	4 gr.	R. Sulphuris sublimati.....	4 gr.
Potasse purifiée........	2 gr.	Kal. carbonici depurati..	2 gr.
Axonge..............	16 gr.	Axung. porci recent....	16 gr.

Mêlez. S.   Misc. f. unguent. S.

Pour faire deux fois par jour une friction selon l'ordonnance.

190.

| Pr. Proto-iodure de mercure. | 1 gr. | R. Hydrarg. iodati flavi ... | 1 gr. |
| Axonge.............. | 30 gr. | Axung. porci.......... | 30 gr. |

Mêlez. S.   Misc. S.

Pommade pour frictions selon l'ordonnance.

191.

| Pr. Deuto-iodure de mercu- re.. .... | 60 c. | R. Hydrargyri biiodati rubr. | 60 c. |
| Axonge.............. | 30 gr. | Axung. porci......... | 30 gr. |

Mêlez. S.   Misc. S.

Pommade pour frictions, mais seulement sur des surfaces partielles et jamais sur de grandes étendues à la fois.

192.

| Pr. Deuto-chlorure de mercure | 25 c. | R. Merc. sublimati corros.. | 25 c. |
| Eau distillée........... | 250 gr. | Aq. distill............. | 250 gr. |

Mêlez. S.   Misc. S.

Solution pour lotions selon l'ordonnance.

193.

Pr. Iodure de potassium.....	40 c.	R. Kali hydroiodici	40 c.
Iode.................	75 c.	Iodi puri.............	75 c.
Eau distillée...........	150 gr.	Aq. distill............	150 gr.
Faites dissoudre et ajoutez :		Solve et adde :	
Alcool rectifié.........	30 gr.	Spirit. vin. rectif......	30 gr.

Mêlez et agitez. S.   Misc. S.

Solution pour tremper des compresses qu'on appliquera sur les parties affectées

194.

| Pr. Iodure de soufre....... | 2 gr. | R. Iodi sulphurati......... | 2 gr. |
| Axonge.............. | 50 gr. | Axung. porci.......... | 50 gr. |

Mêlez. S.   Misc. S.

Pour frictions matin et soir sur une surface d'une certaine étendue, en poursuivant d'une manière successive les autres points qui sont le siége de l'affection.

195.

| Pr. Sous-carbonate de po- tasse.............. | 40 gr. | R. Kali carbonici......... | 40 gr. |

Eau distillée..........	500 gr.	Aq. distill.,..........,...	500 gr.
Mêlez. S.		Misc. S.	

Solution pour lotions matin et soir.

196.

Pr. Teinture de digitale pour-		R. Tinct. digital. purp....	
prée.................			
Laudan. de Sydenham. ââ.	12 gr.	Laud. liq. Sydenham. ââ.	12 gr.
Huile de jusquiame.....	40 gr.	Ol. hyosciam..........	40 gr.
Mêlez. S.		Misc. S.	

Liniment pour frictions.

197.

Pr. Glycérine.		R. Glycerin.	
Sous-acetate de plomb... ââ	8 gr.	Extr. Saturn. ââ.......	8 gr.
Axonge bien fraîche.....	30 gr.	Axung. porci recent....	30 gr.
Mêlez exactement. S.		Misc. exactissime. S.	

Pommade pour enduire les parties qui sont le siége du prurit.

198.

Pr. Acide salicylique.......	1 gr.	R. Acid. salicyl..........	1 gr.
Eau distillée...........	300 gr.	Aq. distill.............	300 gr.
Alcool q. s. pour solu-		Spirit. vin. q. s. pro so-	
tion...............		lution.	
S.		S.	

Une cuillerée à bouche de demi en demi-heure.

199.

Pr. Élixir acide de Haller...	3 gr.	R. Elix. acid. Halleri.....	3 gr.
Eau de laitue..........	120 gr.	Aq. lactuc. distill......	120 gr.
Sirop de framboises.....	60 gr.	Syr. rubr. idæi........	60 gr.
Mêlez. S.		Misc. S.	

Une cuillerée à bouche toutes les deux heures.

200.

Pr. Gomme arabique........	10 gr.	R. Gum. arab............	10 gr.
Huile d'amandes douces.	20 gr.	Ol. amygd. dulc.......	20 gr.
Eau de laitue..........	200 gr.	Aq. lactuc............	200 gr.
Faites selon l'art une émulsion.		f. l. a. emuls. adde :	
Ajoutez calomélas..........	20 c.	Merc. dulc.............	20 c.
Poudre de lycopode....	6 gr.	Pulv. lycopod....... ...	6 gr.
Sirop d'orgeat.........	50 gr.	Syrup. amygd. dulc....	50 gr.
Mêlez. S.			

Potion émulsionnée contre les envies d'uriner par trop fréquentes, à prendre deux cuillerées à bouche toutes les deux heures, en ayant soin d'agiter chaque fois fortement la fiole.

TABLE ALPHABÉTIQUE

DES MALADIES CONTENUES DANS CET OUVRAGE

A

B

C

D

E

F

G

H

I

23

R

S.

T

U

V

Z

FIN DE LA TABLE ALPHABÉTIQUE.

TABLE ANALYTIQUE

LIVRE PREMIER

DES AFFECTIONS DE L'APPAREIL VITAL ET SENSITIF OU DES MALADIES DU SYSTÈME NERVEUX

CHAPITRE PREMIER

DES AFFECTIONS DE L'ENCÉPHALE ET DE SES ENVELOPPES

CHAPITRE II

DES AFFECTIONS DE LA MOELLE ÉPINIÈRE ET DE SES MEMBRANES

CHAPITRE III

DES AFFECTIONS DES NERFS

CHAPITRE IV

DES NÉVROSES

LIVRE II

DES AFFECTIONS DE L'APPAREIL CIRCULATOIRE ET DES MALADIES DUES A UN VICE DE CIRCULATION OU ÉTAT ANORMAL DU SANG

CHAPITRE PREMIER

DES MALADIES DU CŒUR, DU PÉRICARDE ET DES ALTÉRATIONS CONSÉCUTIVES DE SES MEMBRANES, ORIFICES ET VALVULES

CHAPITRE II

DES AFFECTIONS DE L'AORTE, DES ARTÈRES SECONDAIRES ET DE L'ARTÈRE PULMONAIRE

CHAPITRE III

DES MALADIES DU SYSTÈME ARTÉRIEL OU VEINEUX PROVENANT D'UN VICE DE CIRCULATION OU ÉTAT ANORMAL DU SANG

LIVRE III

DES AFFECTIONS DE L'APPAREIL RESPIRATOIRE

CHAPITRE PREMIER

DES MALADIES DES FOSSES NASALES

CHAPITRE II

DES AFFECTIONS DU LARYNX

CHAPITRE III

DES MALADIES DE LA TRACHÉE

LIVRE IV
DES AFFECTIONS DES VOIES DIGESTIVES

CHAPITRE PREMIER
DES AFFECTIONS DE LA BOUCHE

CHAPITRE II

DES MALADIES DU PHARYNX

CHAPITRE III

DES AFFECTIONS DE L'ŒSOPHAGE

CHAPITRE IV

DES AFFECTIONS DE L'ESTOMAC

CHAPITRE V

DES AFFECTIONS DU CANAL INTESTINAL

LIVRE V

DES AFFECTIONS DES ORGANES SÉCRÉTEURS DU BAS-VENTRE

CHAPITRE PREMIER

DES MALADIES DU FOIE

CHAPITRE II

DES AFFECTIONS DES VOIES BILIAIRES

CHAPITRE III

DES MALADIES DE LA RATE

CHAPITRE IV

DES MALADIES DU PANCRÉAS

CHAPITRE V

DES MALADIES DES REINS ET DE LA VESSIE

LIVRE VI

DES AFFECTIONS DES ORGANES DE LA GÉNÉRATION

CHAPITRE PREMIER

DES MALADIES DES ORGANES GÉNITAUX DE L'HOMME

CHAPITRE II

DES MALADIES DES ORGANES GÉNITAUX ET DE LA GÉNÉRATION
CHEZ LA FEMME

LIVRE VII

DES AFFECTIONS DES MEMBRANES SÉREUSES OU DES INFILTRATIONS DU TISSU CELLULAIRE

CHAPITRE PREMIER
DES MALADIES DU PÉRITOINE

CHAPITRE II
DES INFILTRATIONS DU TISSU CELLULAIRE

LIVRE VIII

DES AFFECTIONS PRODUITES PAR UN TROUBLE FONCTIONNEL, OCCASIONNANT SOIT UN VICE D'ASSIMILATION, SOIT DES SÉCRÉTIONS PLUS OU MOINS ABONDANTES ET ANORMALES OU DUES A UNE CAUSE ENCORE INCONNUE, CONTAGIEUSE.

CHAPITRE PREMIER
DES AFFECTIONS DE L'APPAREIL LOCOMOTEUR DUES A UN VICE D'ASSIMILATION OU DE NUTRITION

CHAPITRE II

DES AFFECTIONS OCCASIONNANT DES SÉCRÉTIONS ABONDANTES, ANORMALES OU DUES A UNE CAUSE ENCORE INCONNUE OU PRINCIPE CONTAGIEUX

LIVRE IX

DES FIÈVRES EN GÉNÉRAL

CHAPITRE PREMIER

DES FIÈVRES SIMPLES

CHAPITRE II

DES FIÈVRES GRAVES

CHAPITRE III

DES FIÈVRES ÉRUPTIVES

LIVRE X

DES MALADIES COMMUNIQUÉES A L'HOMME PAR LES ANIMAUX

CHAPITRE PREMIER

DES AFFECTIONS PRODUITES PAR INFECTION, CONTAGION, INOCULATION

CHAPITRE II

DES ACCIDENTS OCCASIONNÉS PAR MORSURES, PIQURES VIRULENTES, VÉNÉNEUSES

LIVRE XI

DES AFFECTIONS OCCASIONNÉES PAR INTOXICATION LENTE D'UN PRINCIPE DÉLÉTÈRE MINÉRAL, VÉGÉTAL, ANIMAL OU ENGENDRÉ PAR L'INOCULATION OU L'INFECTION D'UN VIRUS SPÉCIFIQUE.

CHAPITRE PREMIER

DES AFFECTIONS PAR INTOXICATION LENTE D'UN PRINCIPE DÉLÉTÈRE MINÉRAL

LIVRE XII

DES DERMATOSES

CHAPITRE PREMIER

DES AFFECTIONS VÉSICULEUSES

CHAPITRE II

DES AFFECTIONS BULLEUSES

CHAPITRE III

DES AFFECTIONS PUSTULEUSES

CHAPITRE IV

DES AFFECTIONS PAPULEUSES

CHAPITRE V

DES AFFECTIONS SQUAMEUSES

CHAPITRE VI

DES AFFECTIONS TUBERCULEUSES DE LA PEAU

CHAPITRE VII

DES AFFECTIONS HÉMORRHAGIQUES

CHAPITRE VIII

DES AFFECTIONS CUTANÉES DE DIVERSES NATURES

FIN DE LA TABLE ANALYTIQUE.

ERRATA

—

Pages	4. volontaire,	lisez : volontaires.
	stercoreuse,	stertoreuse.
	trois et quatre,	trois ou quatre.
	9. douleurs des membres,	douleurs dans les membres.
	14. synonymes,	synonymie.
	16. carotides,	parotides.
	17. extravasation,	extravation.
	18. pillée,	pilée.
	19. anévrismale,	anévrysmale.
	21. dons,	dans.
	24. antipasmodiques,	antispasmodiques.
	42. de travail,	d'un travail.
	52. lypomanie,	lypémanie.
	53. nº 14,	nº 44.
	57. elle ne dure que rarement,	dure rarement.
	59. O ntend,	on entend.
	65. et,	ou.
	66. de la poitrine,	dans la poitrine.
	66. rongeuses,	rugueuses.
	75. eschares,	escarres.
	75. et ne dure quelquefois que,	et dure quelquefois aussi.
	77. plain air,	plein air.
	77. hyphémie,	hypémie.
	77. continues,	contenues.
	79. iodure de potasse,	iodure de potassium.
	81. (à intercaler à la ligne 15).	

dont on prendra les trois premiers jours trois granules au
principal repas en augmentant tous les deux jours d'une
granule jusqu'à quinze, même vingt, si on n'éprouve rien de
marquant du côté de l'estomac, comme pesanteur, nausées, etc. ; en cas qu'on ne pourra pas se procurer ces granules on les remplacera par les pilules nº 51 (dont, etc.

	84. même reparaître,	lisez : même à reparaître.
	87. hémopthysie,	hémoptysie.
	91. rongeuses,	rugueuses.

ERRATA.

Pages		
96.	au miel mercuriel,	au miel de mercuriale.
108.	d'un côté seul,	d'un seul côté.
117.	catharrale,	catarrhale.
127.	de la potion calmante no 94,	de la potion no 94.
130.	de fleur,	de fleurs.

Aux pages 131, 132, 145, 146, 155, 155, 155, 156, 157, 175, 259, 277, 281, eschare gangréneux. — escarre gangréneuse.

132.	et verdâtre,	ou verdâtre.
151.	pharyngo,	laryngo.
154.	profonds,	profondes.
156.	gangréneux,	gangréneuses.
157.	limités,	limitées.
164.	lent,	lente.
169.	rugeuse,	rugueuse.
175.	cuits,	cuites.
178.	acide,	acides.
185.	cœcum,	cœcum.
185.	le face,	la face.
186.	hyperhémie du foie,	hypérémie du foie.
187.	brunâtre,	brunâtres.
188.	liminents,	liniments.
190.	lent,	lente.
203.	des alternations consécutives,	des altérations consécutives.
210.	cystiques,	cystite.
213.	plus de,	plus que.
213.	urétrhal,	uréthral.
259.	la colchique,	le colchique.
318.	no 16,	no 186.
302.	arachnoïdes venimeux.	arachnides venimeux.
356.	prescription no 27, poudre d'ipécacuanha, 15 cent.	40 cent.
	Même numéro, en latin pulv. ipecacuanha au lieu de 15 cent.,	40 cent.
361.	no 66, au lieu de mêlez et divisez en quatre paquets,	en dix paquets.
371.	no 104, gum. arab., 18 gr.,	10 gr.
380.	no 199, syr. ru*br* idaei,	syr. ru*bi* idaei.
395.	Table alph. Myodinie ou névralgie musculaire au lieu de page 2,	page 26.

PARIS. — IMPRIMERIE ÉMILE MARTINET, RUE MIGNON, 2.